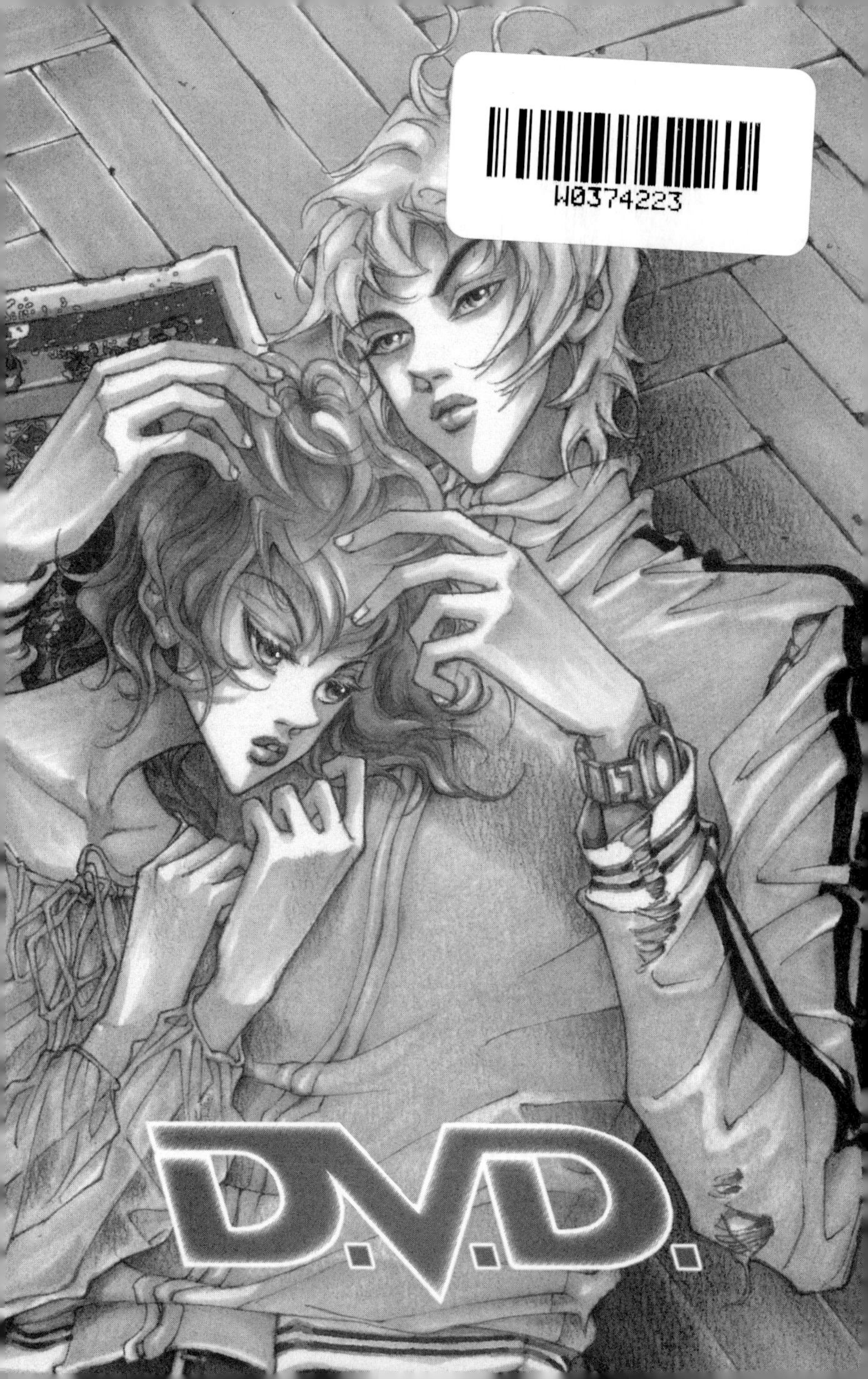
D.V.D.

Ein TOKYOPOP® Manhwa

TOKYOPOP GmbH
Bahrenfelder Chaussee 49, Haus B
22761 Hamburg

TOKYOPOP
1. Auflage, 2006
Deutsche Ausgabe/German Edition

Aus dem Koreanischen von Mirja Maletzki

Redaktion: Steffi Schnürer
Lettering: Marion Gerth
Herstellung: Stefanie Lauck
Druck und buchbinderische Verarbeitung:
Clausen & Bosse GmbH, Leck
Printed in Germany

ISBN-13: 978-3-86580-503-4
ISBN-10: 3-86580-503-5

www.tokyopop.de

D.V.D.

depressiv
verliebt
durchgeknallt

Kye Young Chon

3

TOKYOPOP®

HAMBURG // LONDON // LOS ANGELES // TOKYO

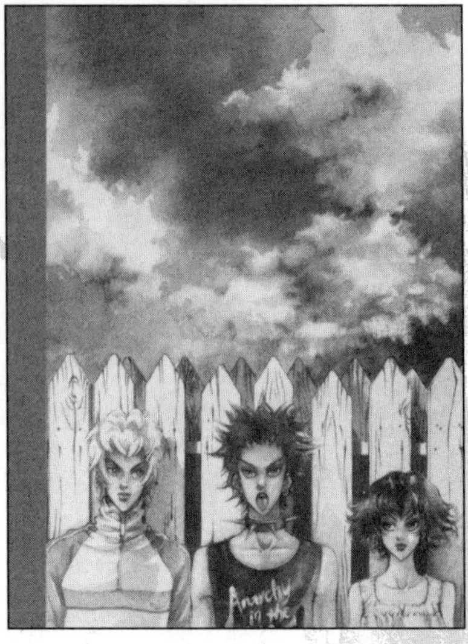

Was bisher geschah

Ddam ist verzweifelt: Ihr Freund Sa-Jang hat sie verlassen, ihr aber vorher noch offenbart, dass er sie die gesamten Jahre ausgenutzt habe und ihm ihre gelegentlichen Halluzinationen total peinlich seien. Daraufhin beschließt Ddam, ihrem Leben ein Ende zu setzen. Sie gibt sich einen letzten Tag, an dem sie noch einmal shoppen geht. Zur gleichen Zeit treiben sich DD und Venu in der Stadt rum, die nach einer Frau suchen, mit der sie eine WG gründen können. Besonders Venu stellt sich eine Frau mit riesiger Oberweite als Mitbewohnerin vor. Im Kaufhaus versteckt er einen »Bitte melde dich«-Zettel in dem größten BH, den es gibt. Ausgerechnet Ddam, ausgestattet mit Push Up-Einlagen, kauft den Büstenhalter und ruft die angegebene Telefonnummer an, um sich mit den Jungs zu treffen. Und obwohl DD und Venu schnell feststellen, dass Ddams Busen gar nicht so groß ist, haben sie ihre neue Mitbewohnerin gefunden.
Doch Ddams erster Tag in der WG beginnt denkbar schlecht: Eine ihrer Halluzinationen, die Tintenfisch-Stoffpuppe, will ihr die Brusteinlagen abluchsen. Außerdem beschließen DD und Venu, Rache an Sa-Jang zu üben. Sie lauern ihm vor der Universität auf und versohlen ihm kräftig den Hintern. Als die beiden danach an dem vereinbarten Treffpunkt Ddam von ihren Erfolgen berichten wollen, ist diese noch nicht da. Ihr eigener Schatten hat sich nämlich in der Zwischenzeit selbstständig gemacht und Ddam jagt ihm in einer wilden Verfolgungsjagd quer durch die ganze Stadt hinterher!

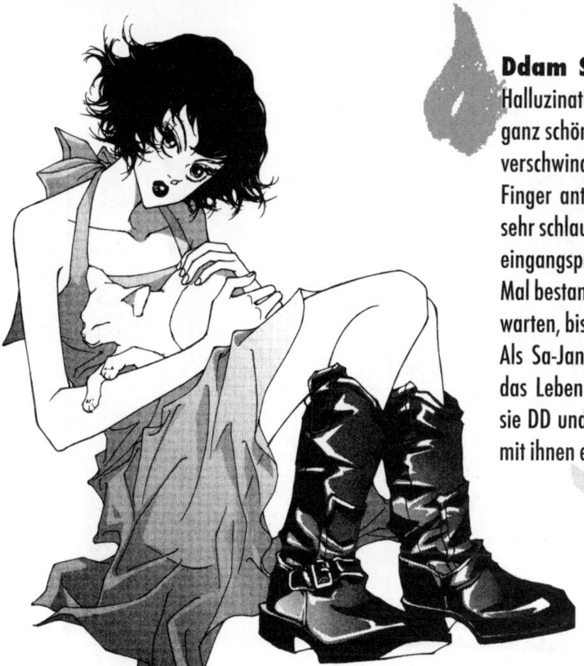

Ddam Shim ist 18 und hat öfter Halluzinationen, die sie manchmal ganz schön in die Enge treiben, jedoch verschwinden, wenn sie sie mit dem Finger antippt. Obwohl sie eigentlich sehr schlau ist, hat sie die Universitätseingangsprüfung nicht beim ersten Mal bestanden und muss noch ein Jahr warten, bis sie auf die Uni gehen kann. Als Sa-Jang sie verlässt, will sie sich das Leben nehmen. Doch dann lernt sie DD und Venu kennen und gründet mit ihnen eine Wohngemeinschaft.

D.V.D.

depressiv
verliebt
durchgeknallt

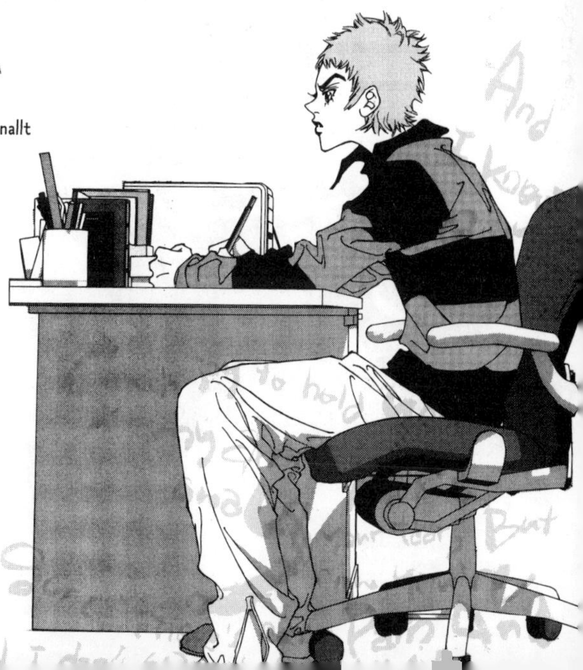

Sa-Jang Min, 18, ist seit der High School nur mit Ddam zusammen gewesen, weil er ihre Mathematikkenntnisse benötigte. Jetzt, da er sein Ziel erreicht und einen Studienplatz für Jura bekommen hat, schiebt er Ddam ab und macht Schluss mit ihr. Doch diesen Schritt wird er noch gewaltig bereuen...

DDs bester Freund **Venu Gwak** ist 20 und arbeitslos. Seine Traumfrau sollte einen riesigen Busen haben. Venu fällt überall durch sein ungewöhnliches Aussehen auf, hat die verrücktesten Einfälle und ständig Stress mit seinen zahlreichen Exfreundinnen. Er setzt DD gerne Flausen in den Kopf.

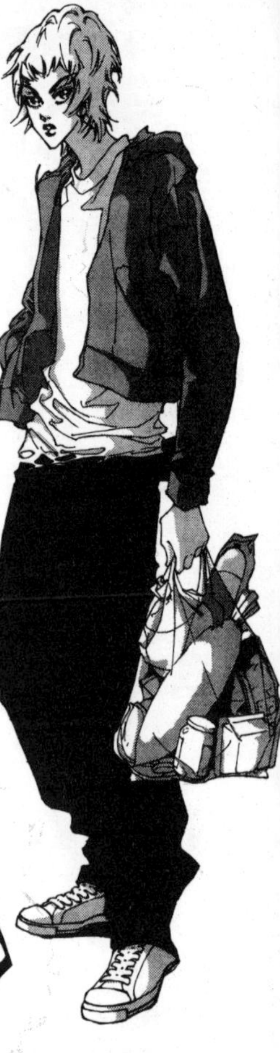

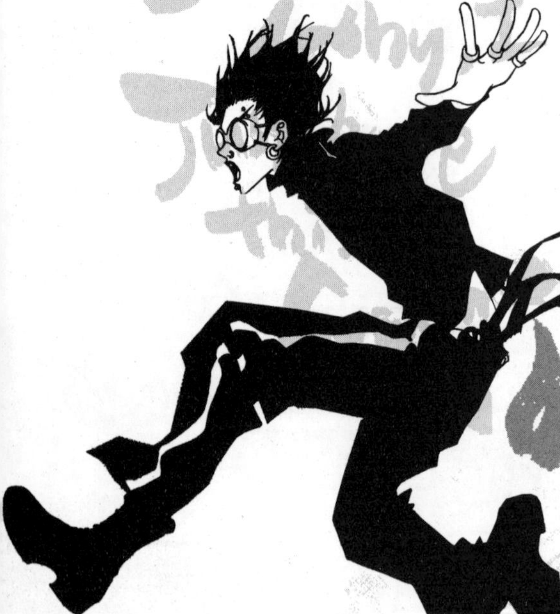

DD ist 20 Jahre alt. Der DJ im Punklook legt im Gegensatz zu seinem Freund Venu nicht so viel Wert auf einen großen Busen, sondern möchte einfach nur ein nettes, normales Mädchen als Mitbewohnerin. Die Meinungen über seine Fähigkeiten als DJ gehen sehr auseinander. DDs durchgeknalltem Onkel gehört eine Kneipe.

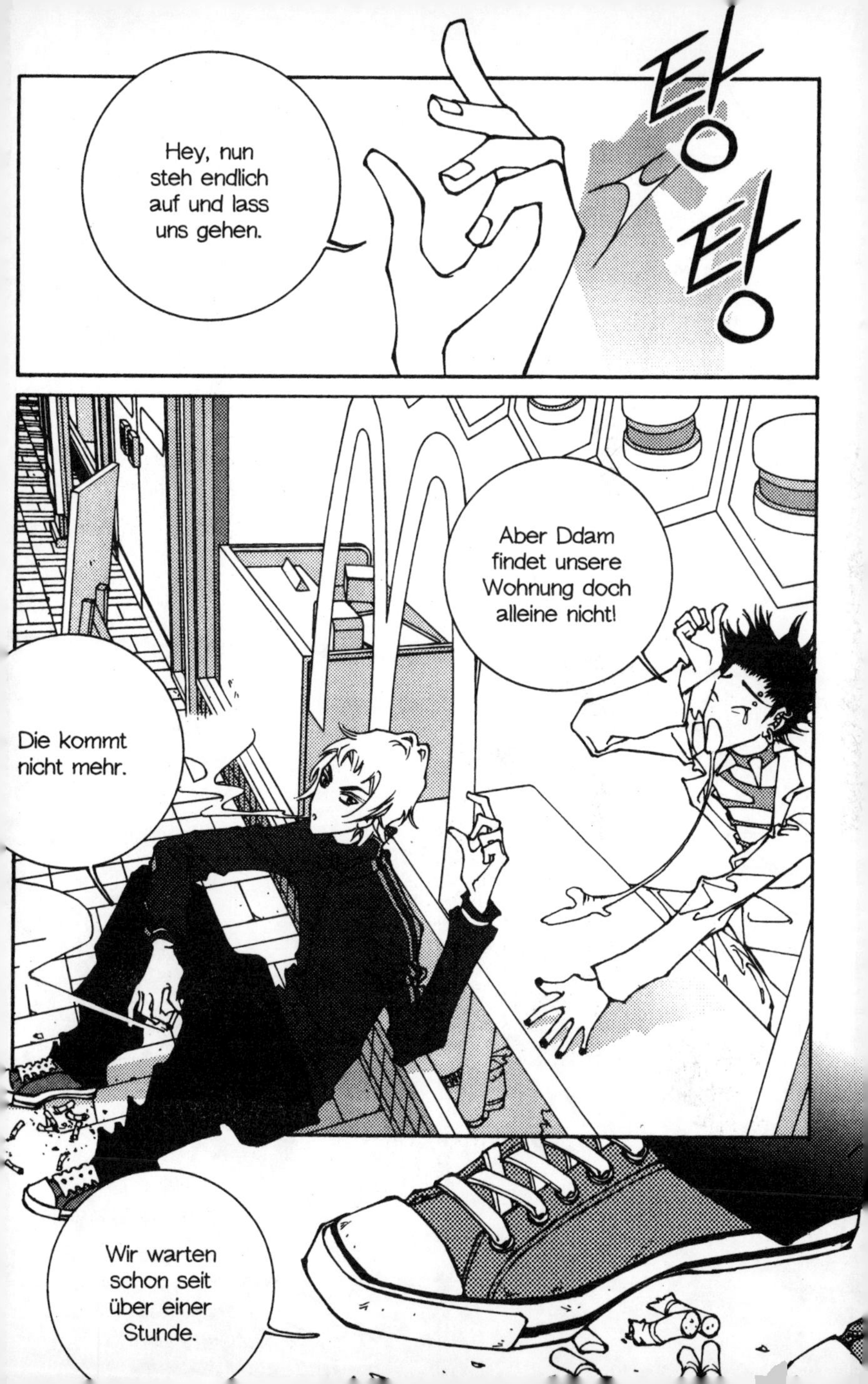
탕 탕
Hey, nun steh endlich auf und lass uns gehen.
Aber Ddam findet unsere Wohnung doch alleine nicht!
Die kommt nicht mehr.
Wir warten schon seit über einer Stunde.

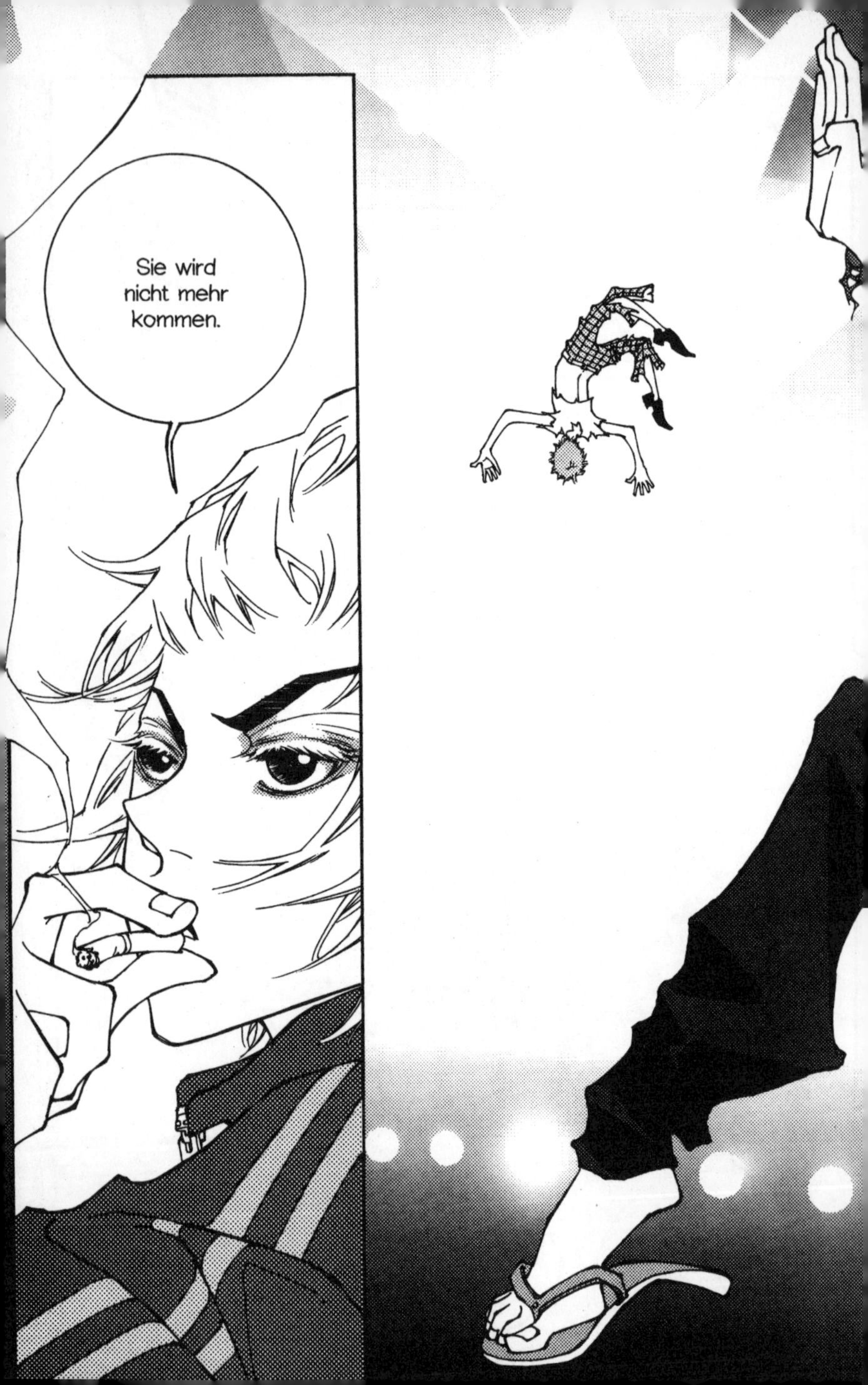
Sie wird nicht mehr kommen.

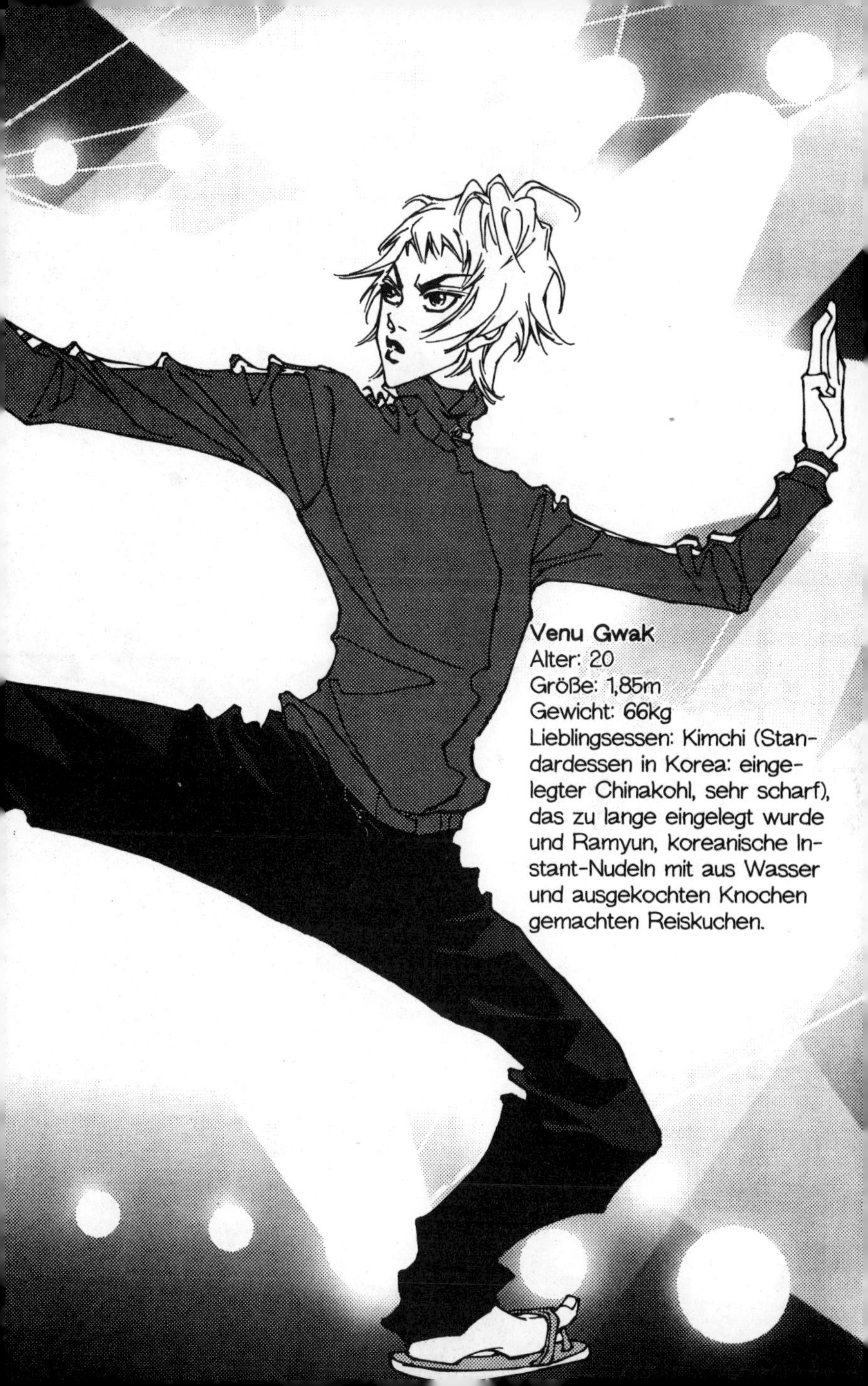

Venu Gwak
Alter: 20
Größe: 1,85m
Gewicht: 66kg
Lieblingsessen: Kimchi (Standardessen in Korea: eingelegter Chinakohl, sehr scharf), das zu lange eingelegt wurde und Ramyun, koreanische Instant-Nudeln mit aus Wasser und ausgekochten Knochen gemachten Reiskuchen.

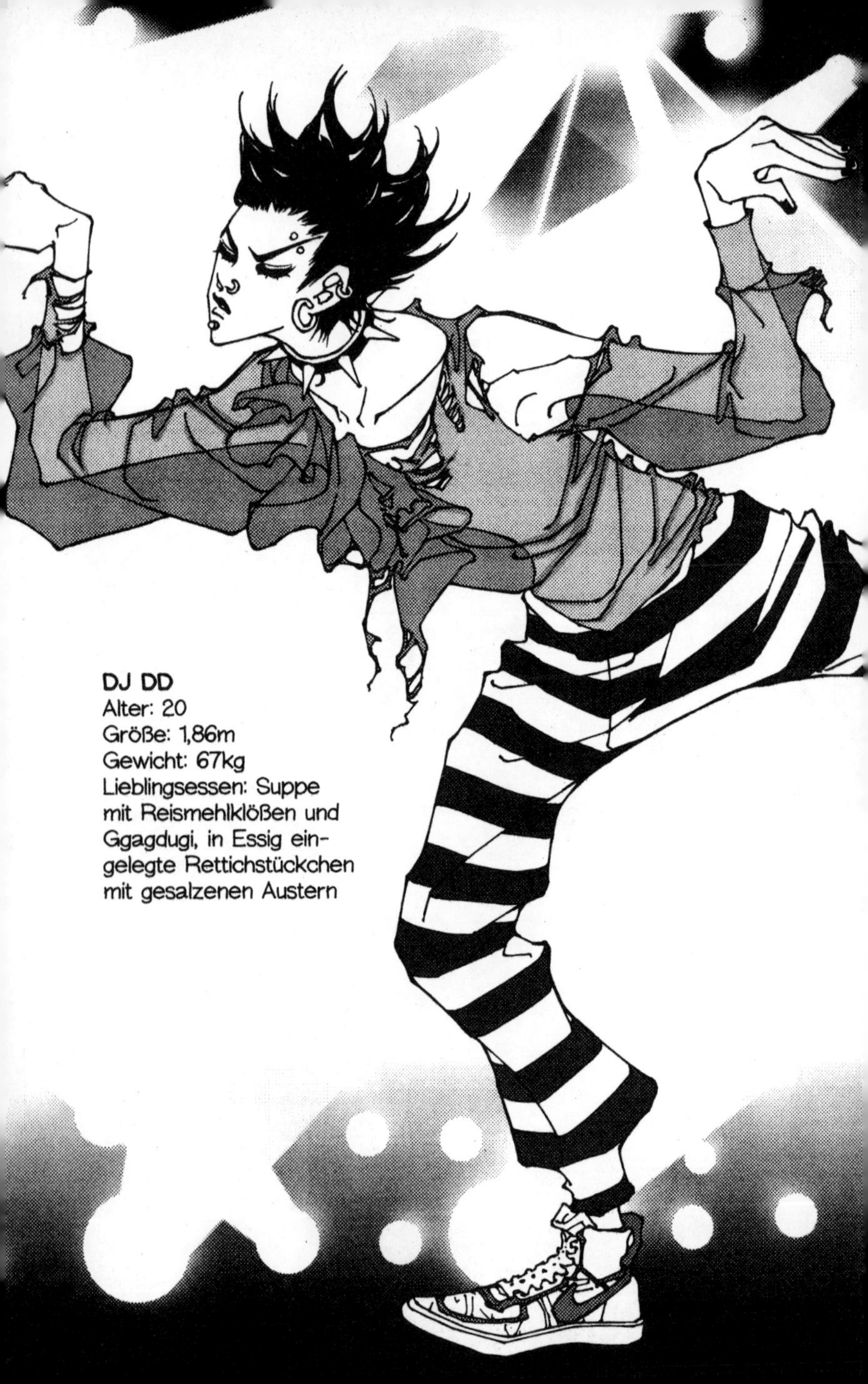

DJ DD
Alter: 20
Größe: 1,86m
Gewicht: 67kg
Lieblingsessen: Suppe mit Reismehlklößen und Ggagdugi, in Essig eingelegte Rettichstückchen mit gesalzenen Austern

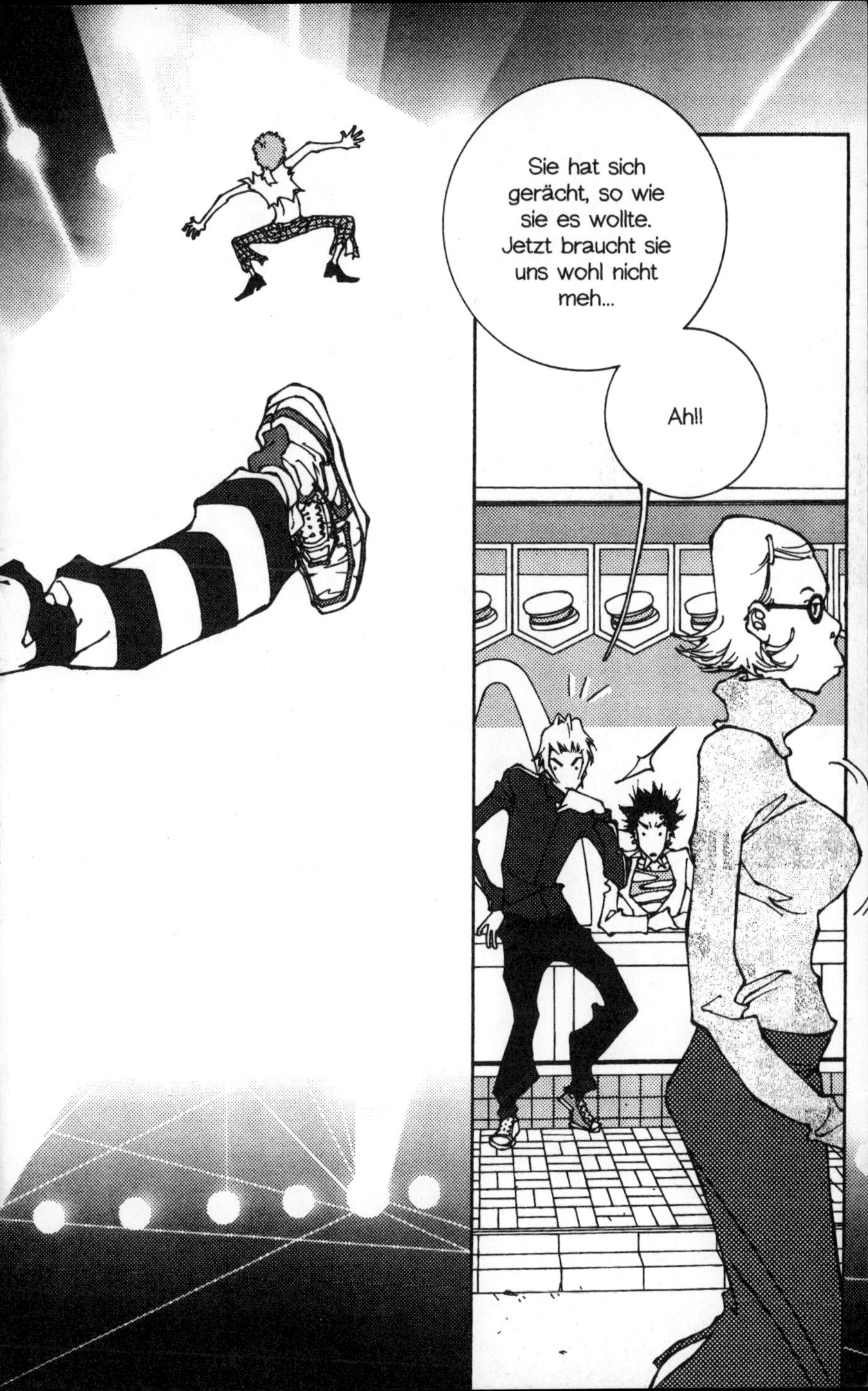
Sie hat sich gerächt, so wie sie es wollte. Jetzt braucht sie uns wohl nicht meh...
Ah!!

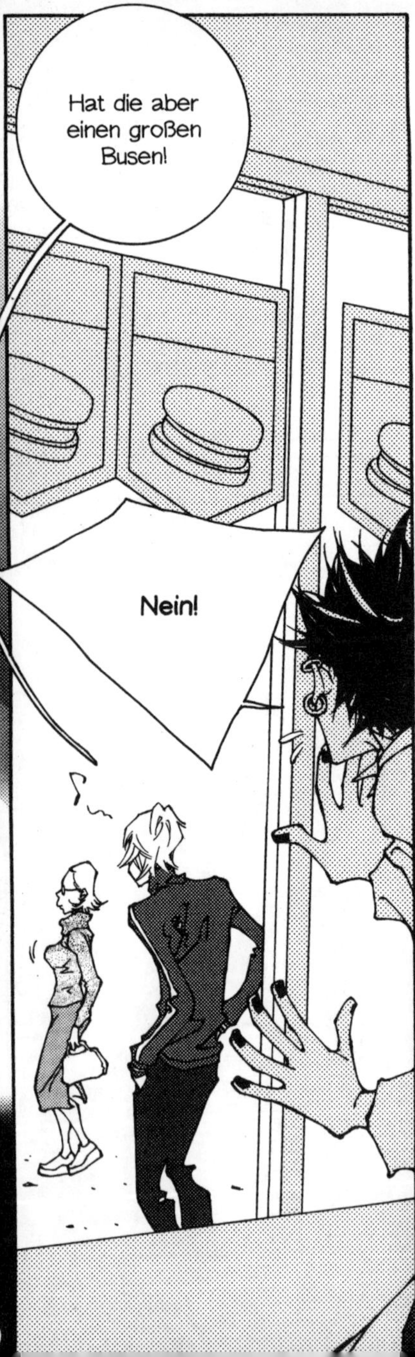

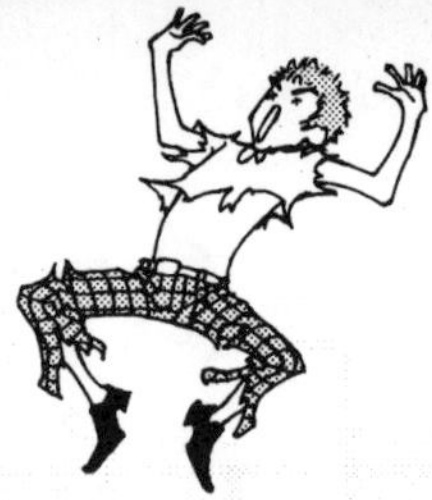

Ddam Shim
Alter: 18
Größe: 1,64m
Gewicht: 45kg
Lieblingsessen: Wiener Würstchen gebraten in Olivenöl, in Essig eingelegter Rettich

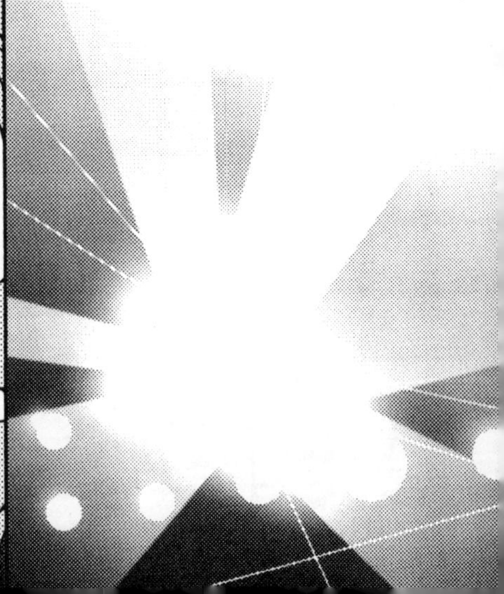

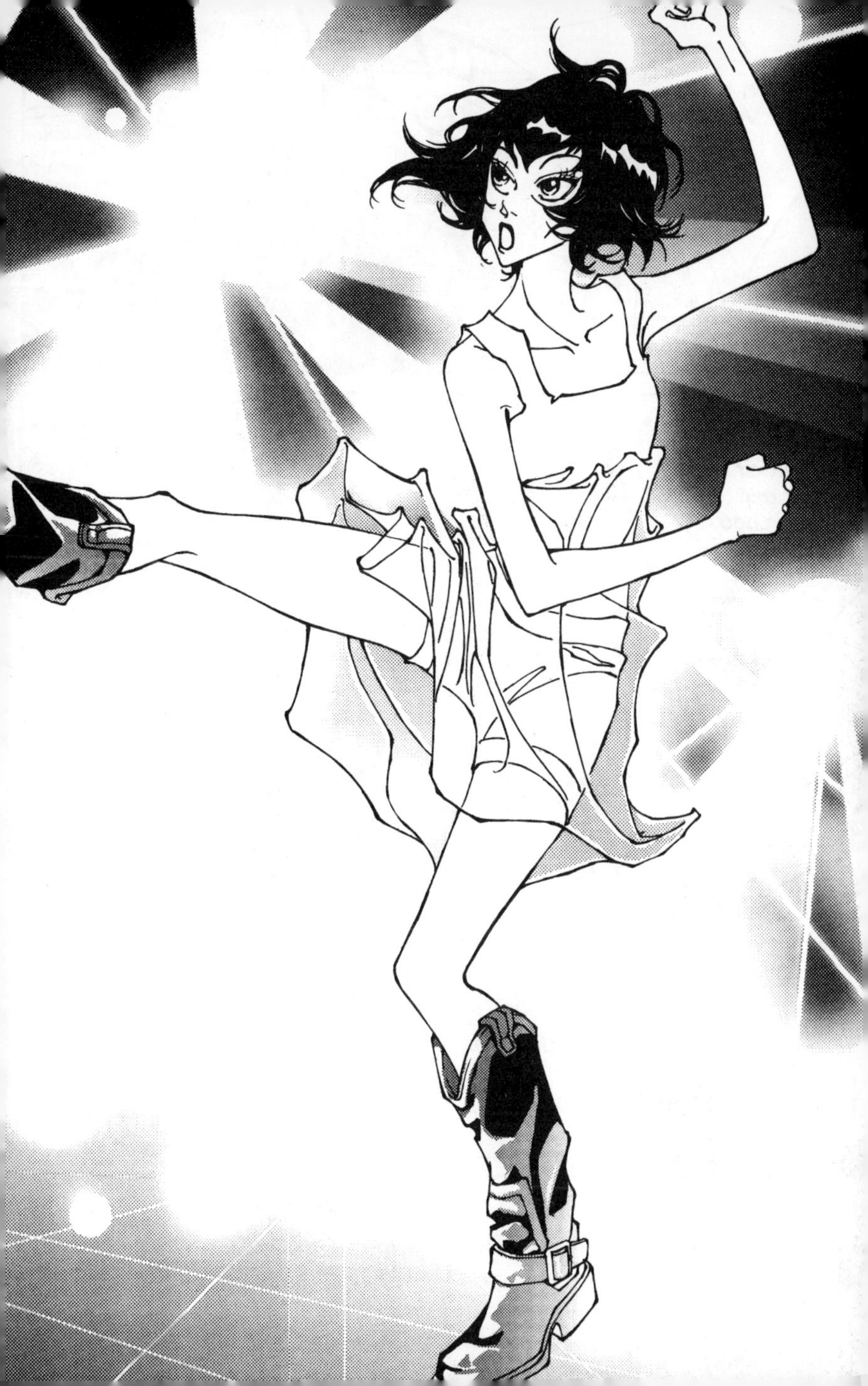

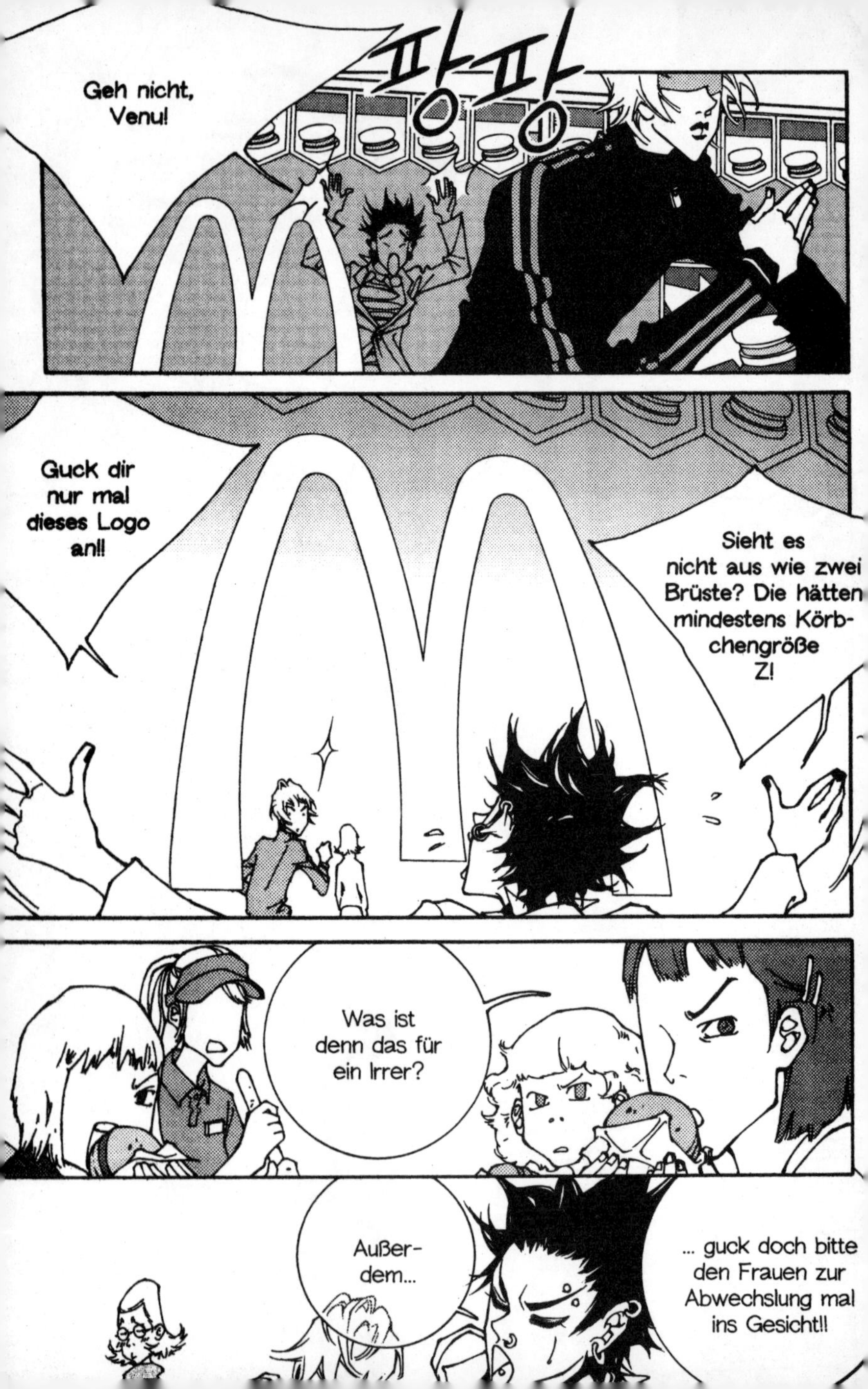

팡팡
Geh nicht, Venu!
Guck dir nur mal dieses Logo an!!
Sieht es nicht aus wie zwei Brüste? Die hätten mindestens Körbchengröße Z!
Was ist denn das für ein Irrer?
Außerdem...
... guck doch bitte den Frauen zur Abwechslung mal ins Gesicht!!

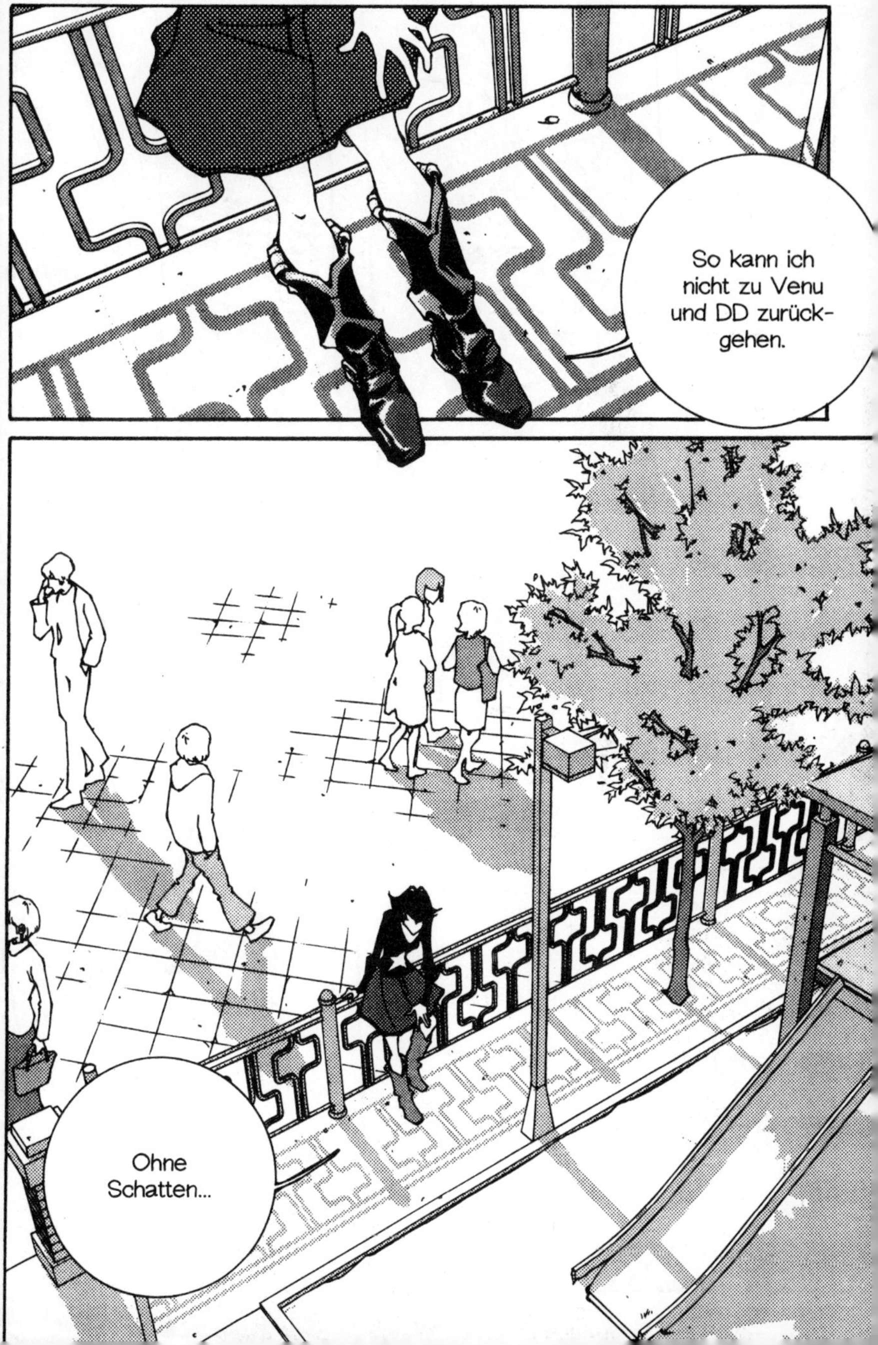
So kann ich nicht zu Venu und DD zurück-gehen.
Ohne Schatten...

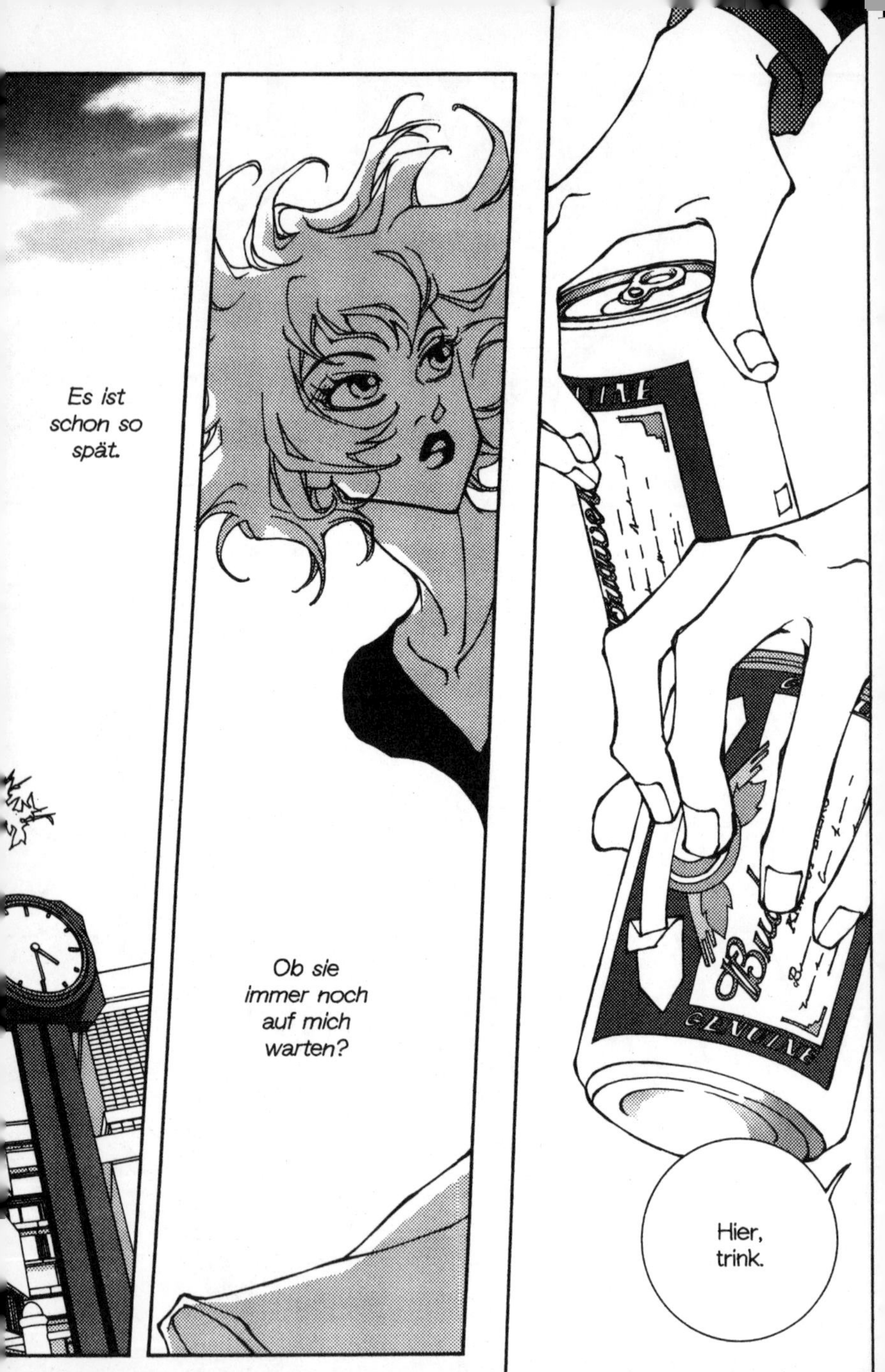
Es ist schon so spät.
Ob sie immer noch auf mich warten?
Hier, trink.

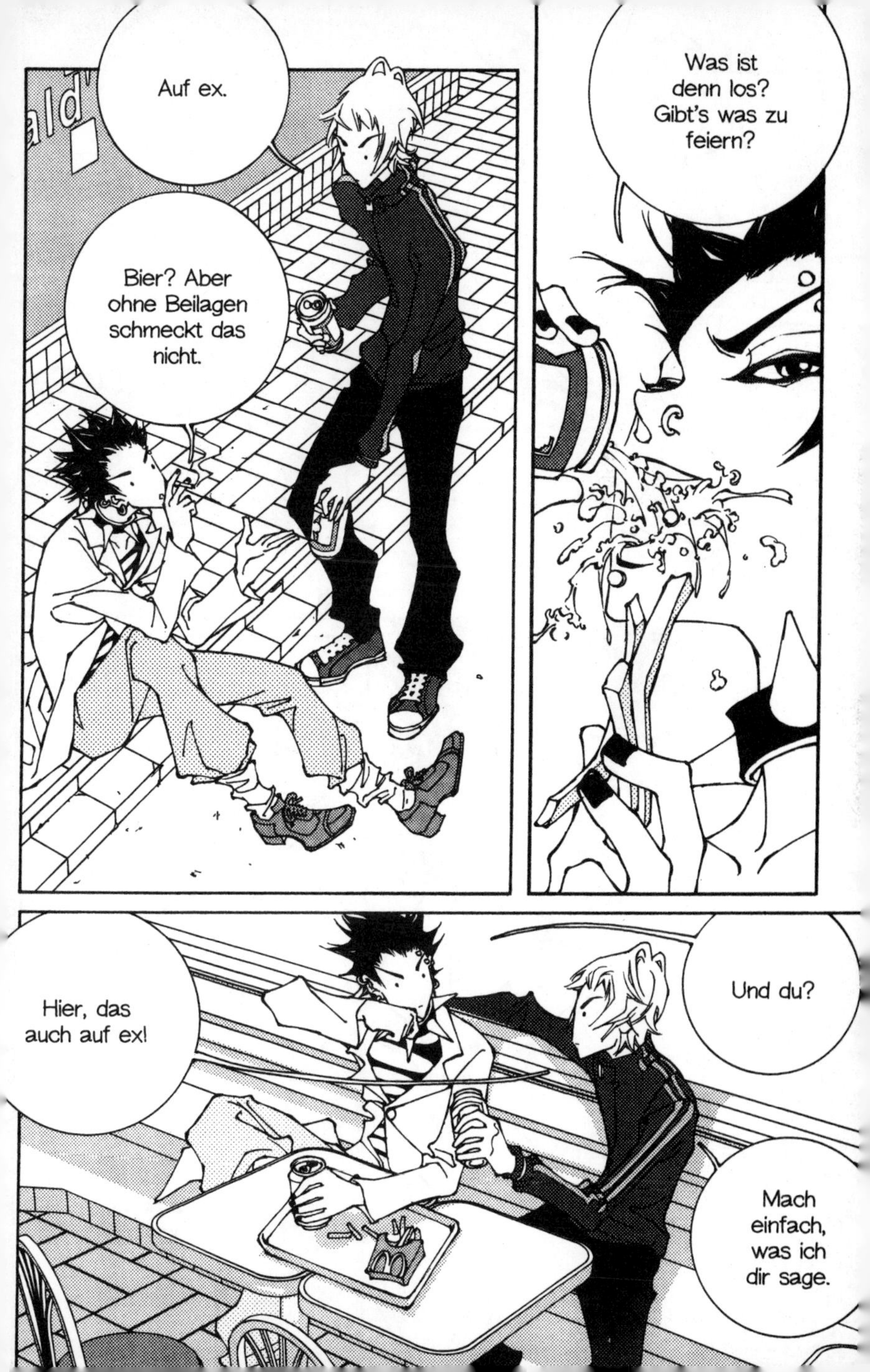

Auf ex.
Bier? Aber ohne Beilagen schmeckt das nicht.
Was ist denn los? Gibt's was zu feiern?
Hier, das auch auf ex!
Und du?
Mach einfach, was ich dir sage.

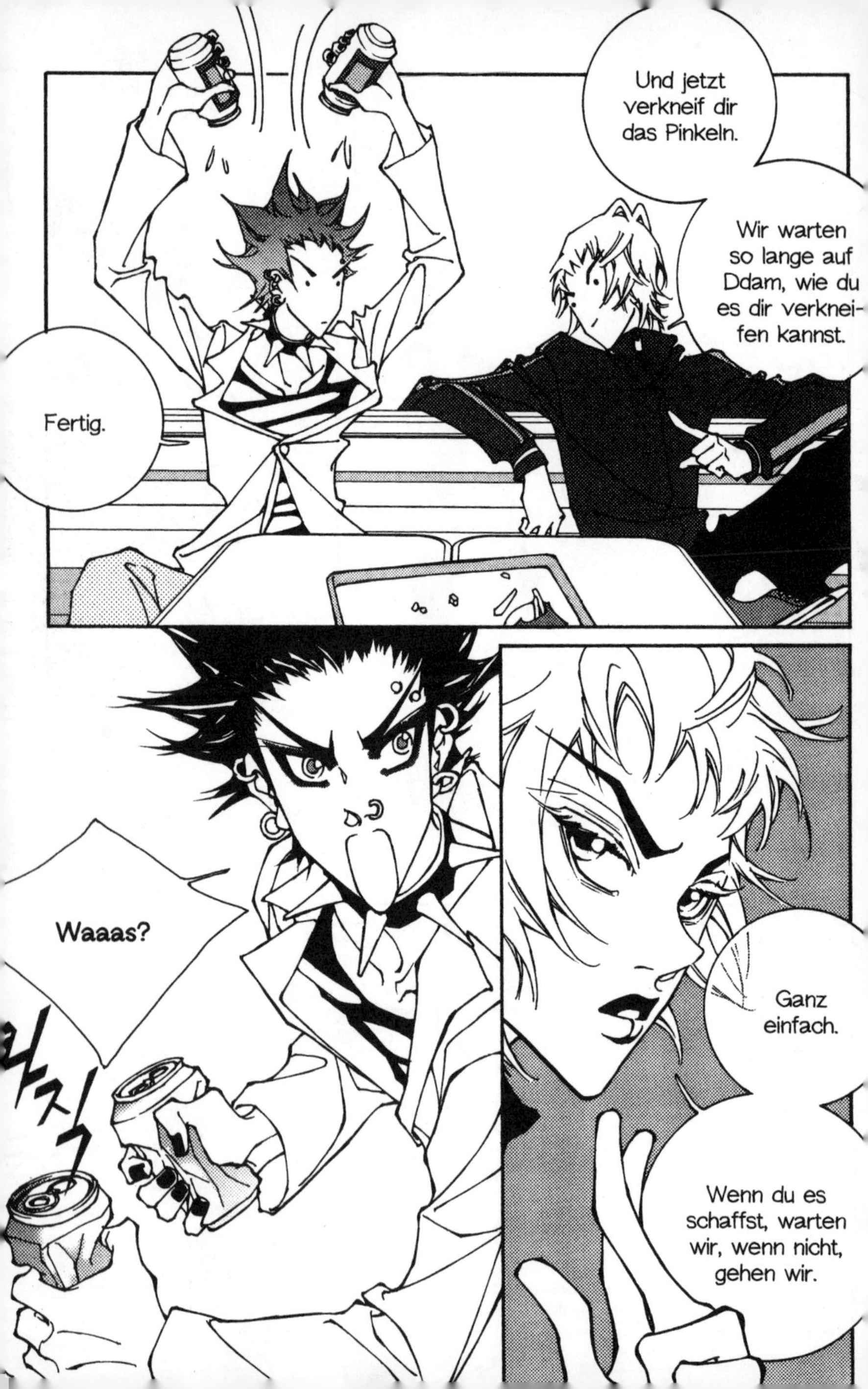
Fertig.
Und jetzt verkneif dir das Pinkeln.
Wir warten so lange auf Ddam, wie du es dir verkneifen kannst.
Waaas?
Ganz einfach.
Wenn du es schaffst, warten wir, wenn nicht, gehen wir.

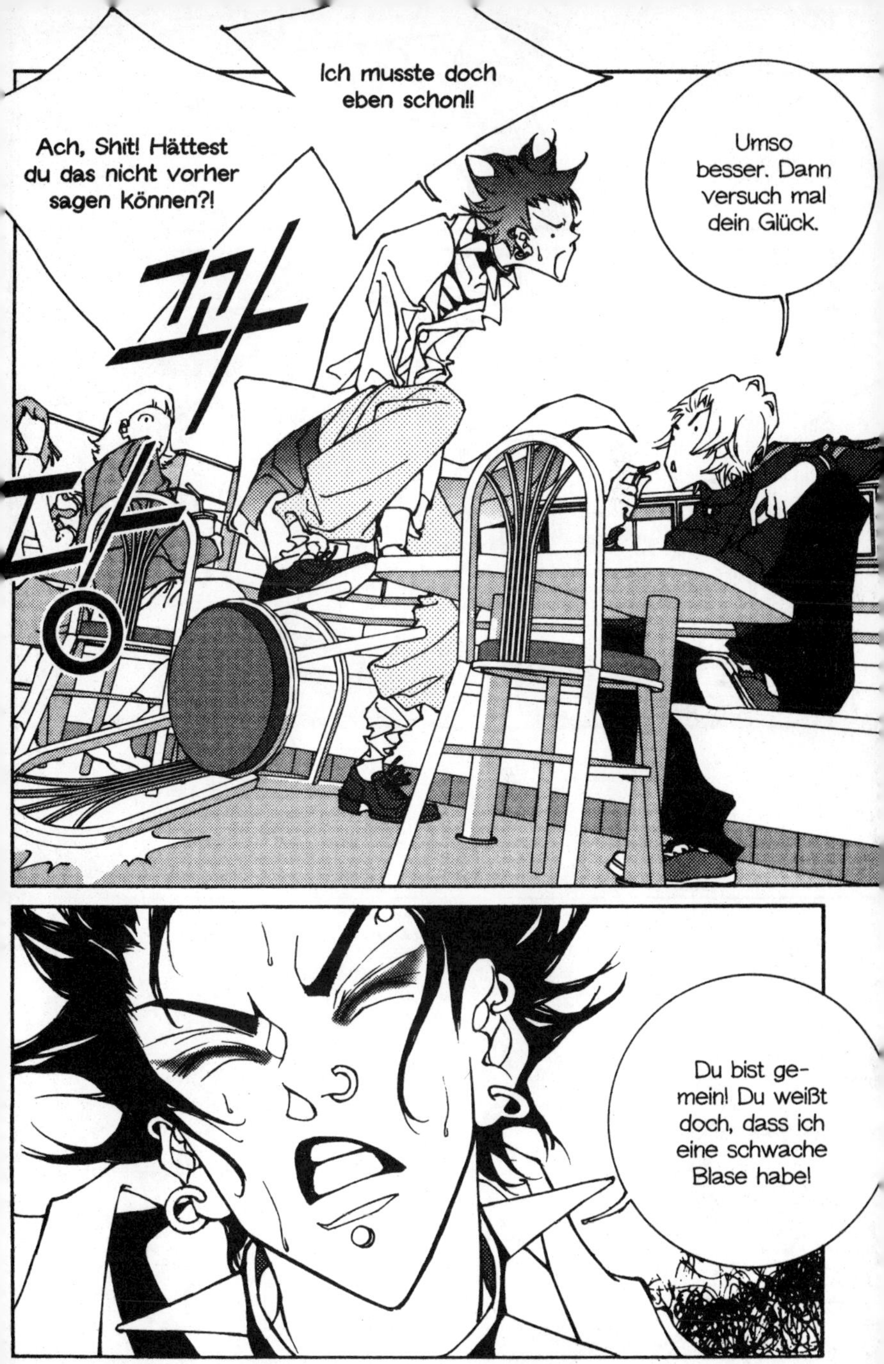
Umso besser. Dann versuch mal dein Glück.
Ich musste doch eben schon!!
Ach, Shit! Hättest du das nicht vorher sagen können?!
Du bist ge-mein! Du weißt doch, dass ich eine schwache Blase habe!

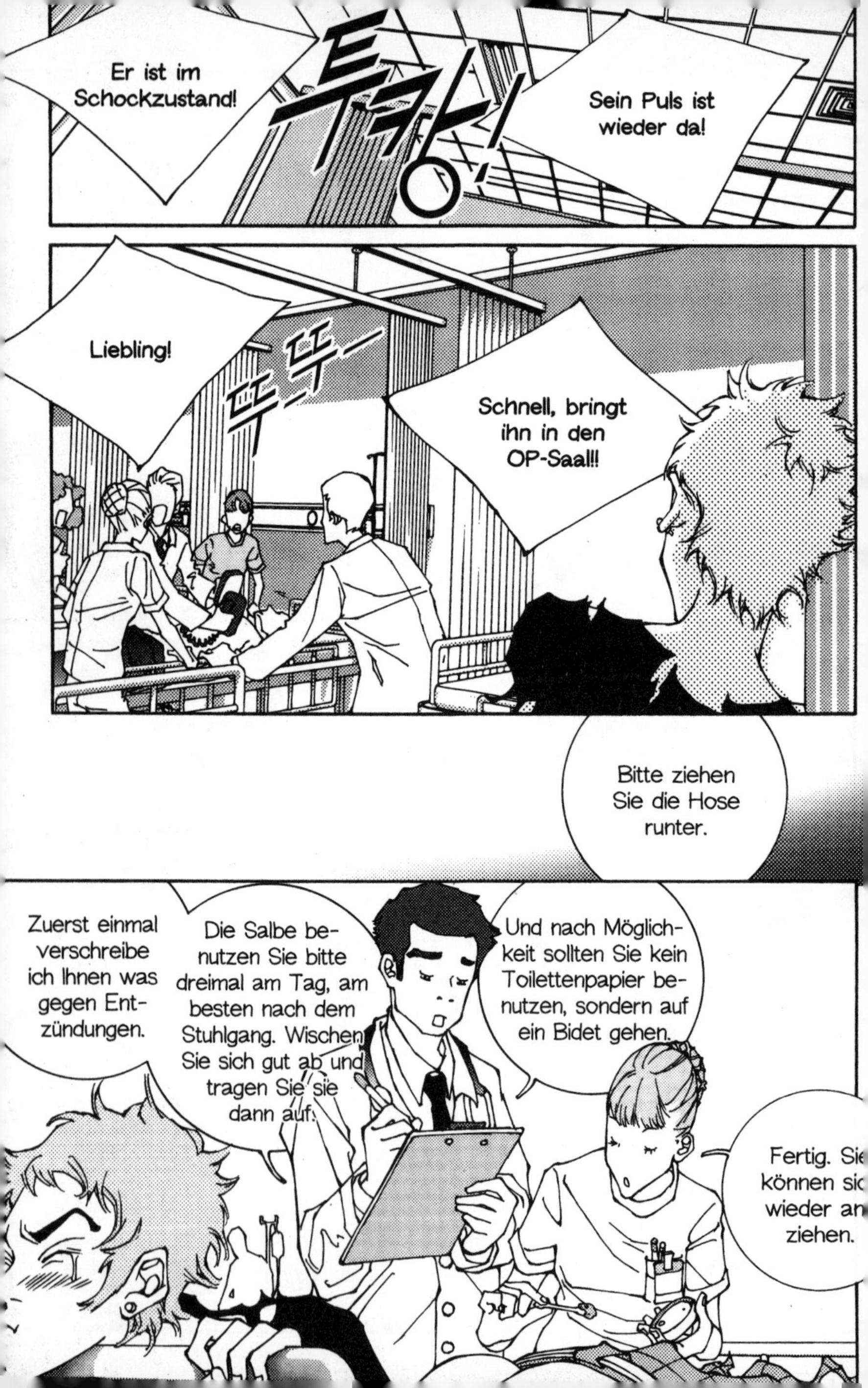
Er ist im Schockzustand!
Sein Puls ist wieder da!
Liebling!
Schnell, bringt ihn in den OP-Saal!!
Bitte ziehen Sie die Hose runter.
Zuerst einmal verschreibe ich Ihnen was gegen Entzündungen.
Die Salbe benutzen Sie bitte dreimal am Tag, am besten nach dem Stuhlgang. Wischen Sie sich gut ab und tragen Sie sie dann auf.
Und nach Möglichkeit sollten Sie kein Toilettenpapier benutzen, sondern auf ein Bidet gehen.
Fertig. Sie können sic wieder an ziehen.

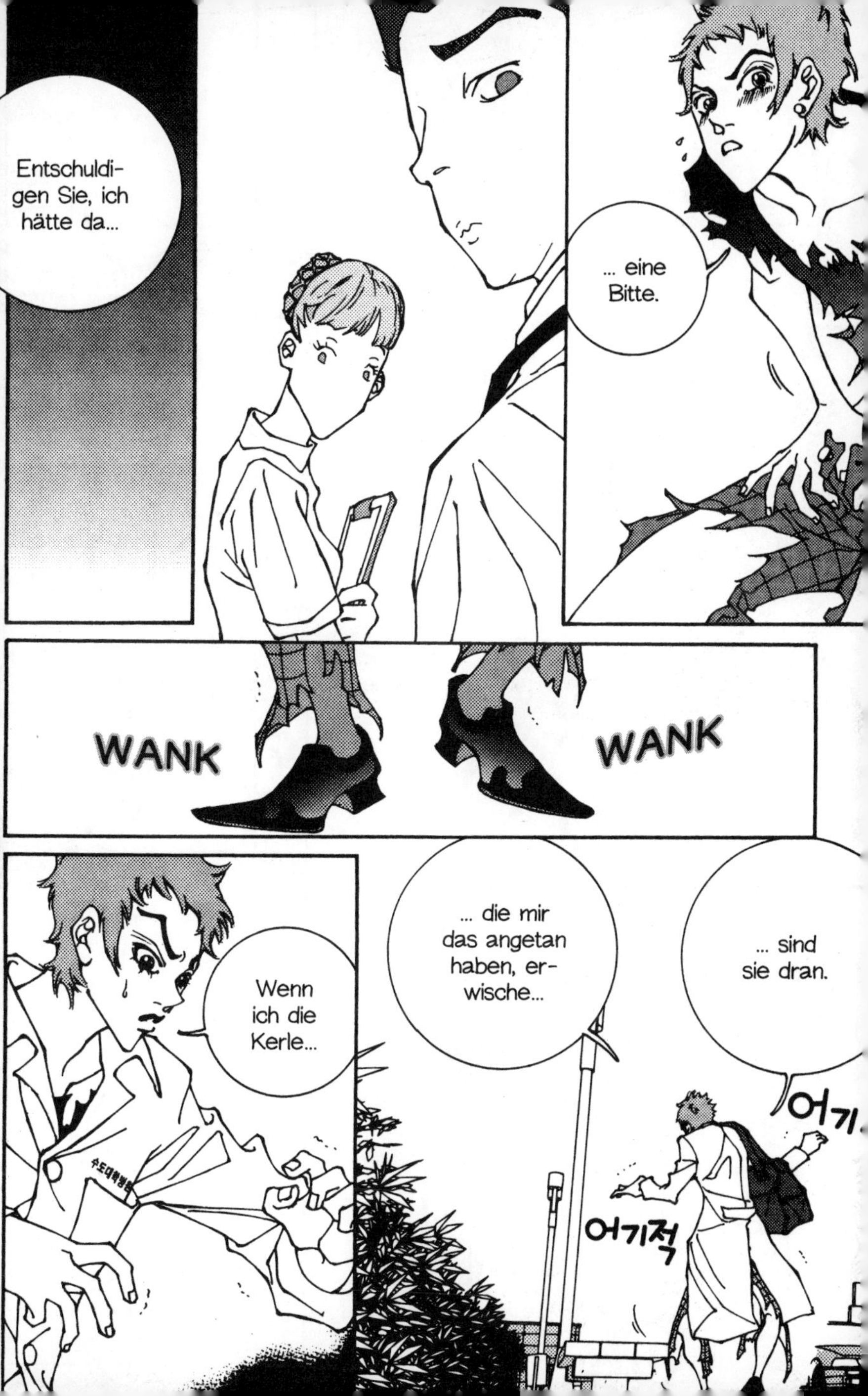
Entschuldigen Sie, ich hätte da...
... eine Bitte.
WANK
WANK
Wenn ich die Kerle...
... die mir das angetan haben, erwische...
... sind sie dran.
어기적
어기

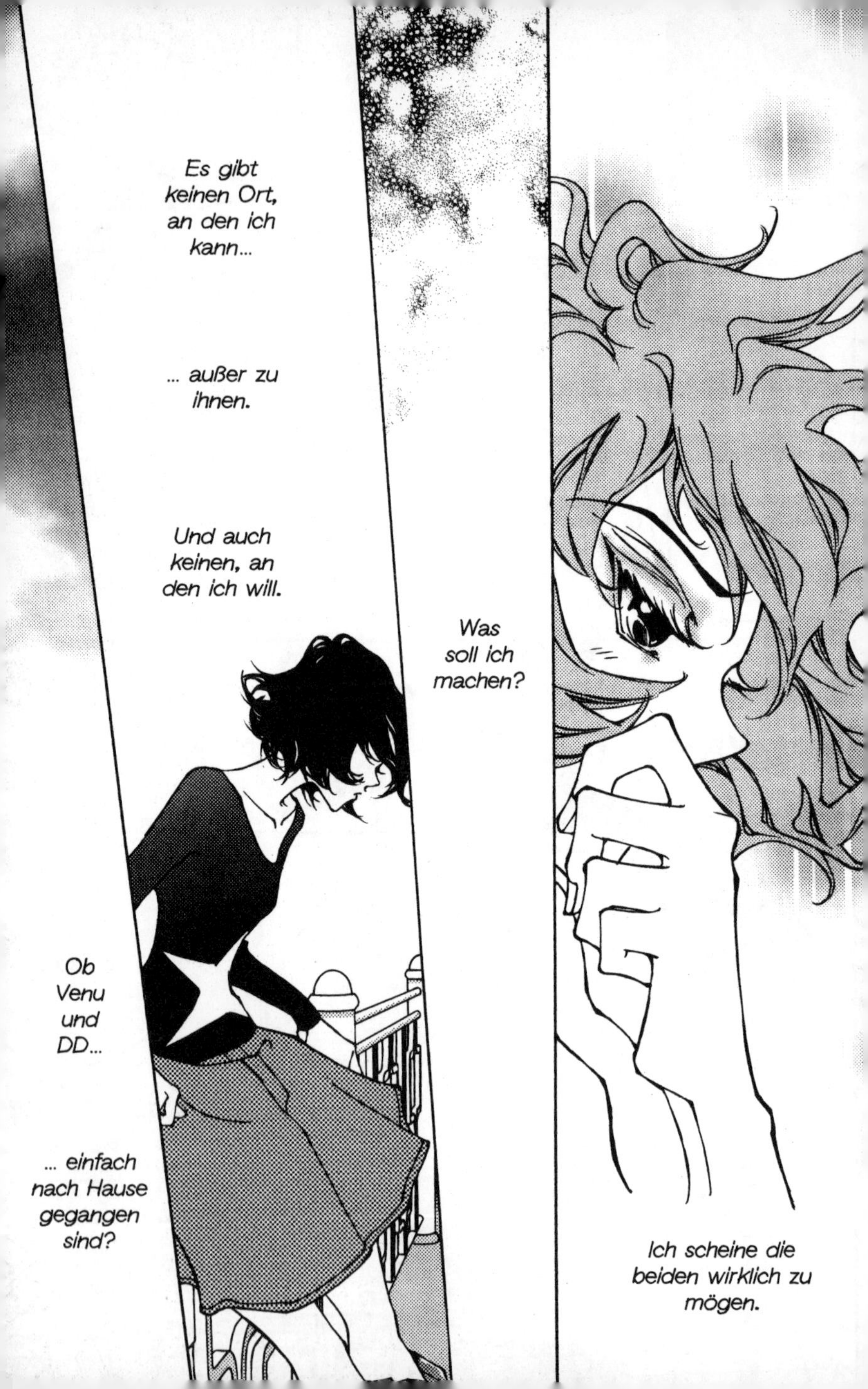
Es gibt keinen Ort, an den ich kann...
... außer zu ihnen.
Und auch keinen, an den ich will.
Ob Venu und DD...
... einfach nach Hause gegangen sind?
Was soll ich machen?
Ich scheine die beiden wirklich zu mögen.

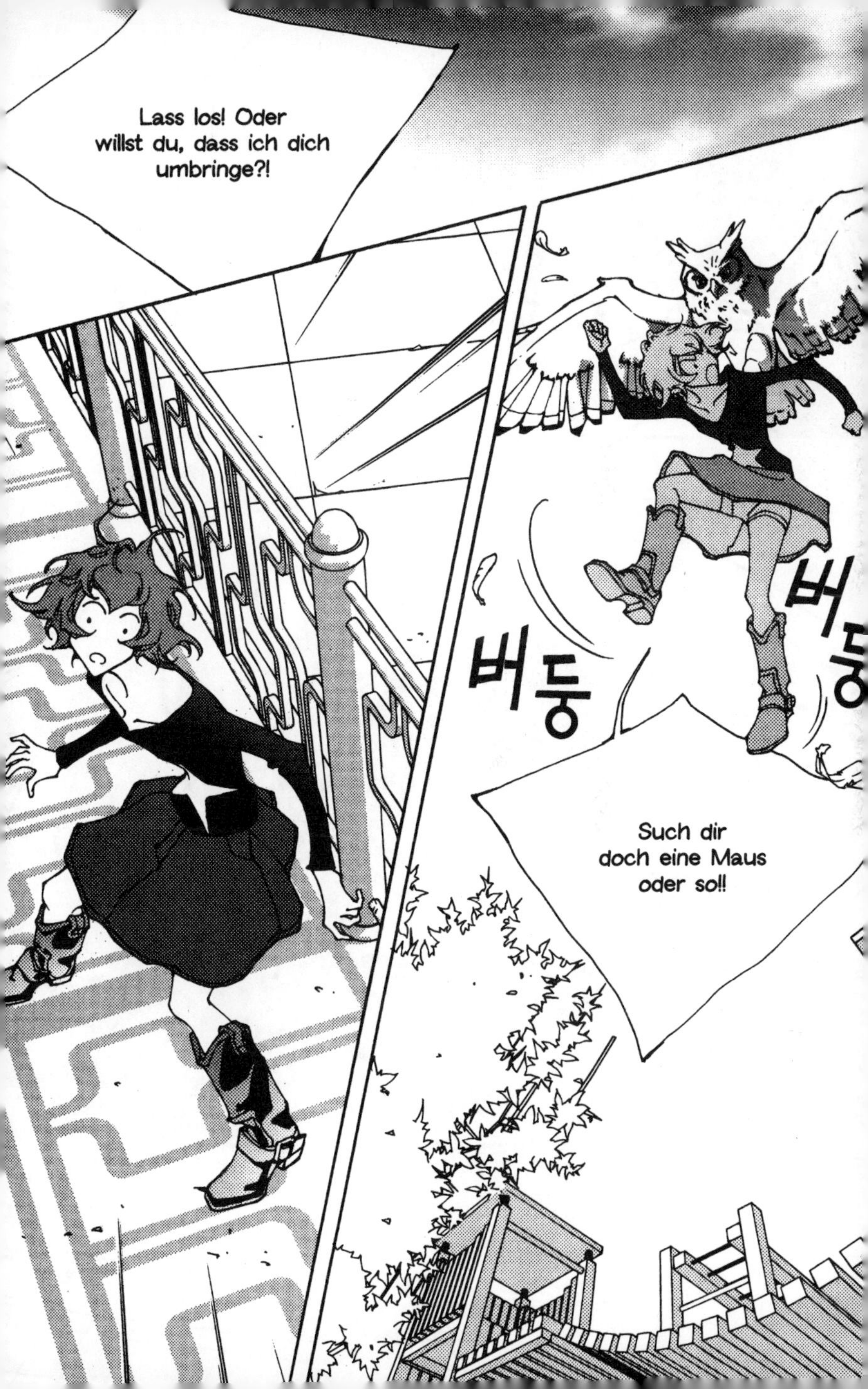
Lass los! Oder willst du, dass ich dich umbringe?!
버둥
버둥
Such dir doch eine Maus oder so!!

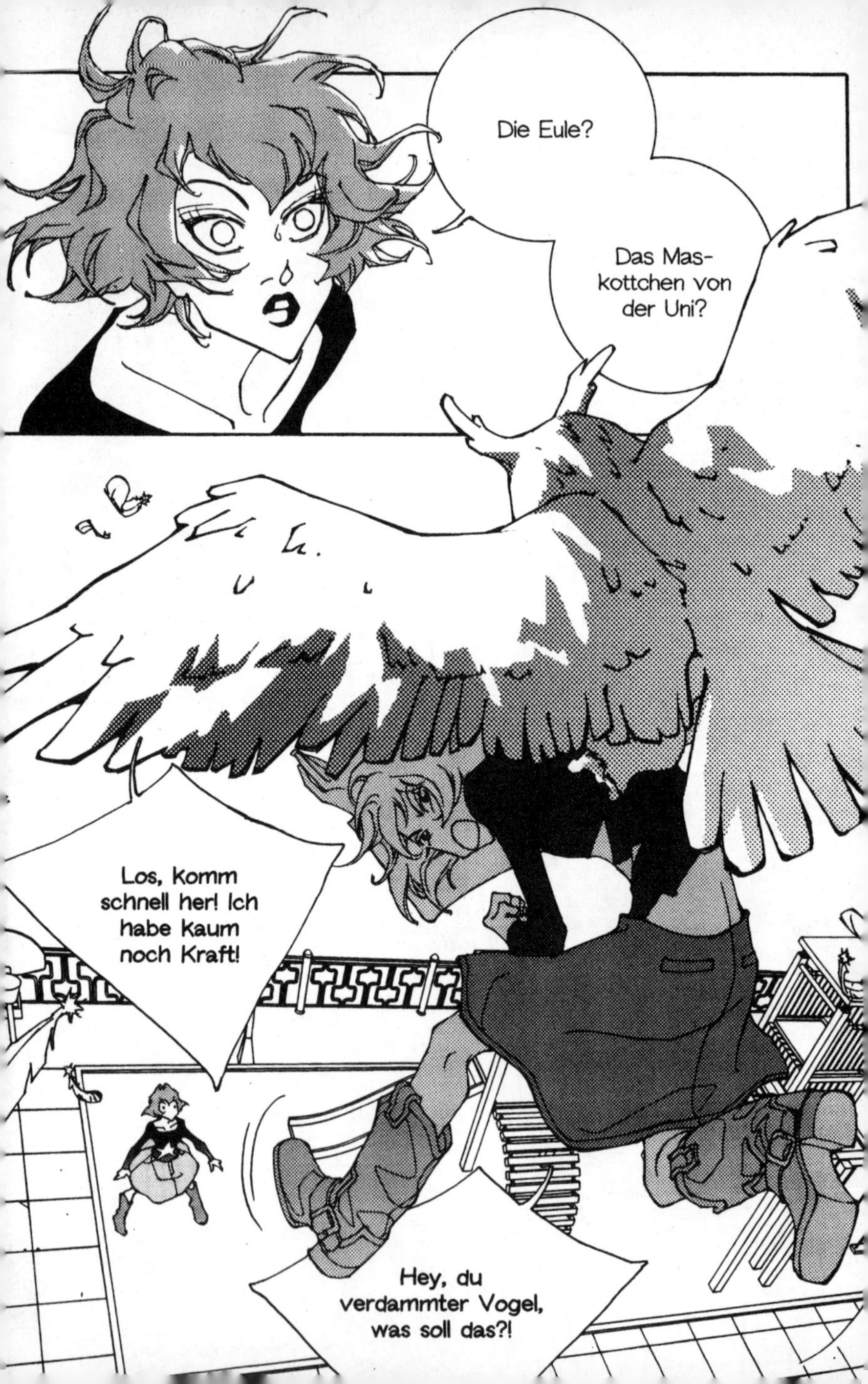

Die Eule?
Das Mas-kottchen von der Uni?
Los, komm schnell her! Ich habe kaum noch Kraft!
Hey, du verdammter Vogel, was soll das?!

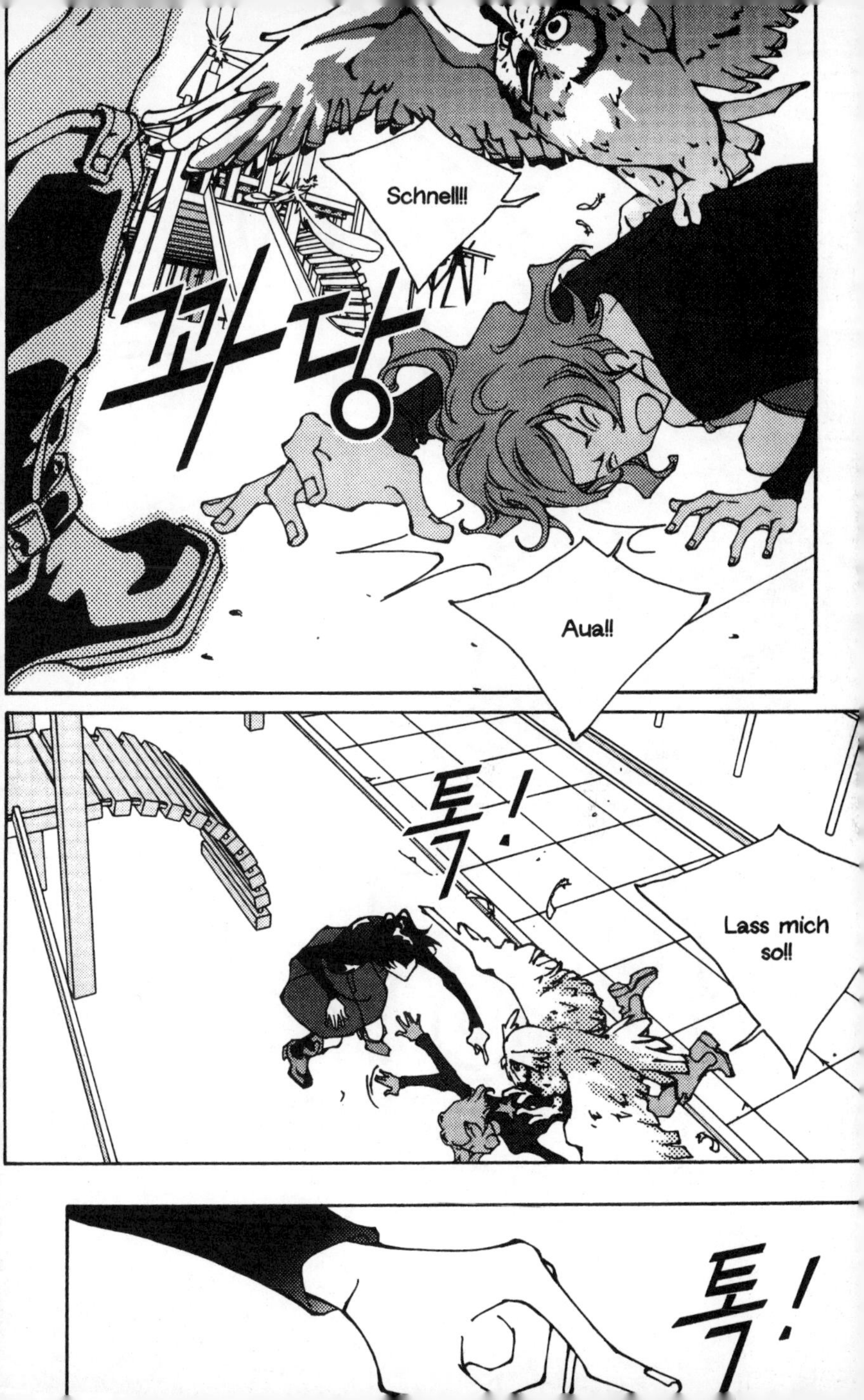
Schnell!!!
콰당
Aua!!
톡!
Lass mich so!!
톡!

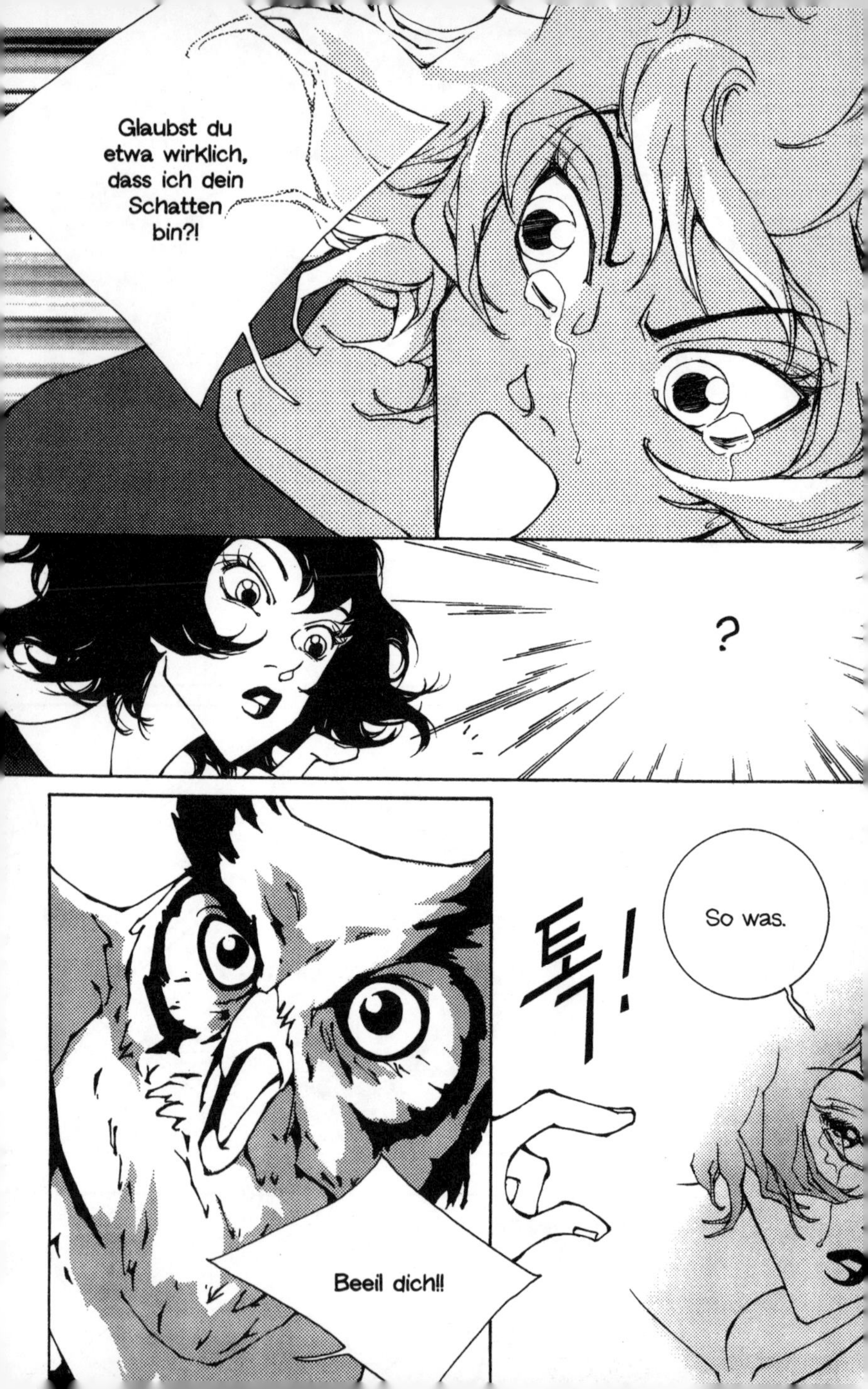
Glaubst du etwa wirklich, dass ich dein Schatten bin?!
?
툭!
So was.
Beeil dich!!

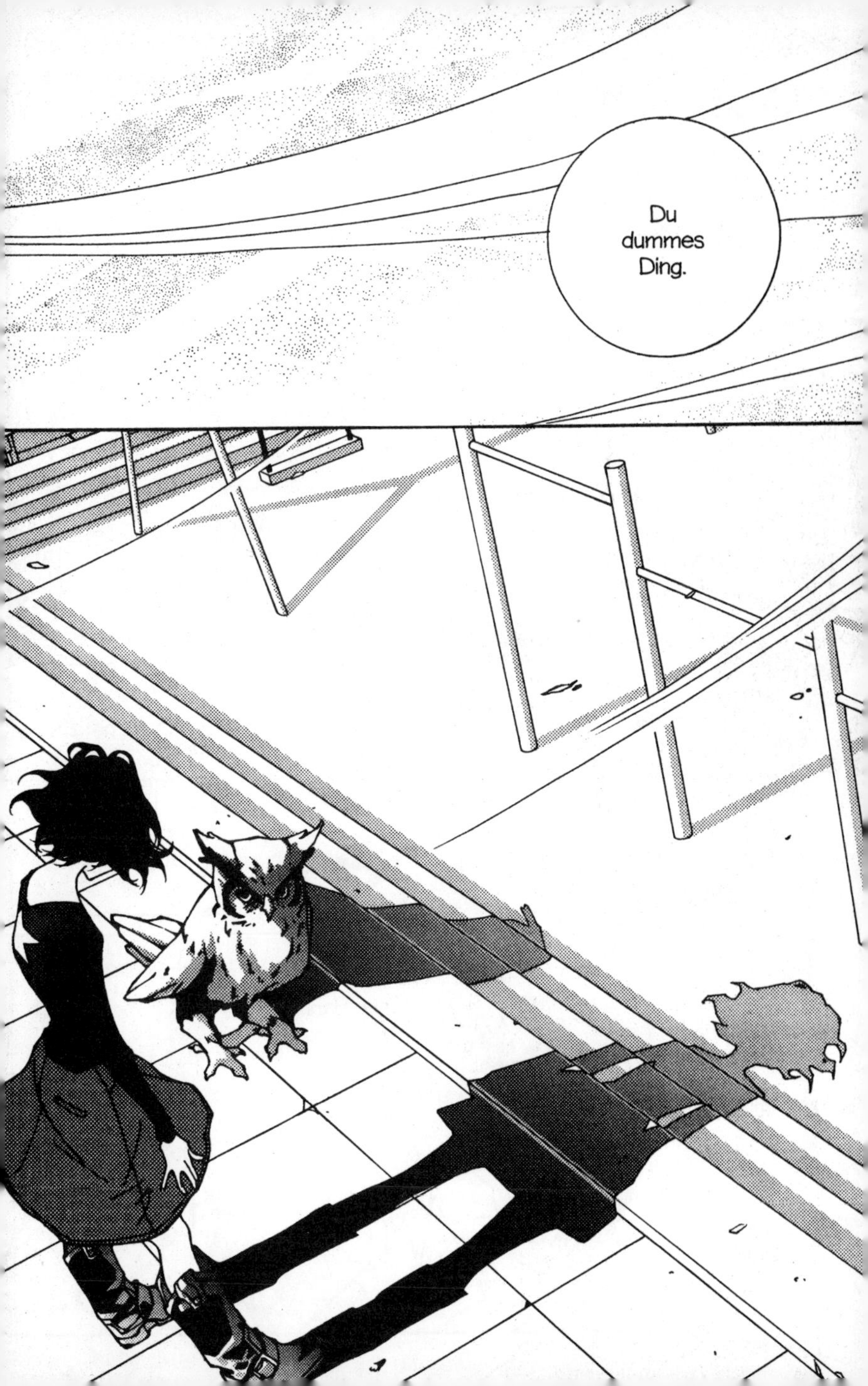
Du dummes Ding.

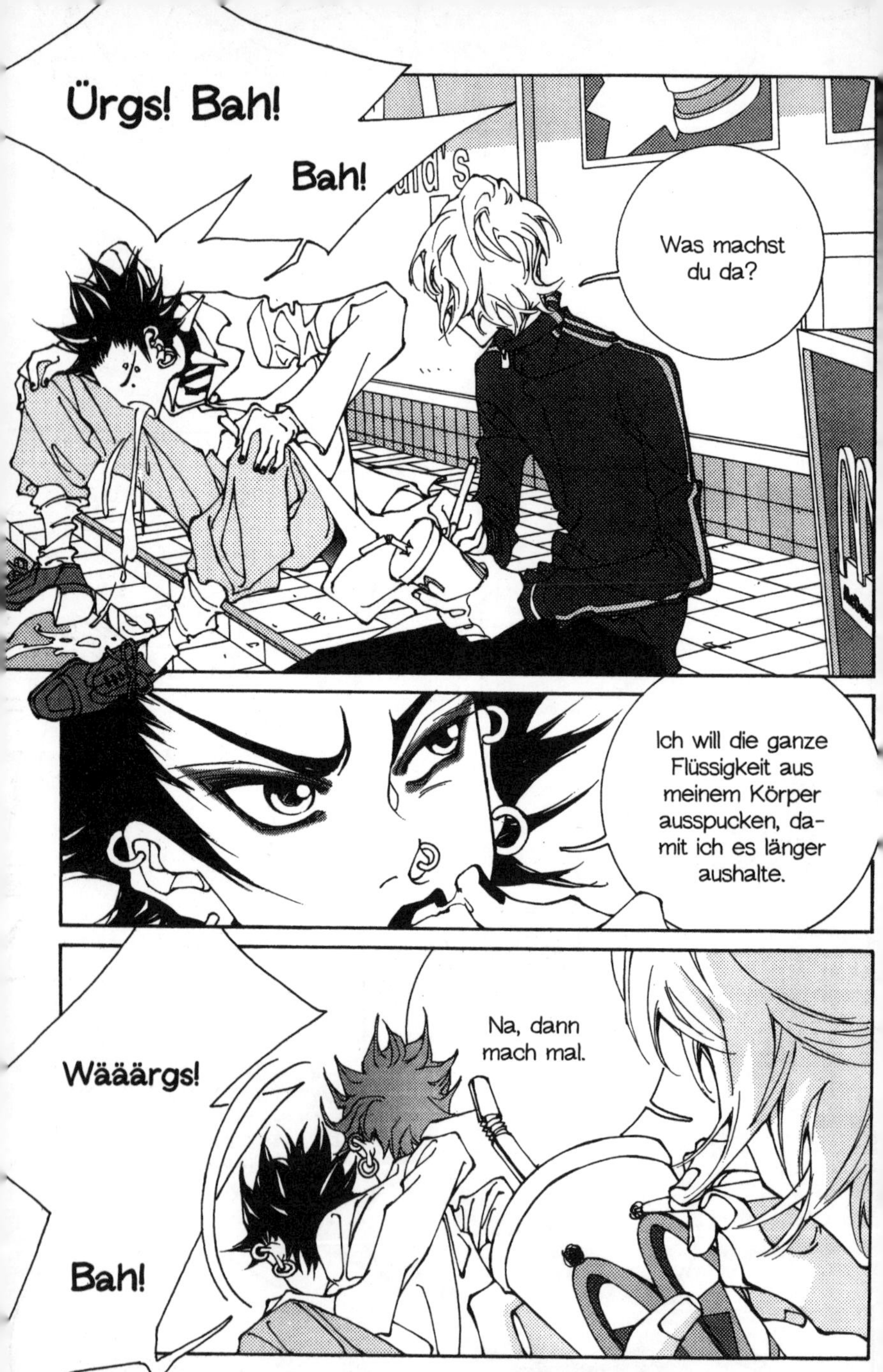
Ürgs! Bah!
Bah!
Was machst du da?
Ich will die ganze Flüssigkeit aus meinem Körper ausspucken, damit ich es länger aushalte.
Wäääärgs!
Bah!
Na, dann mach mal.

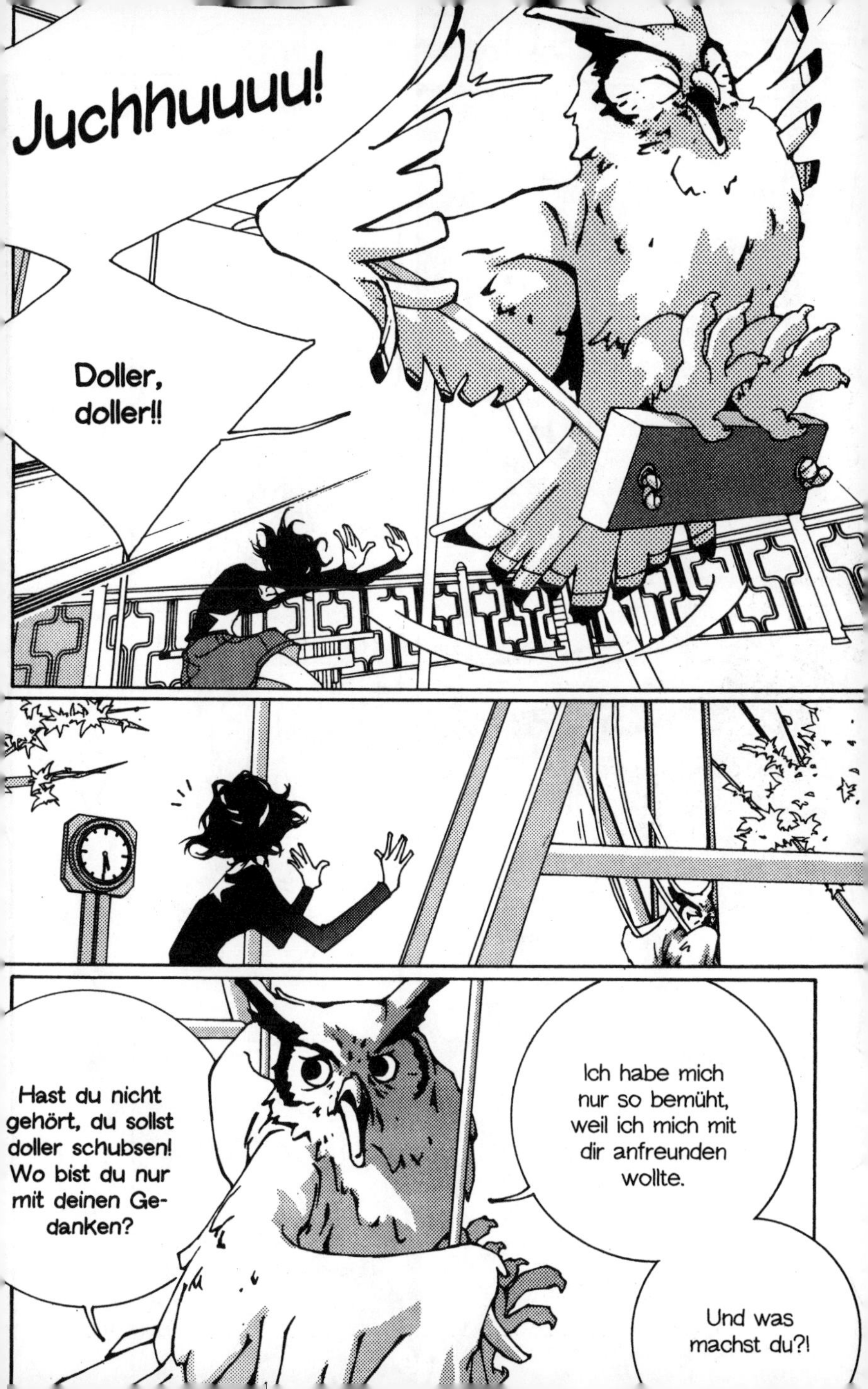
Juchhuuuu!
Doller, doller!!
Hast du nicht gehört, du sollst doller schubsen! Wo bist du nur mit deinen Gedanken?
Ich habe mich nur so bemüht, weil ich mich mit dir anfreunden wollte.
Und was machst du?!

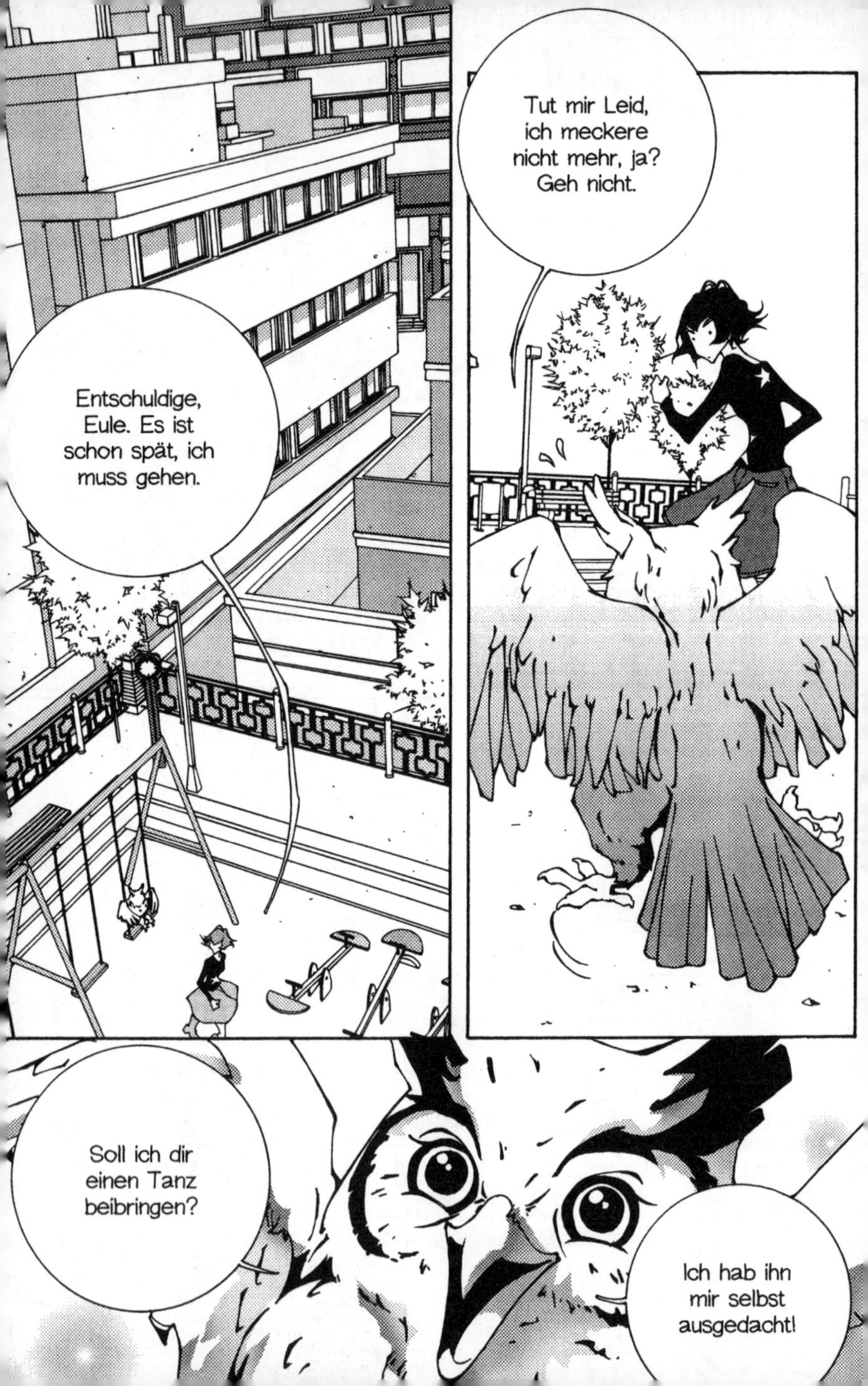
Tut mir Leid, ich meckere nicht mehr, ja? Geh nicht.
Entschuldige, Eule. Es ist schon spät, ich muss gehen.
Soll ich dir einen Tanz beibringen?
Ich hab ihn mir selbst ausgedacht!

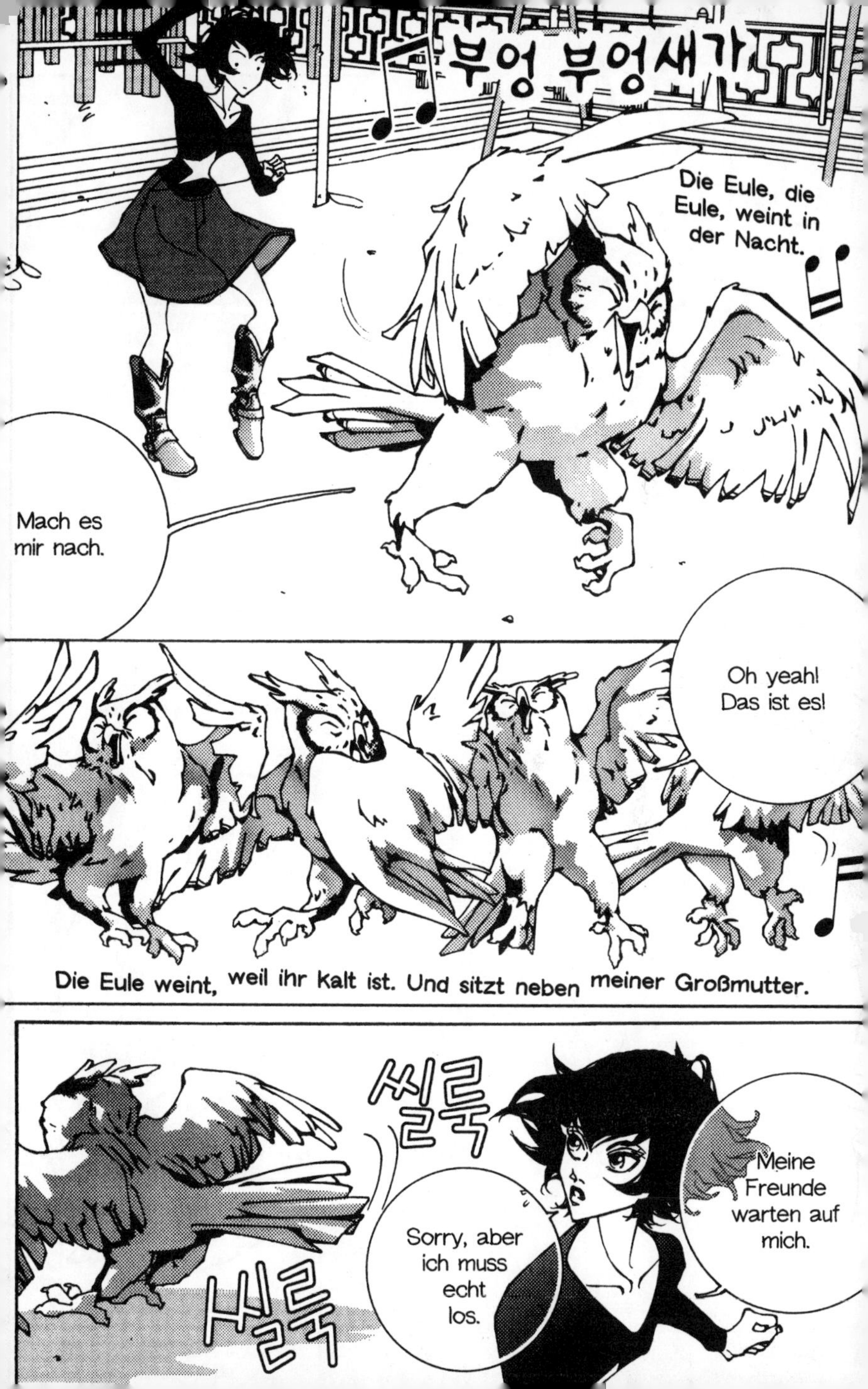
부엉 부엉새가
Die Eule, die Eule, weint in der Nacht.
Mach es mir nach.
Oh yeah! Das ist es!
Die Eule weint, weil ihr kalt ist. Und sitzt neben meiner Großmutter.
쎌룩
Meine Freunde warten auf mich.
Sorry, aber ich muss echt los.
쎌룩

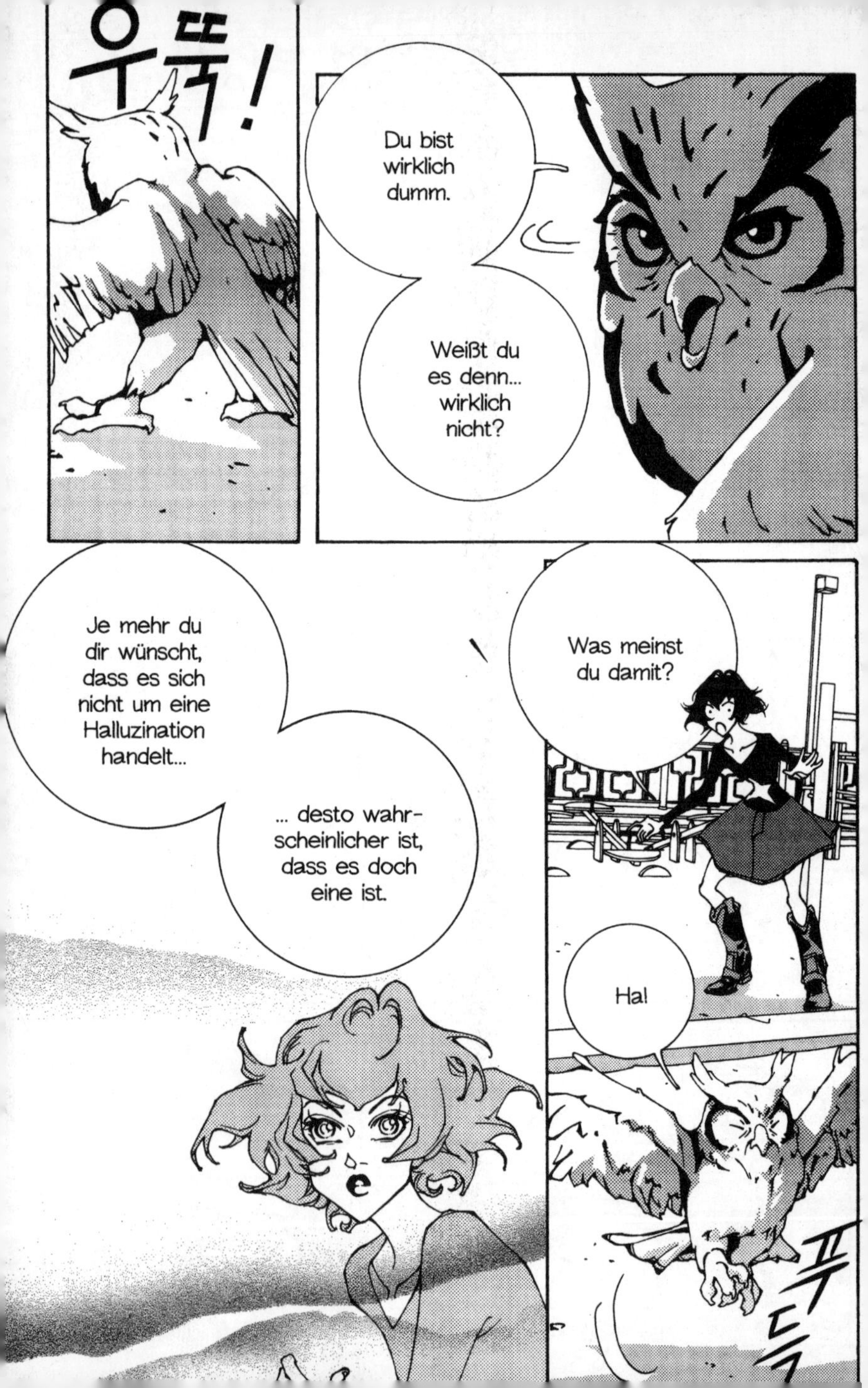

우뚝!
Du bist wirklich dumm.
Weißt du es denn... wirklich nicht?
Was meinst du damit?
Ha!
Je mehr du dir wünscht, dass es sich nicht um eine Halluzination handelt...
... desto wahr-scheinlicher ist, dass es doch eine ist.

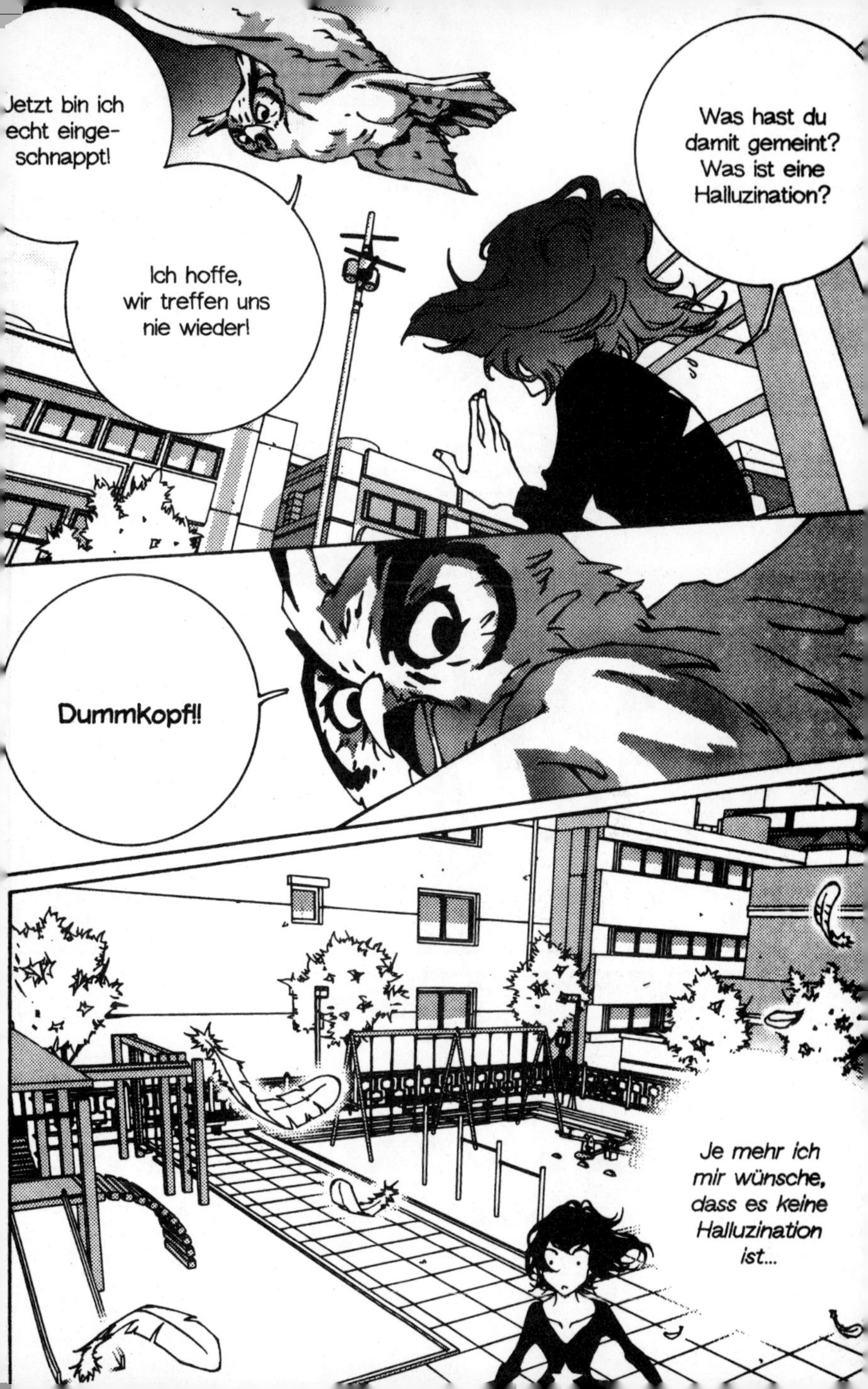
Was hast du damit gemeint? Was ist eine Halluzination?
Jetzt bin ich echt einge-schnappt!
Ich hoffe, wir treffen uns nie wieder!
Dummkopf!!
Je mehr ich mir wünsche, dass es keine Halluzination ist...

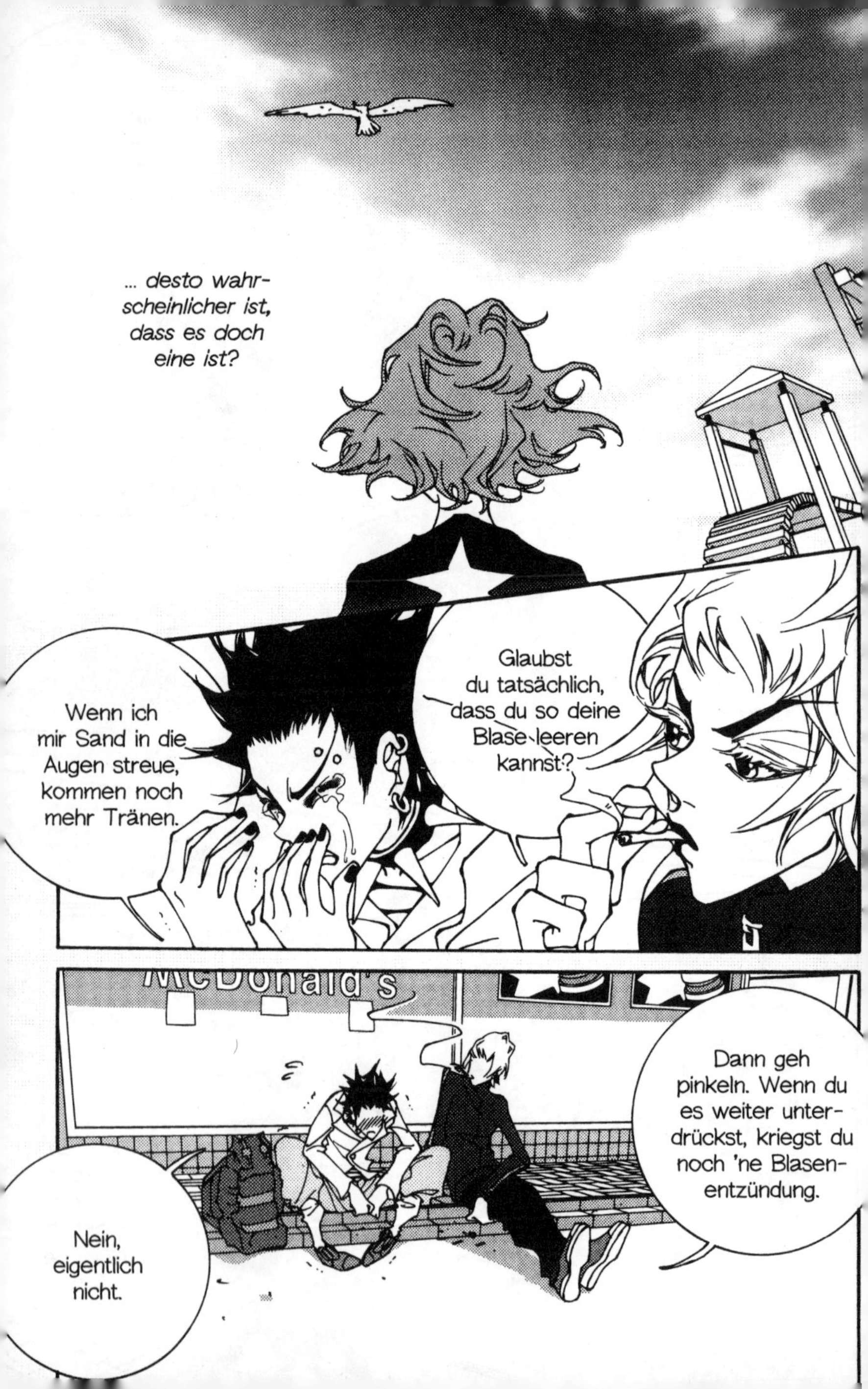
... desto wahrscheinlicher ist, dass es doch eine ist?
Wenn ich mir Sand in die Augen streue, kommen noch mehr Tränen.
Glaubst du tatsächlich, dass du so deine Blase leeren kannst?
McDonald's
Nein, eigentlich nicht.
Dann geh pinkeln. Wenn du es weiter unterdrückst, kriegst du noch 'ne Blasenentzündung.

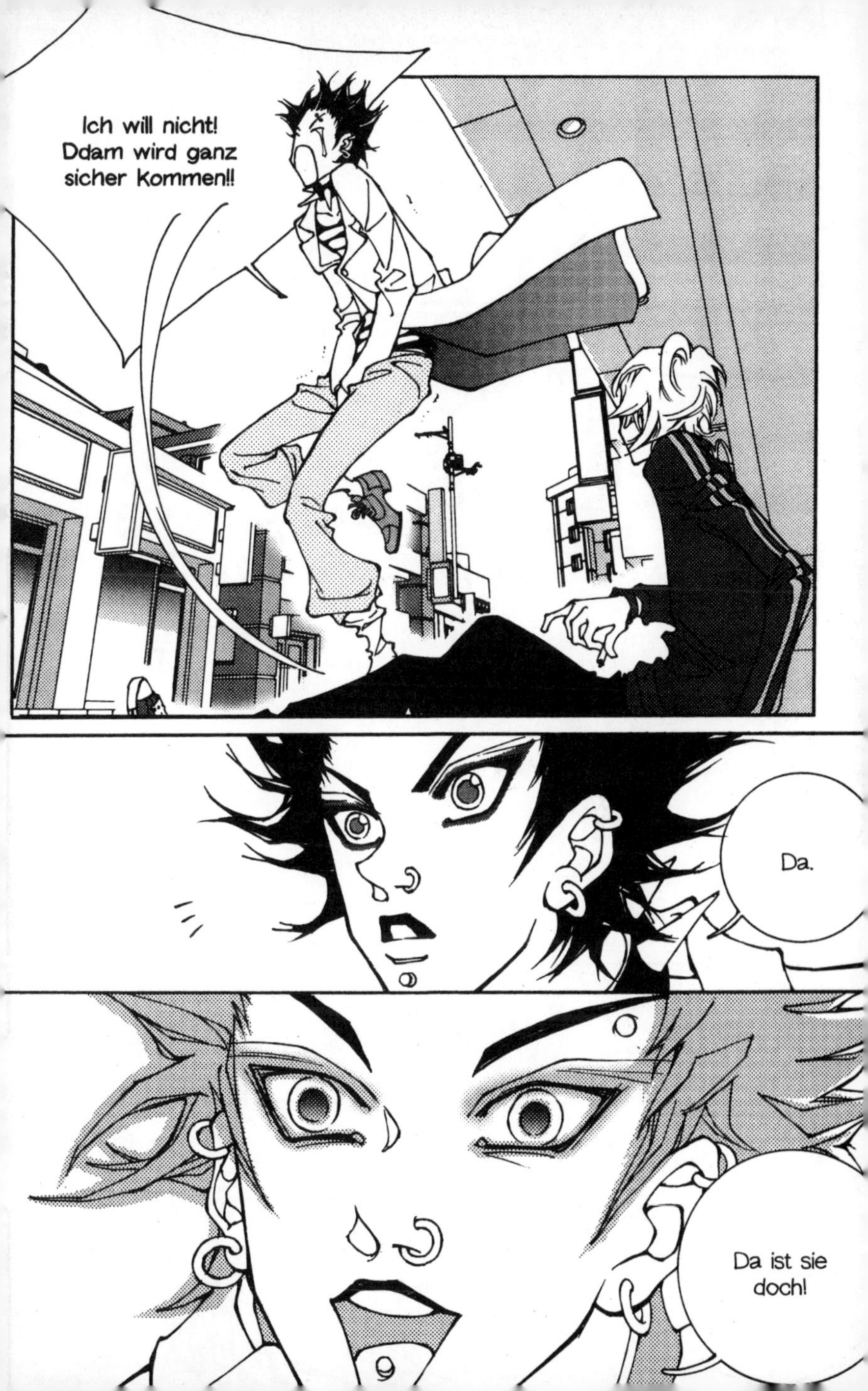
Ich will nicht! Ddam wird ganz sicher kommen!!
Da.
Da ist sie doch!

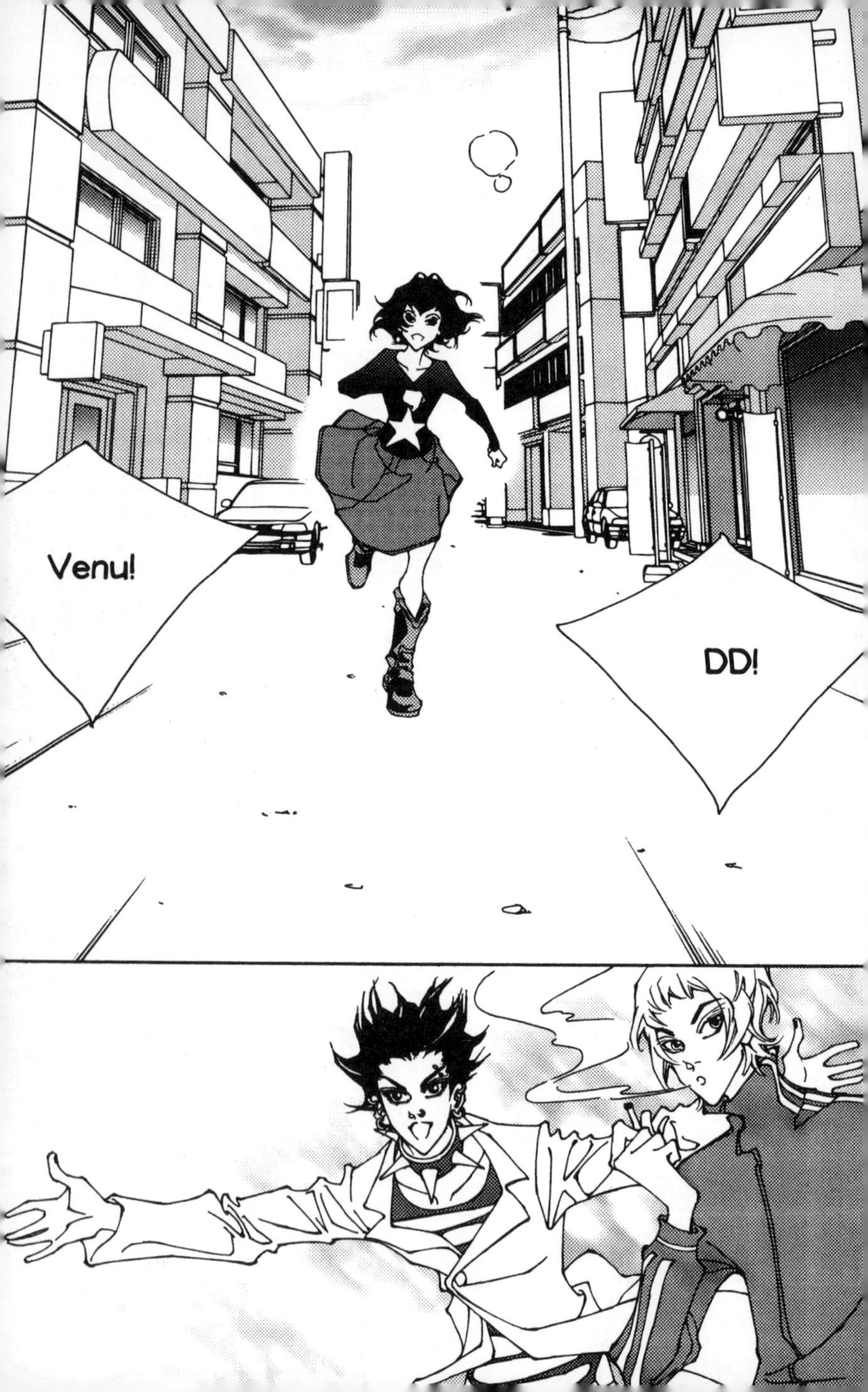
Venu!
DD!

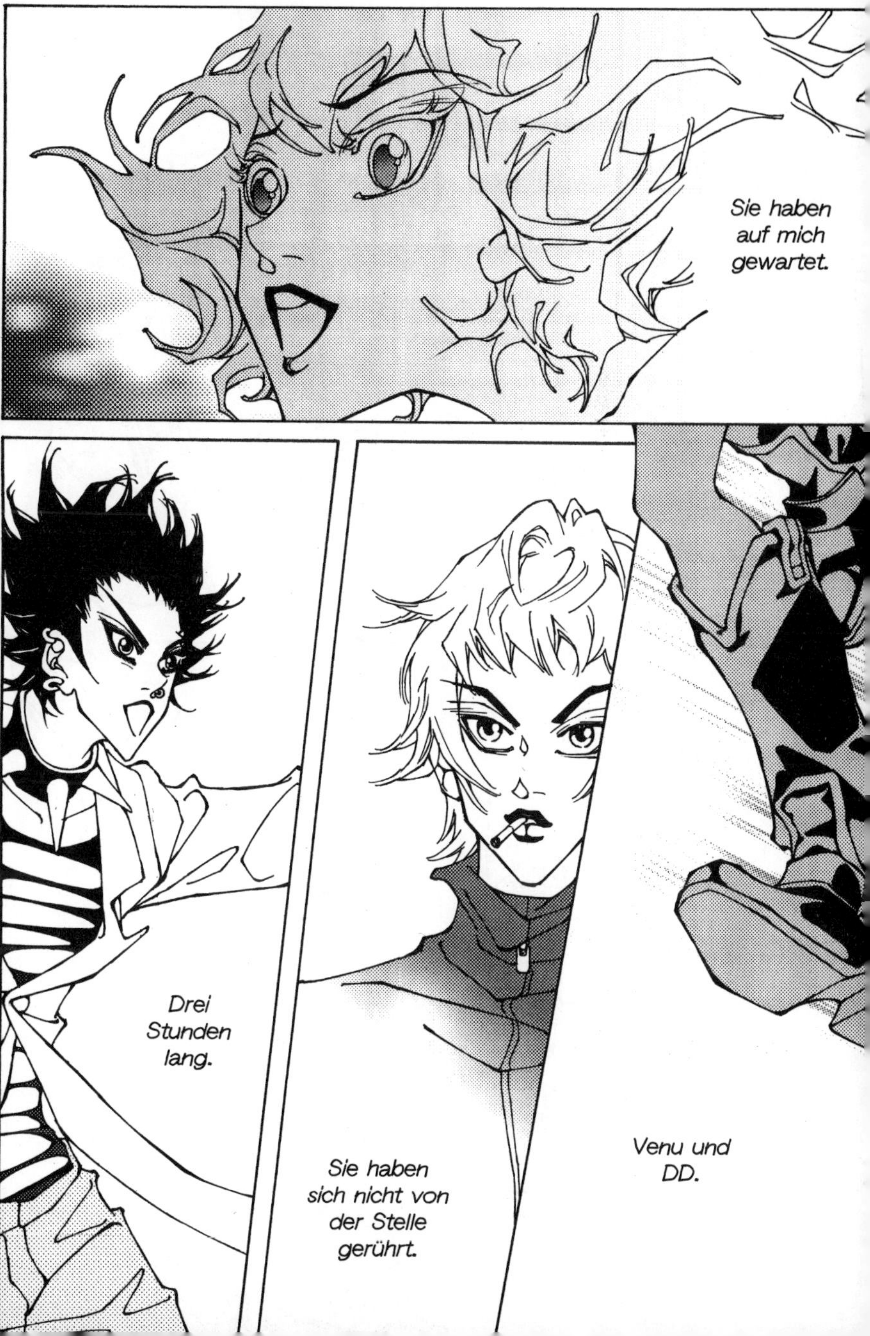
Sie haben auf mich gewartet.
Venu und DD.
Sie haben sich nicht von der Stelle gerührt.
Drei Stunden lang.

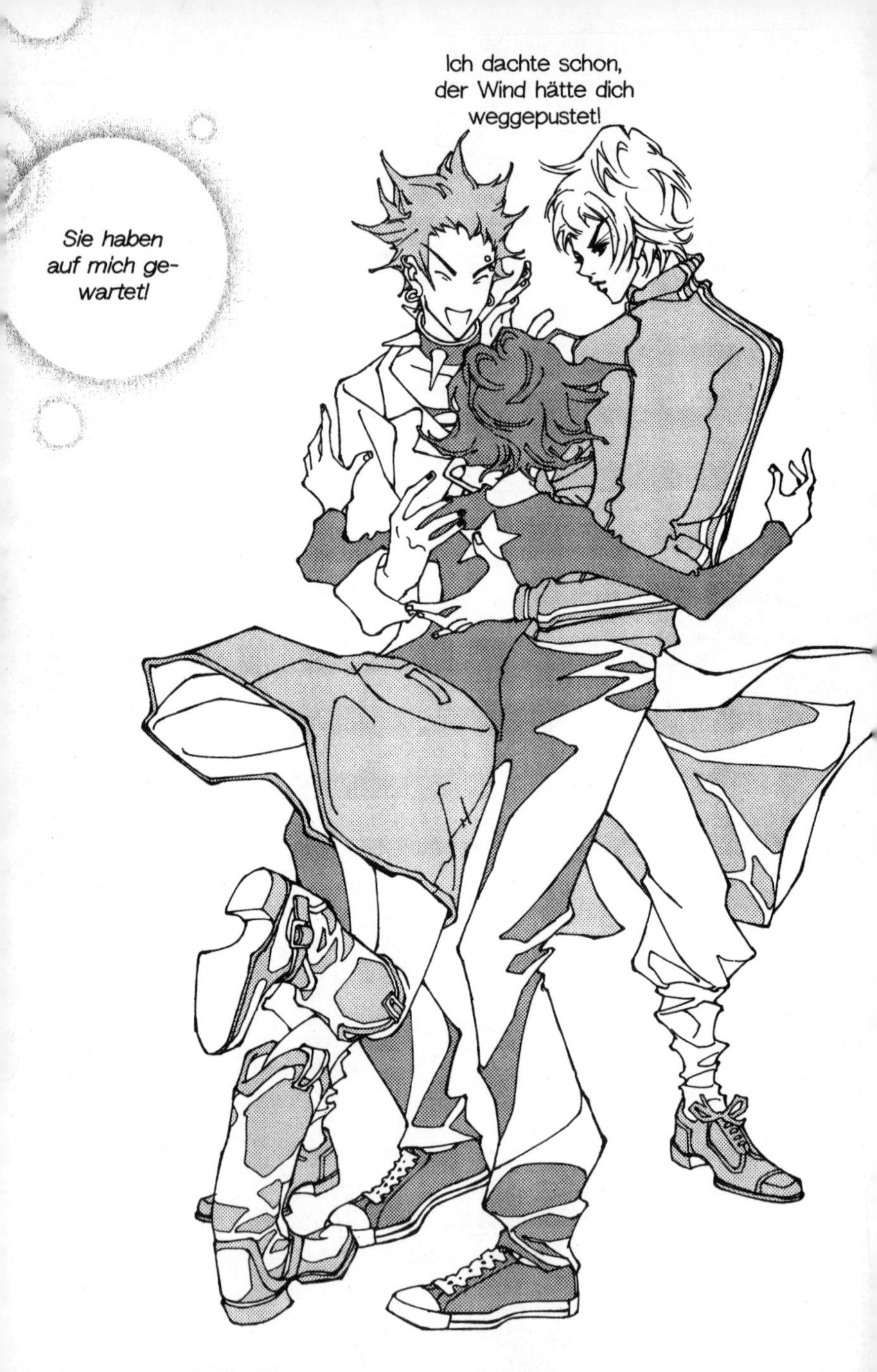
Ich dachte schon, der Wind hätte dich weggepustet!
Sie haben auf mich gewartet!

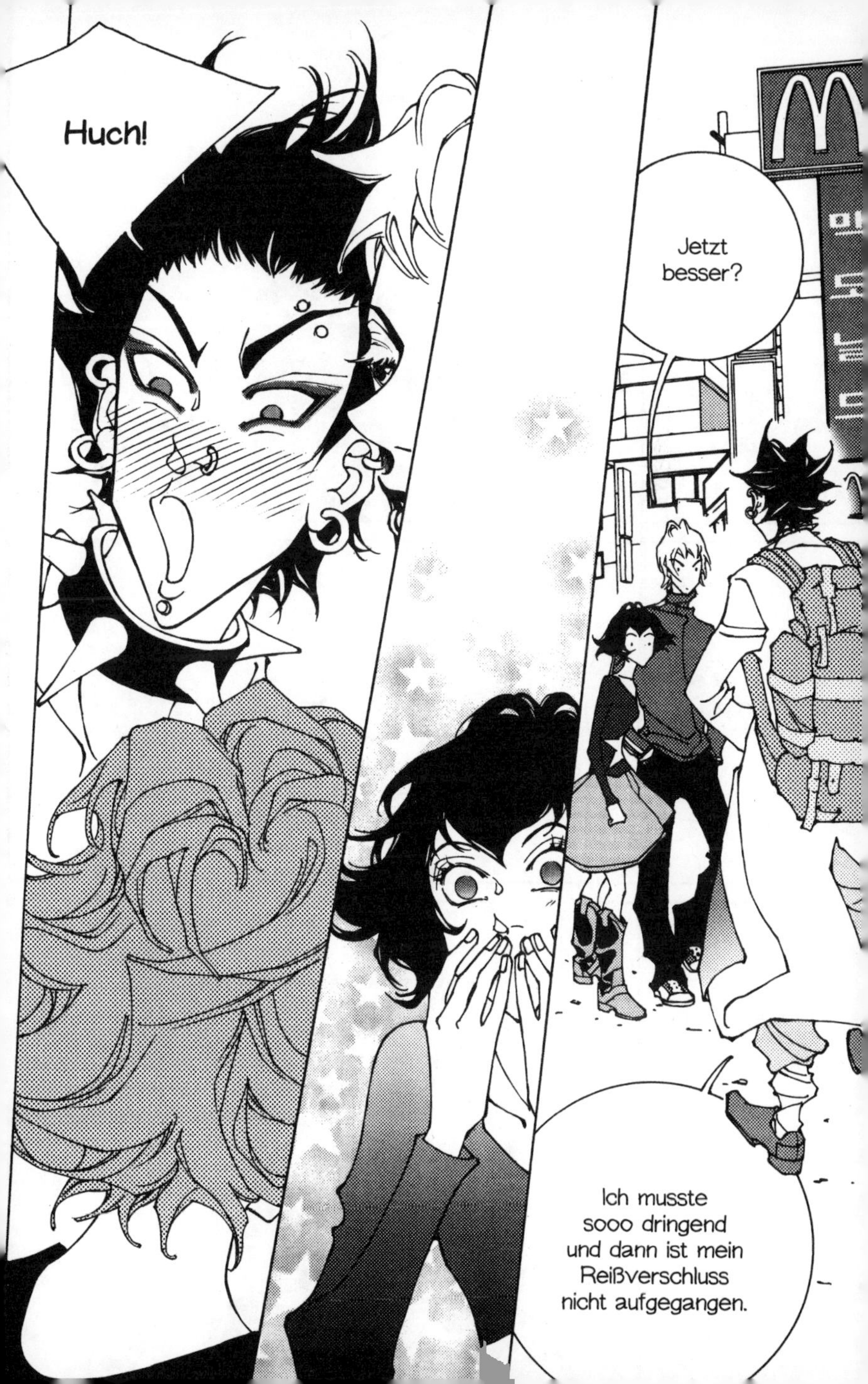
Huch!
Jetzt besser?
Ich musste sooo dringend und dann ist mein Reißverschluss nicht aufgegangen.

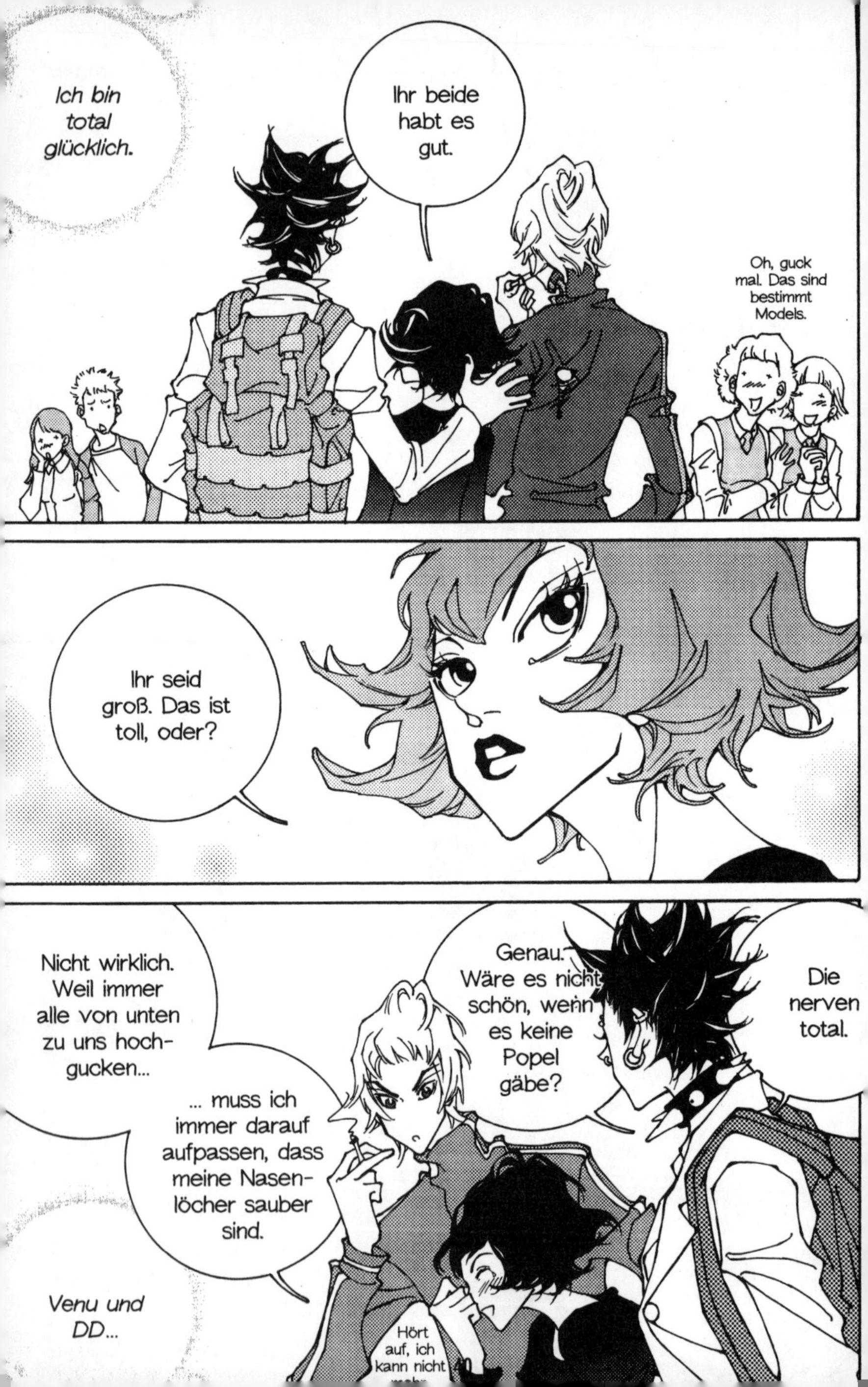
Oh, guck mal. Das sind bestimmt Models.
Ihr beide habt es gut.
Ich bin total glücklich.
Ihr seid groß. Das ist toll, oder?
Nicht wirklich. Weil immer alle von unten zu uns hochgucken...
... muss ich immer darauf aufpassen, dass meine Nasenlöcher sauber sind.
Genau. Wäre es nicht schön, wenn es keine Popel gäbe?
Die nerven total.
Hört auf, ich kann nicht
Venu und DD...

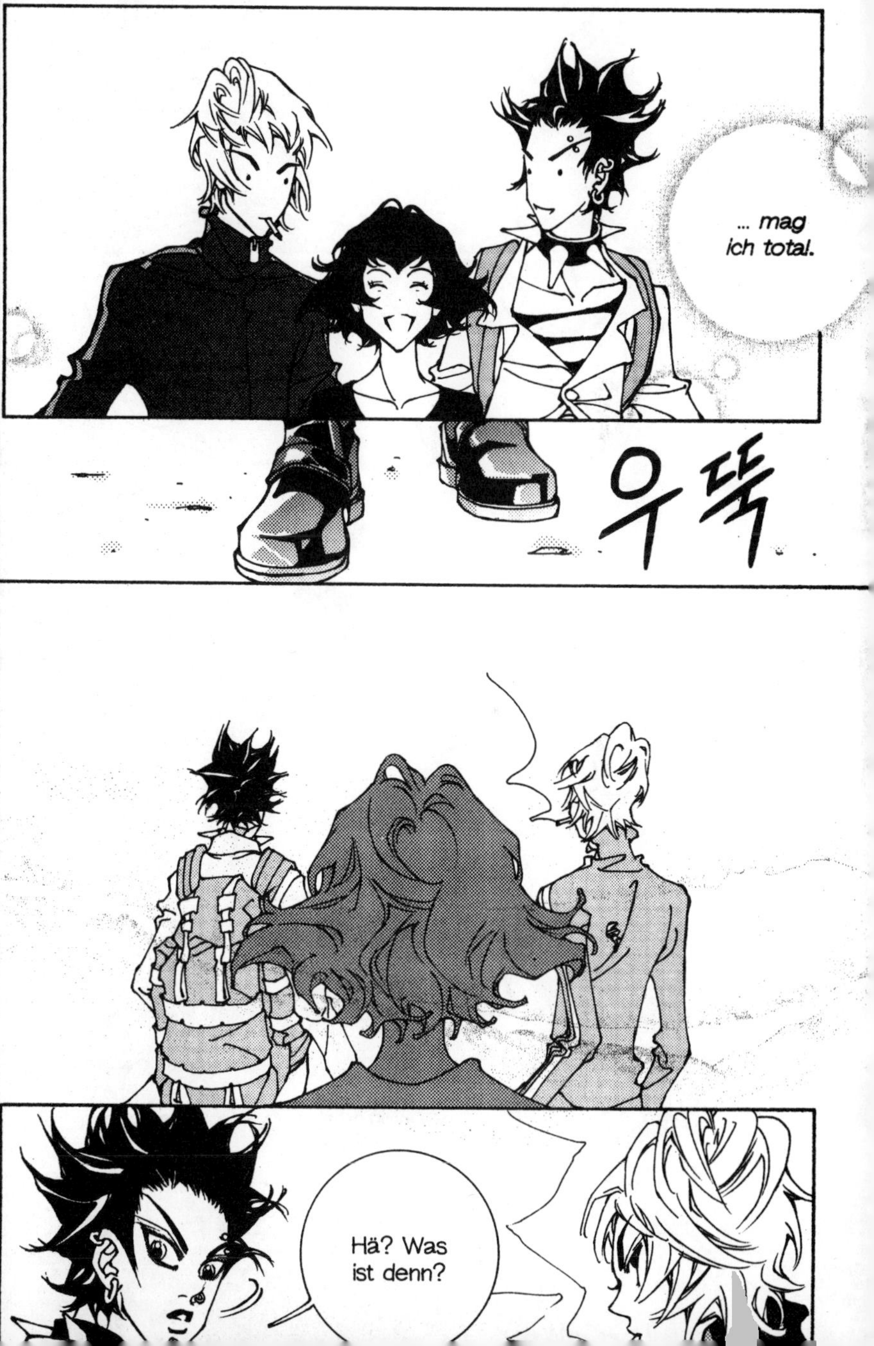
... mag
ich total.
우뚝
Hä? Was
ist denn?

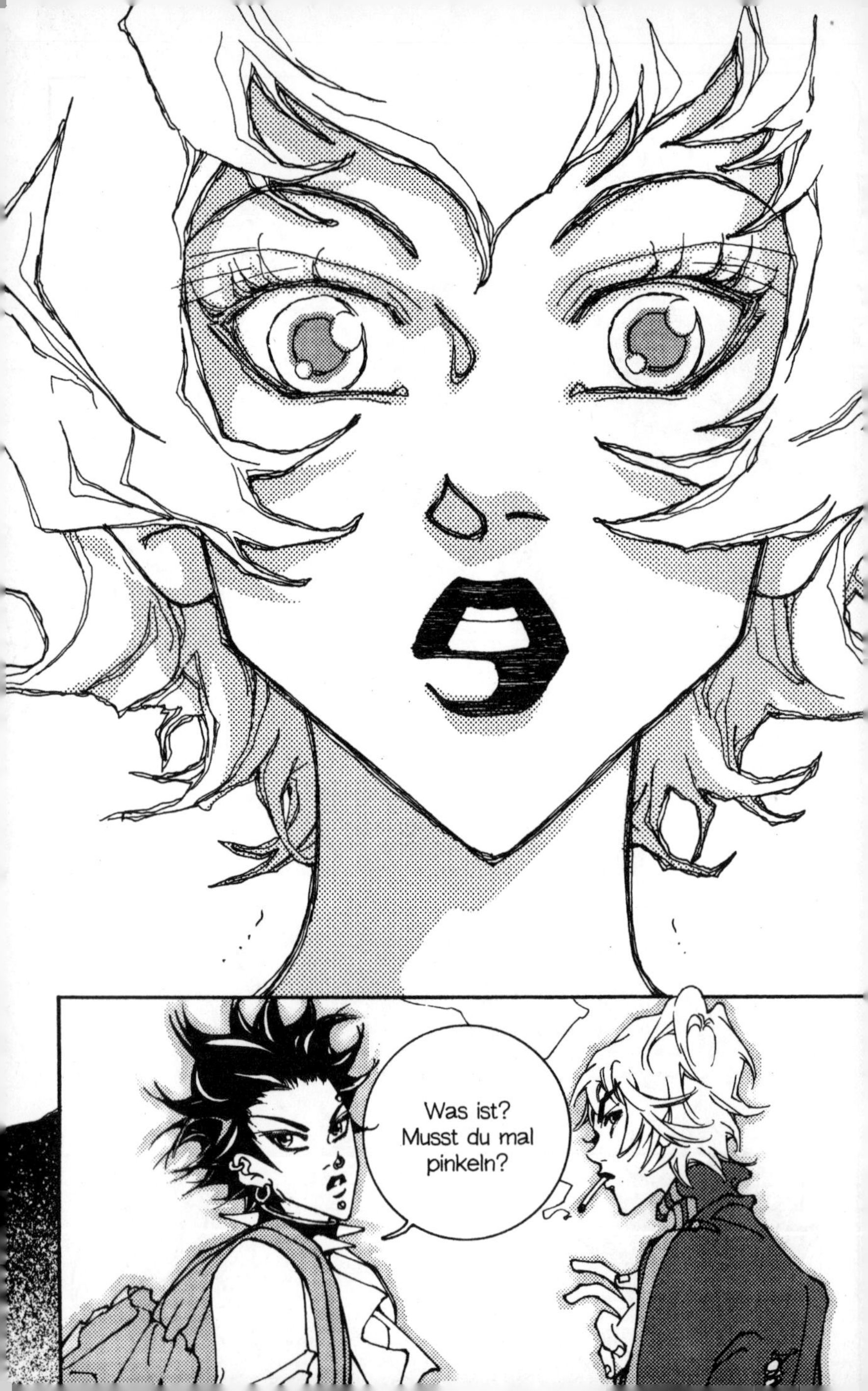
Was ist? Musst du mal pinkeln?

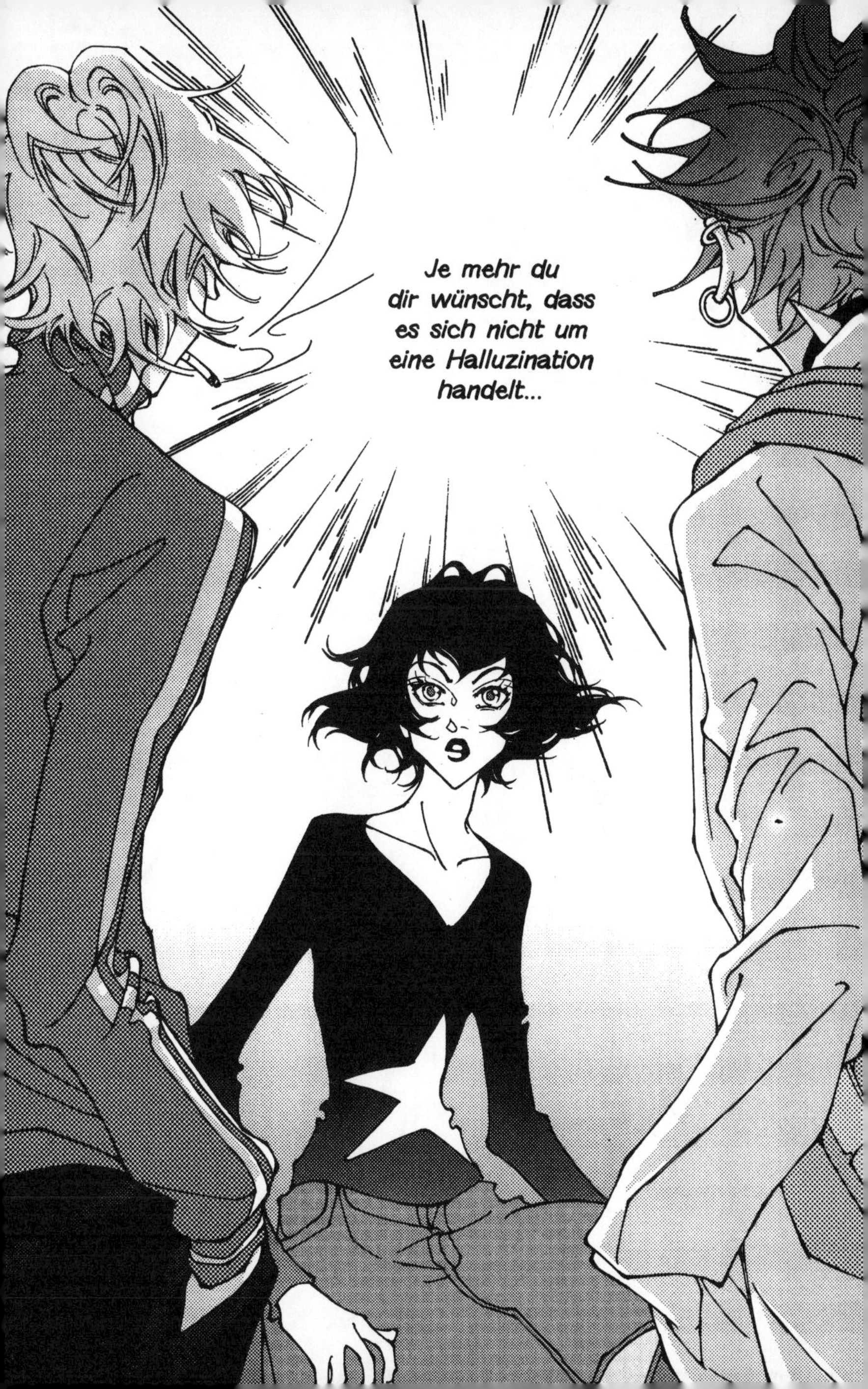
Je mehr du dir wünscht, dass es sich nicht um eine Halluzination handelt...

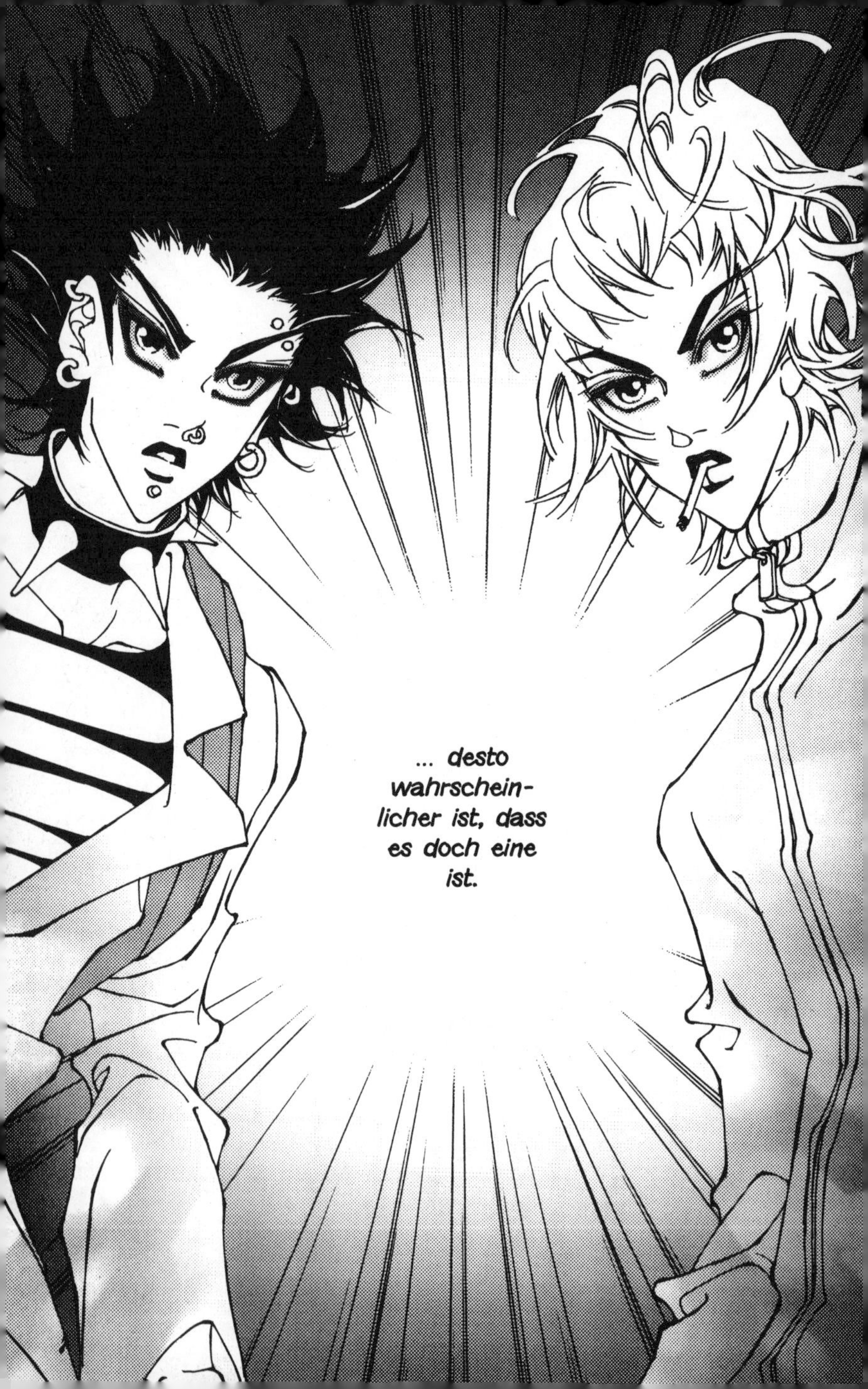
... desto wahrschein-licher ist, dass es doch eine ist.

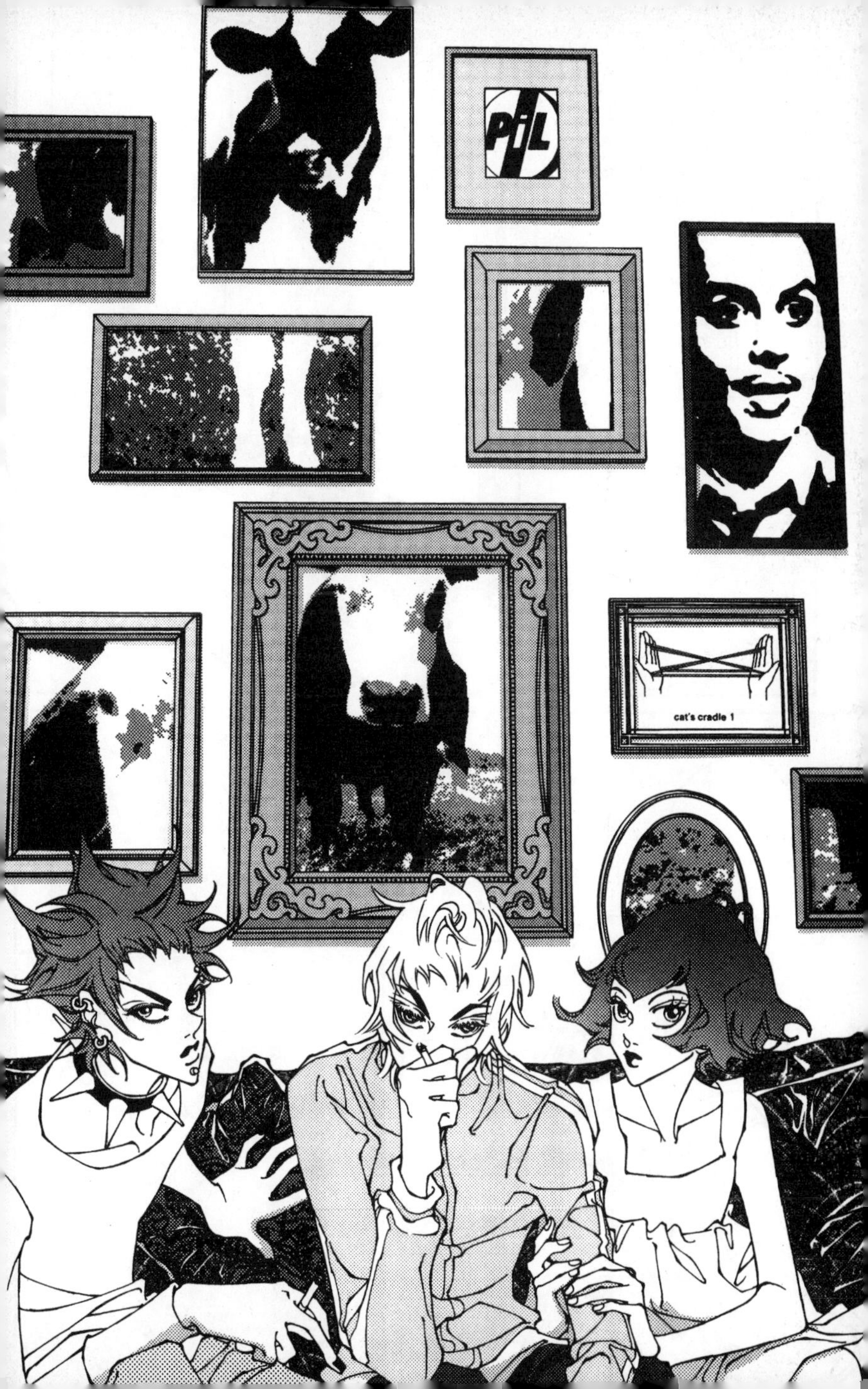
PiL
cat's cradle 1

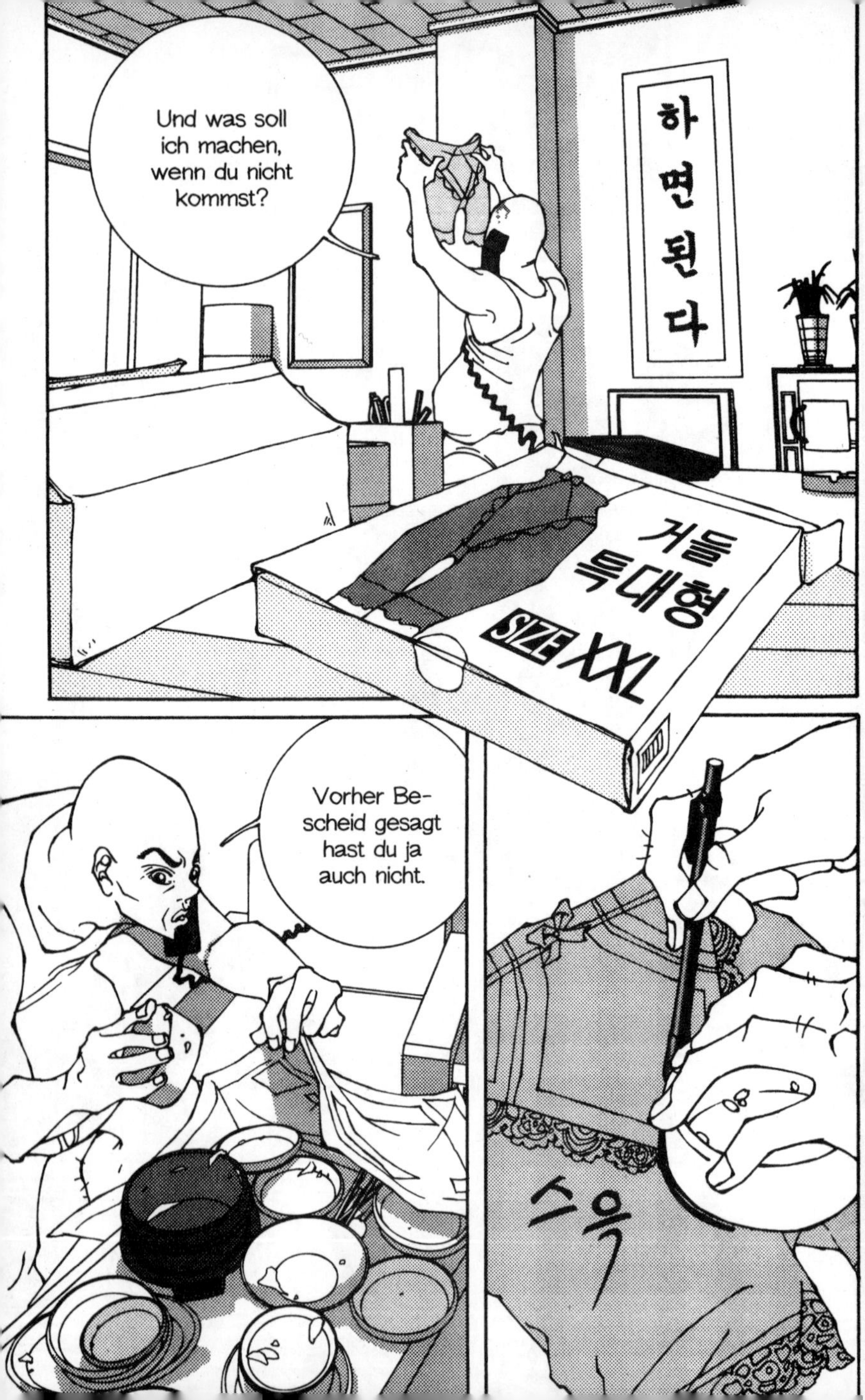

Und was soll ich machen, wenn du nicht kommst?
하면된다
거들
특대형
SIZE XXL
Vorher Bescheid gesagt hast du ja auch nicht.
스윽

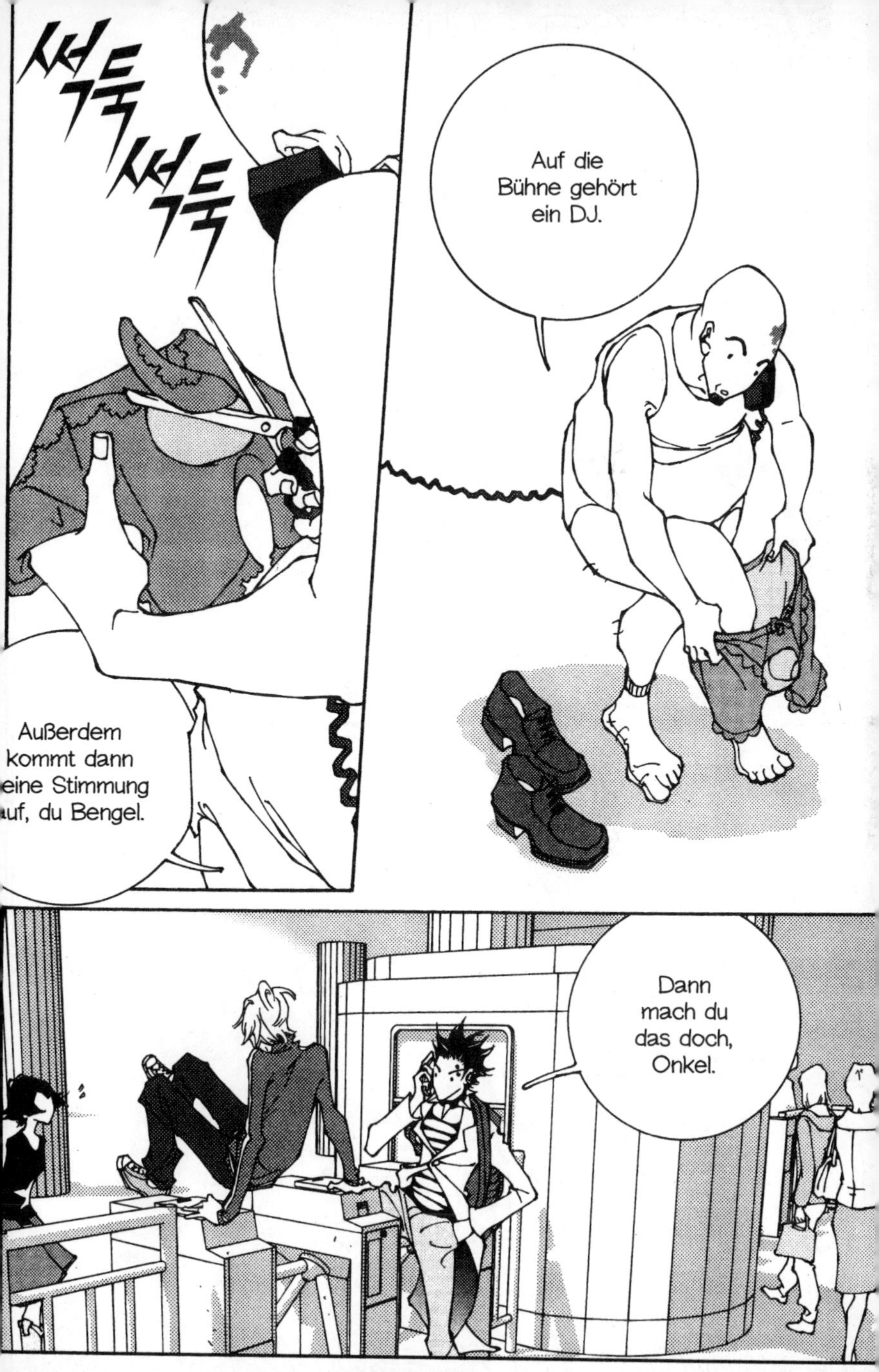
Auf die Bühne gehört ein DJ.
Außerdem kommt dann eine Stimmung auf, du Bengel.
Dann mach du das doch, Onkel.

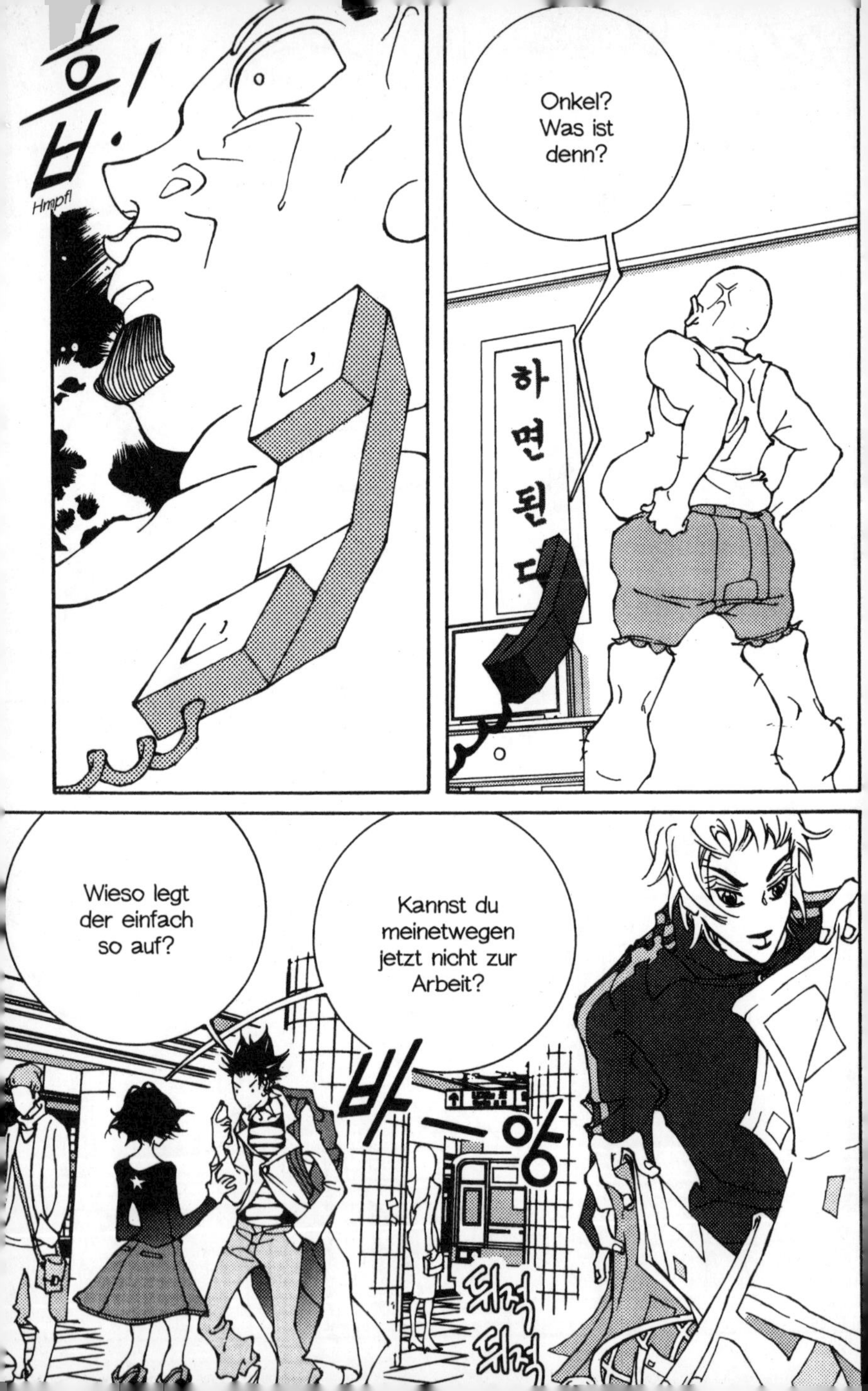
흡!
Hmpf!
Onkel? Was ist denn?
하면된다
Wieso legt der einfach so auf?
Kannst du meinetwegen jetzt nicht zur Arbeit?
바-앙
뒤적 뒤적

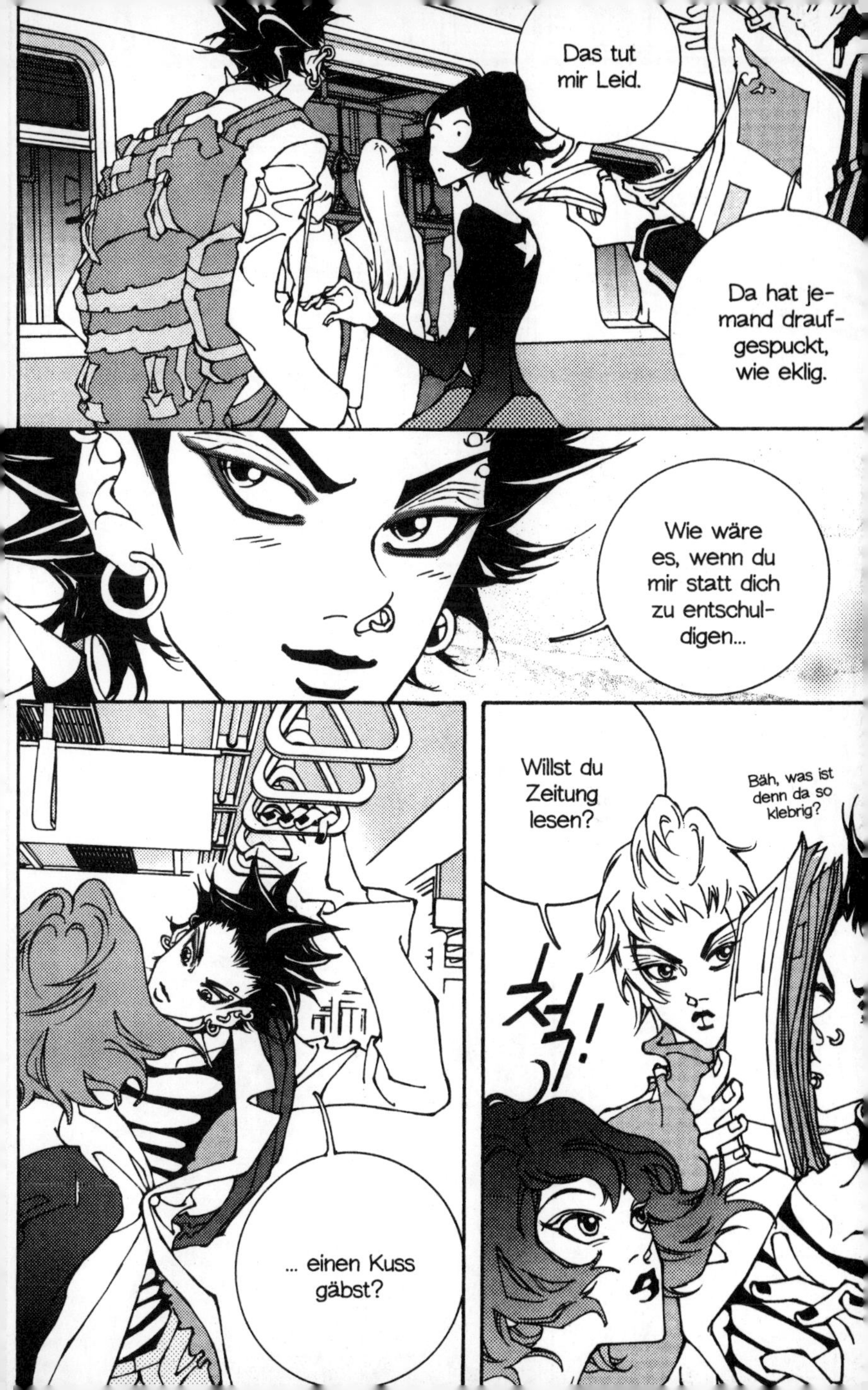

Das tut mir Leid.
Da hat jemand draufgespuckt, wie eklig.
Wie wäre es, wenn du mir statt dich zu entschuldigen...
... einen Kuss gäbst?
Willst du Zeitung lesen?
Bäh, was ist denn da so klebrig?

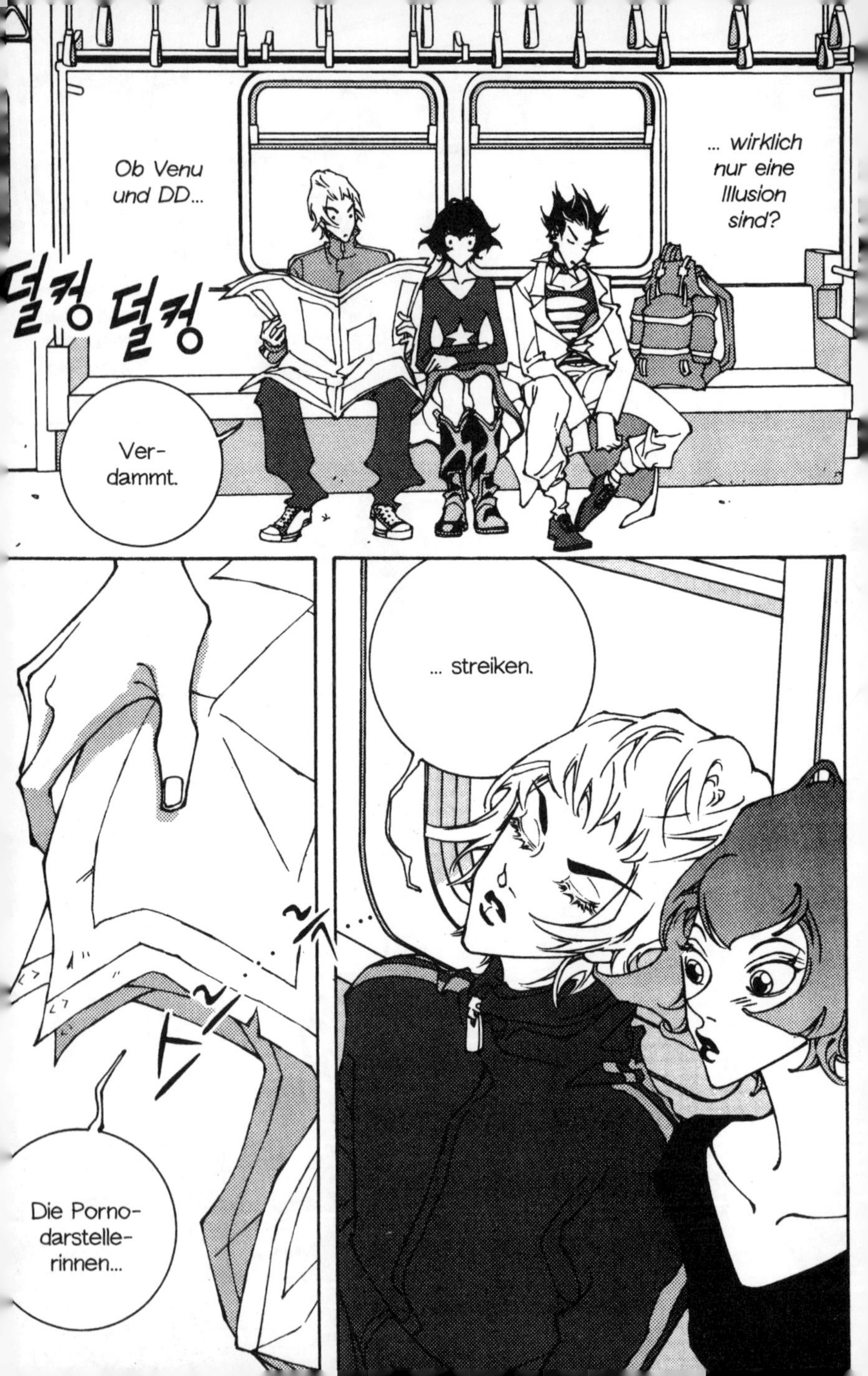
Ob Venu und DD...
... wirklich nur eine Illusion sind?
덜컹 덜컹
Ver-dammt.
Die Porno-darstelle-rinnen...
... streiken.

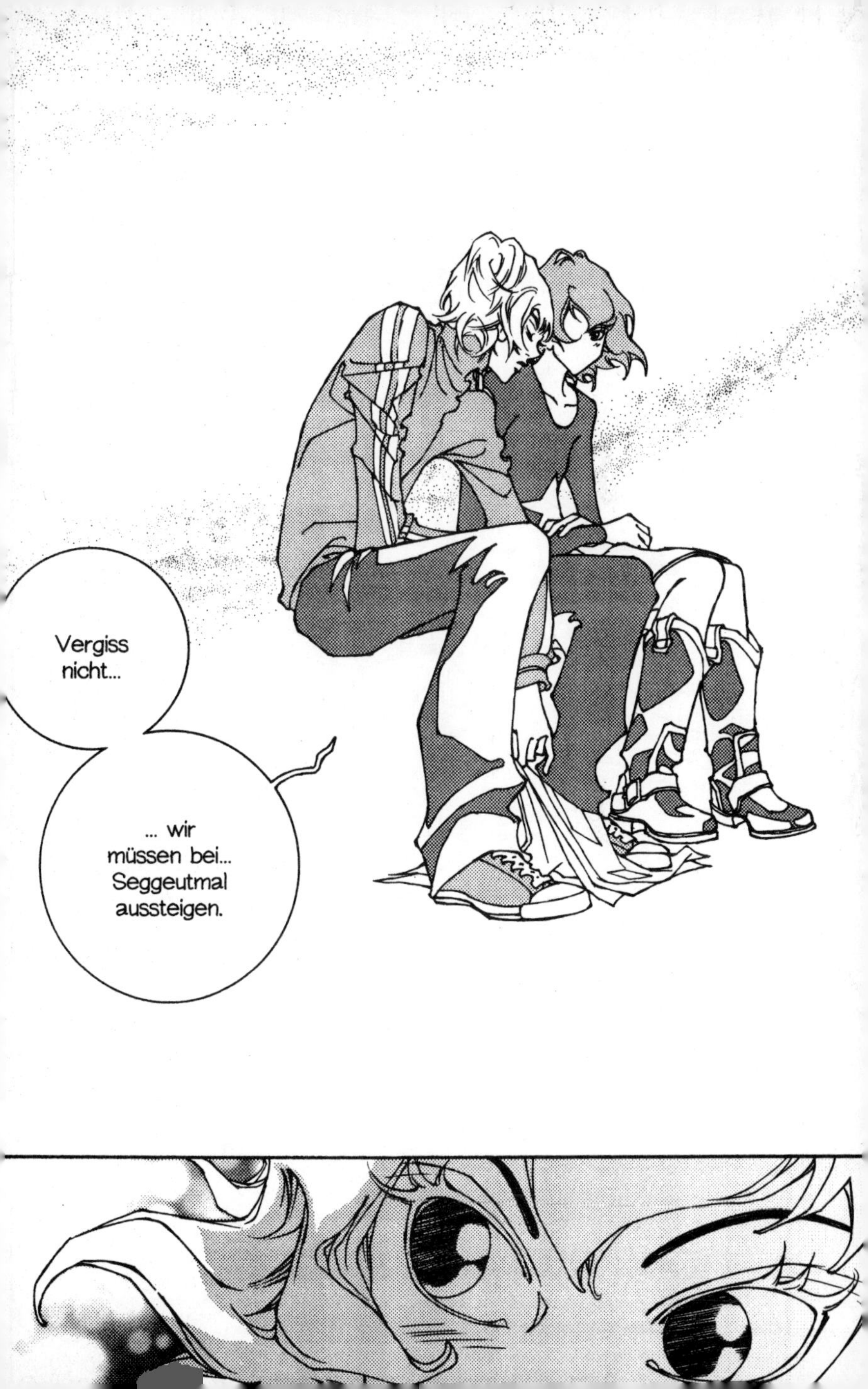
Vergiss nicht...
... wir müssen bei... Seggeutmal aussteigen.

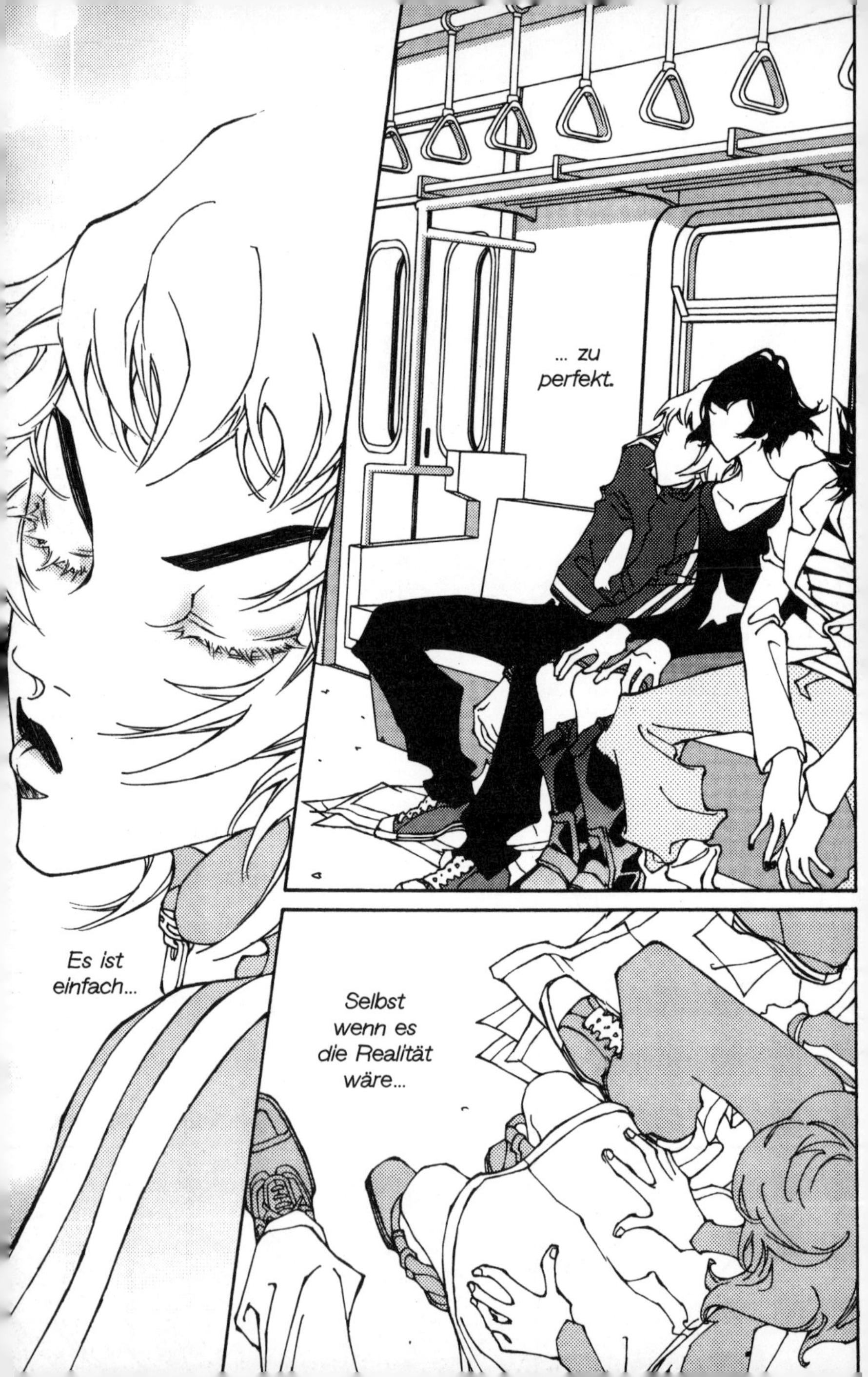
Es ist einfach...
... zu perfekt.
Selbst wenn es die Realität wäre...

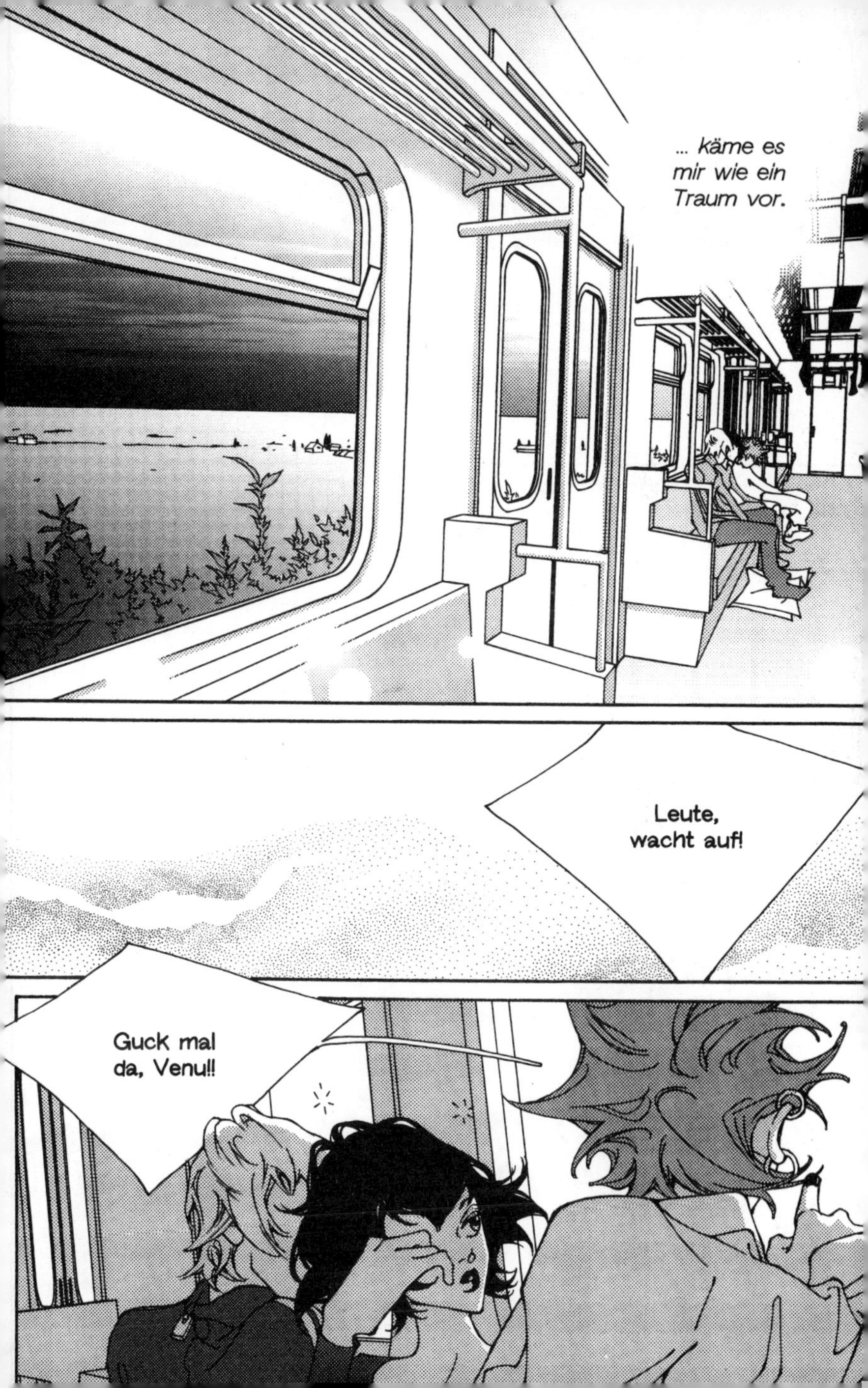
... käme es mir wie ein Traum vor.
Leute, wacht auf!
Guck mal da, Venu!!

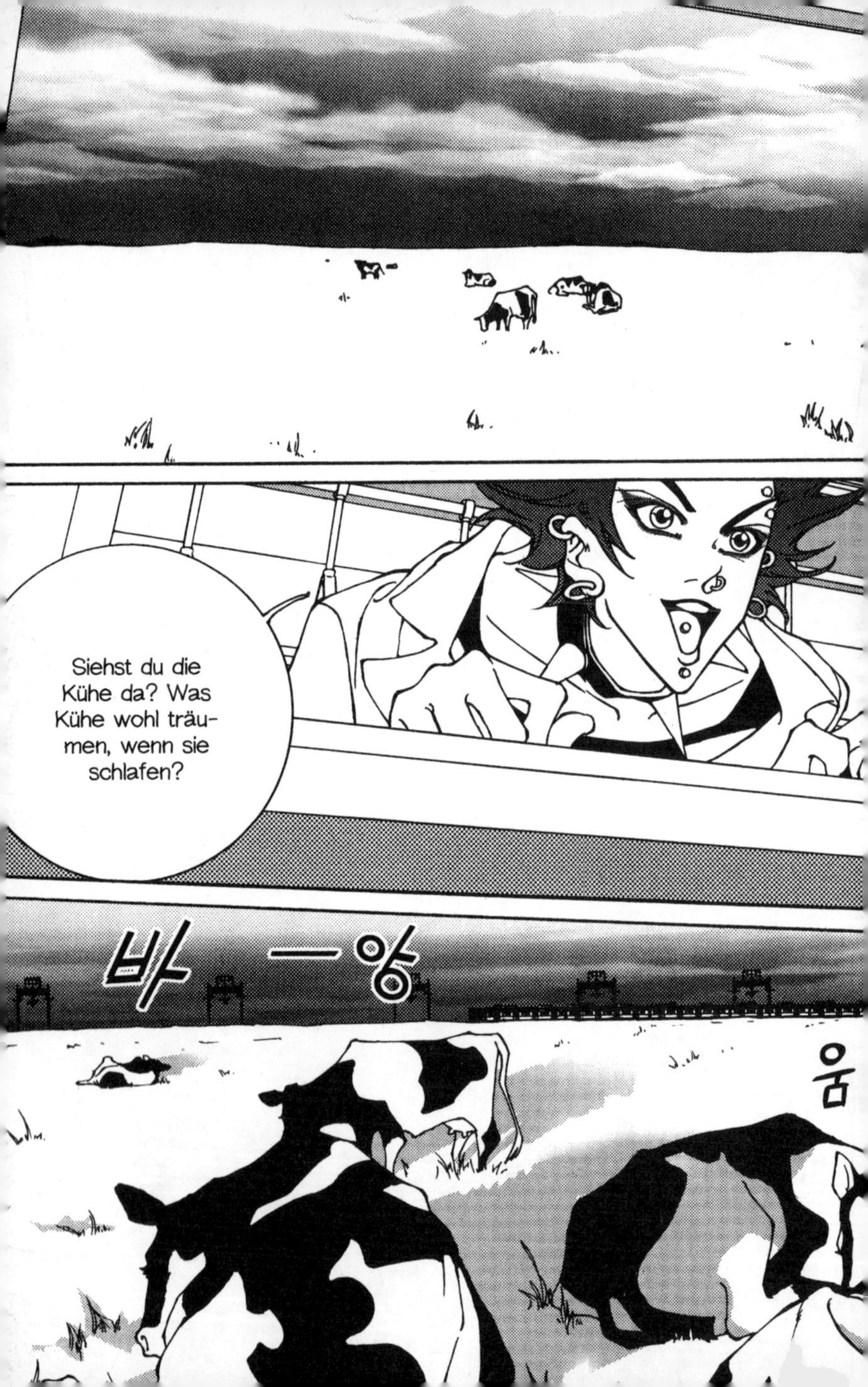
Siehst du die Kühe da? Was Kühe wohl träumen, wenn sie schlafen?
바 — 앙
움

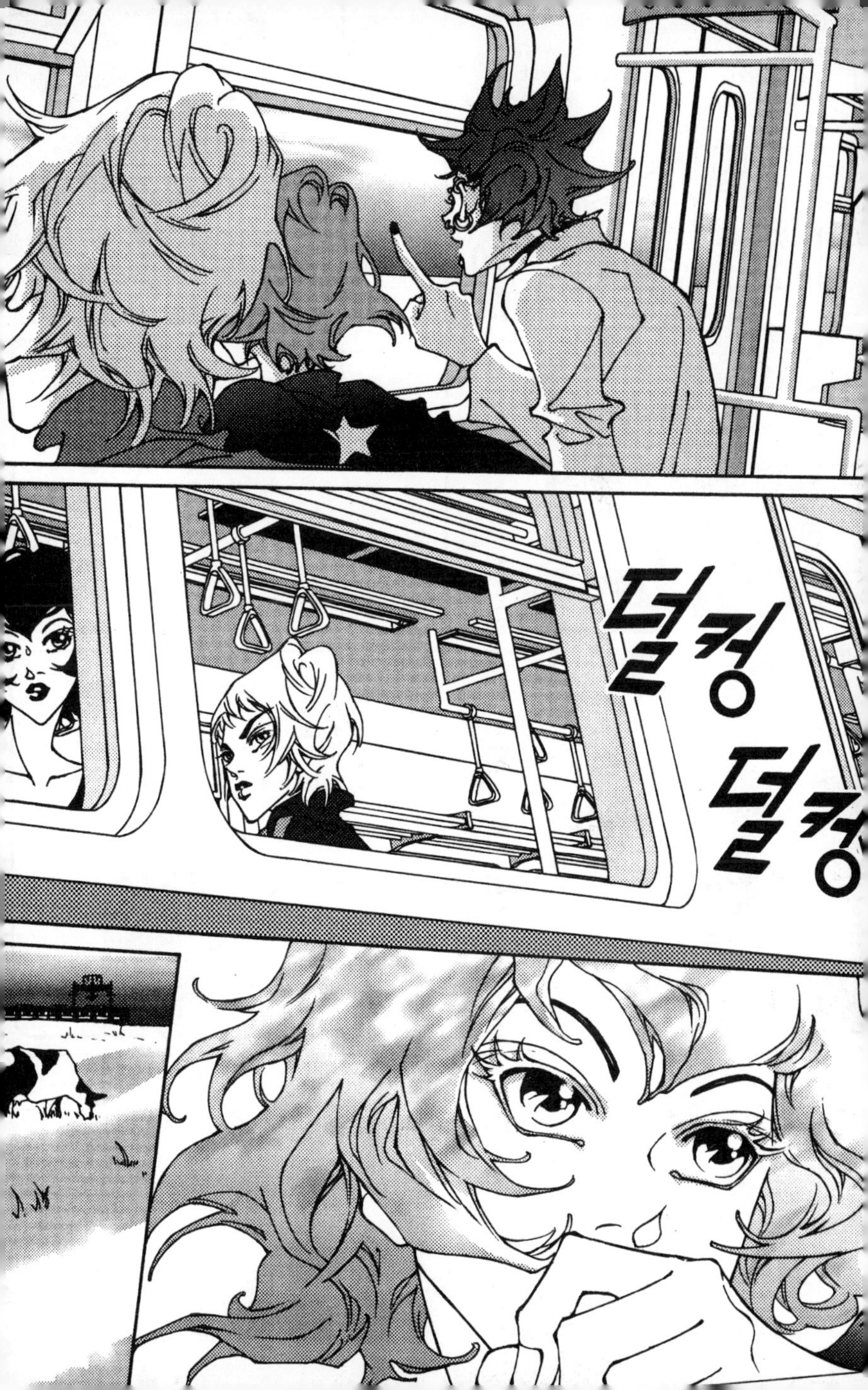
덜컹 덜컹

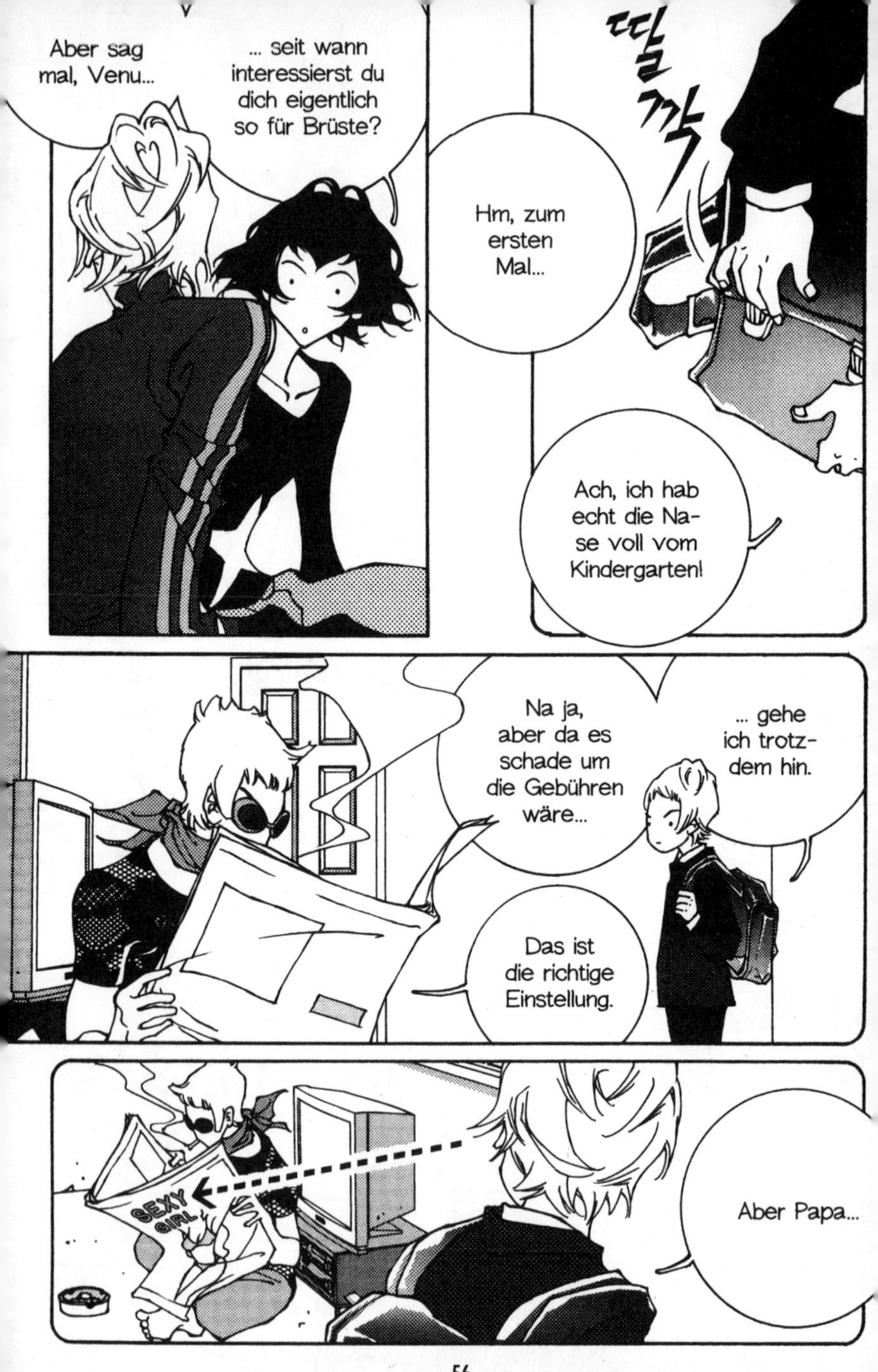
Aber sag mal, Venu...
... seit wann interessierst du dich eigentlich so für Brüste?
Hm, zum ersten Mal...
딸깍
Ach, ich hab echt die Na-se voll vom Kindergarten!
Na ja, aber da es schade um die Gebühren wäre...
... gehe ich trotz-dem hin.
Das ist die richtige Einstellung.
SEXY GIRL
Aber Papa...

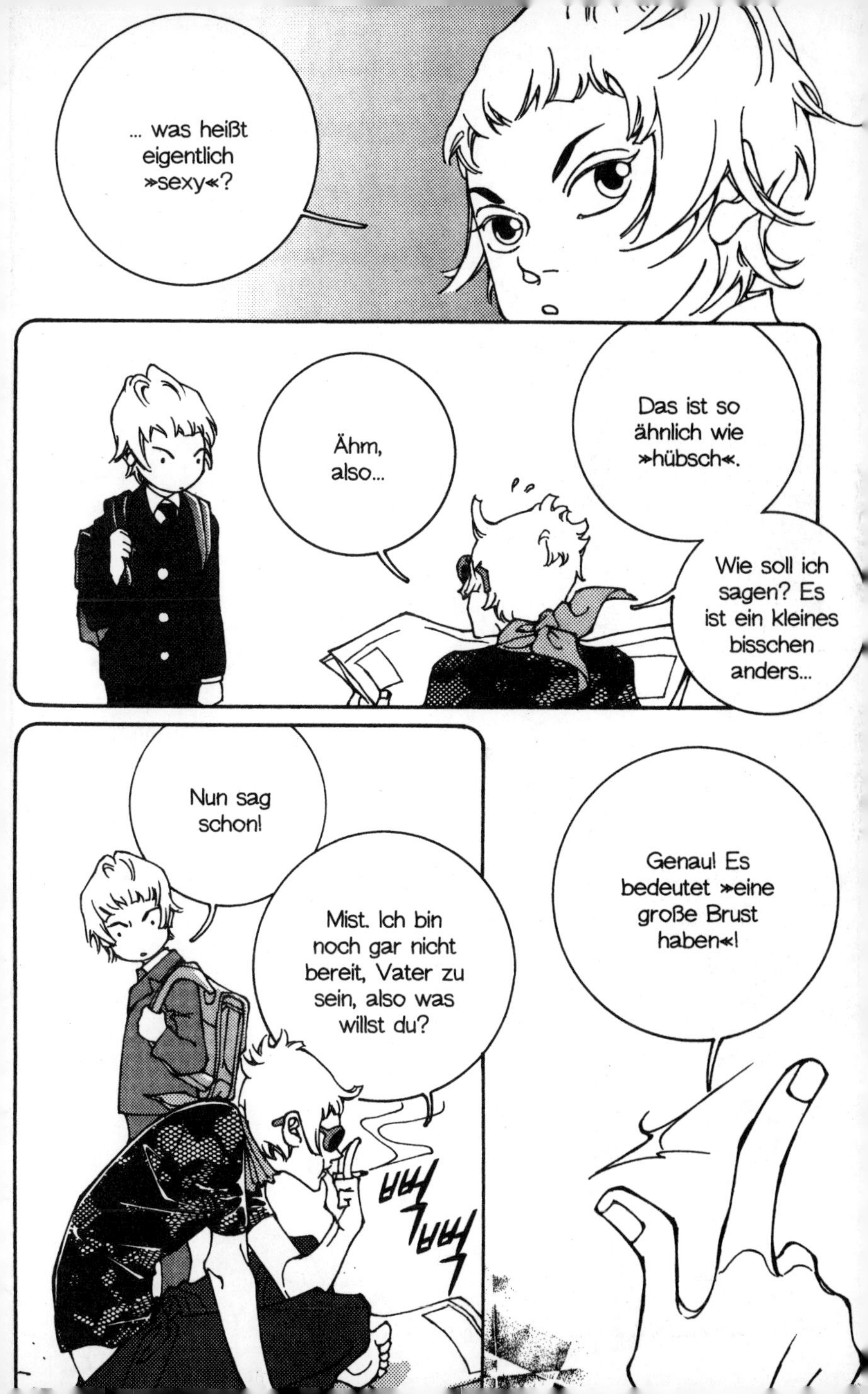

... was heißt eigentlich »sexy«?
Das ist so ähnlich wie »hübsch«.
Wie soll ich sagen? Es ist ein kleines bisschen anders...
Ähm, also...
Genau! Es bedeutet »eine große Brust haben«!
Nun sag schon!
Mist. Ich bin noch gar nicht bereit, Vater zu sein, also was willst du?

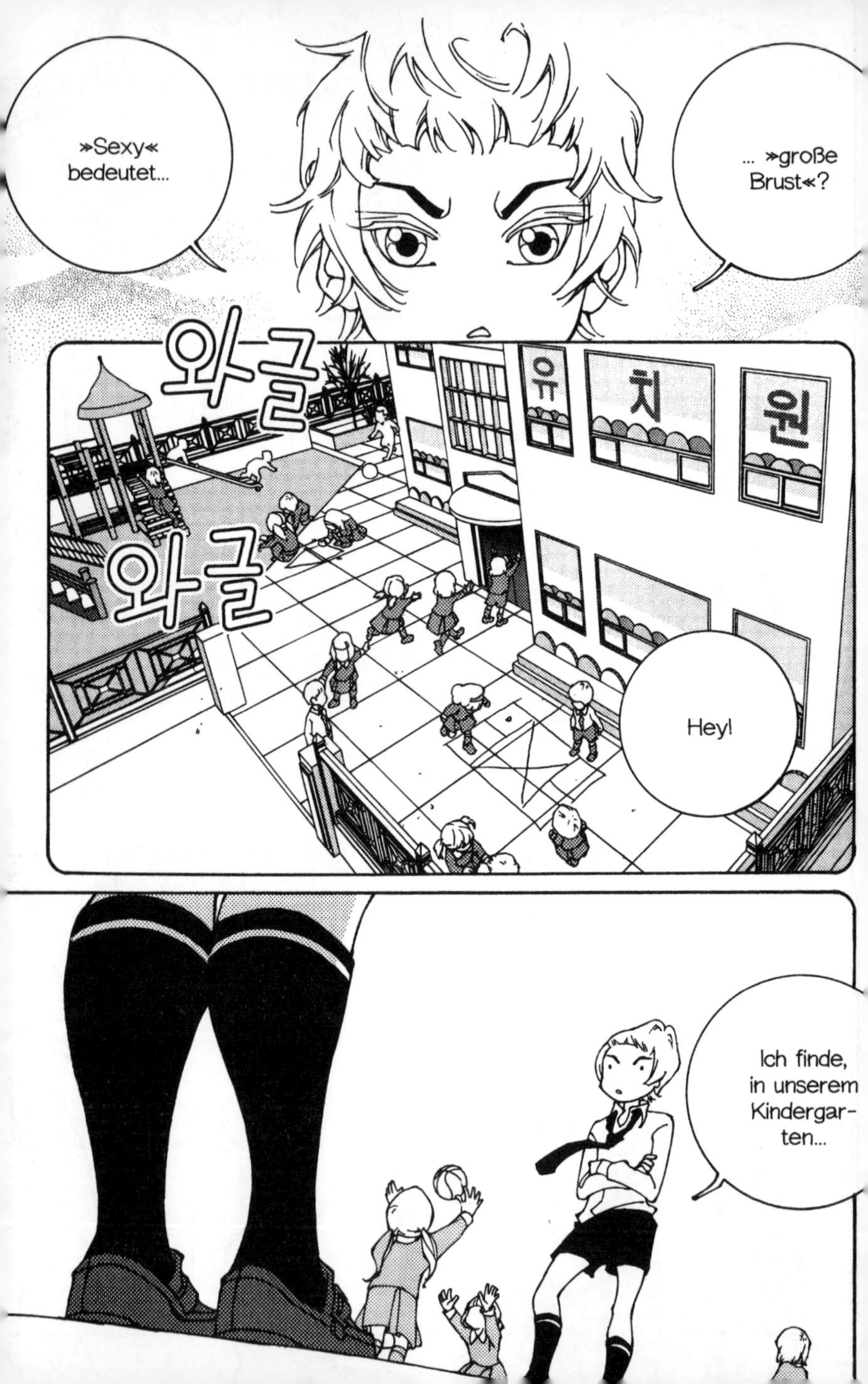
»Sexy« bedeutet...
... »große Brust«?
와글
와글
유 치 원
Hey!
Ich finde, in unserem Kindergar-ten...

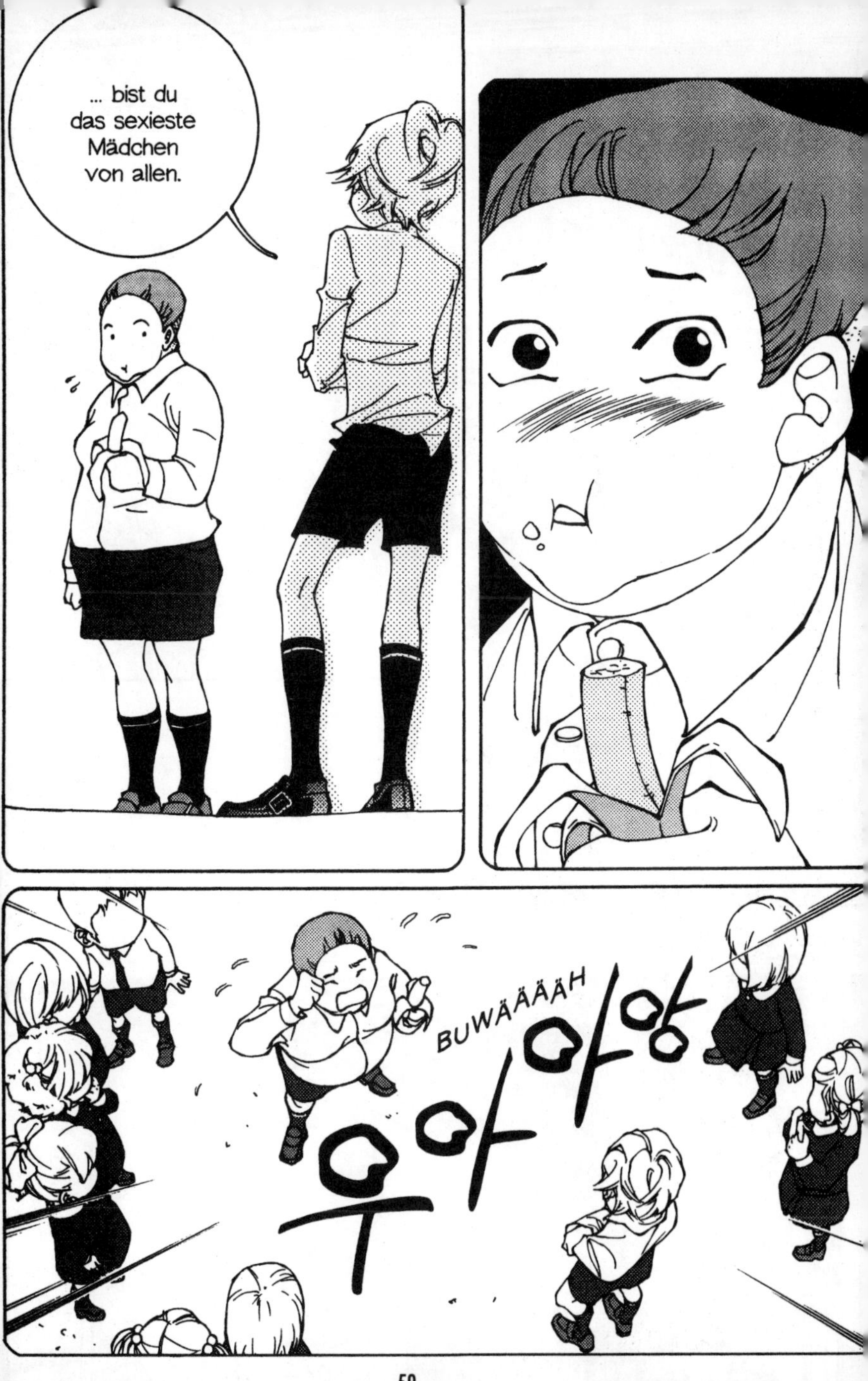
... bist du das sexieste Mädchen von allen.
BUWÄÄÄÄH
우아앙

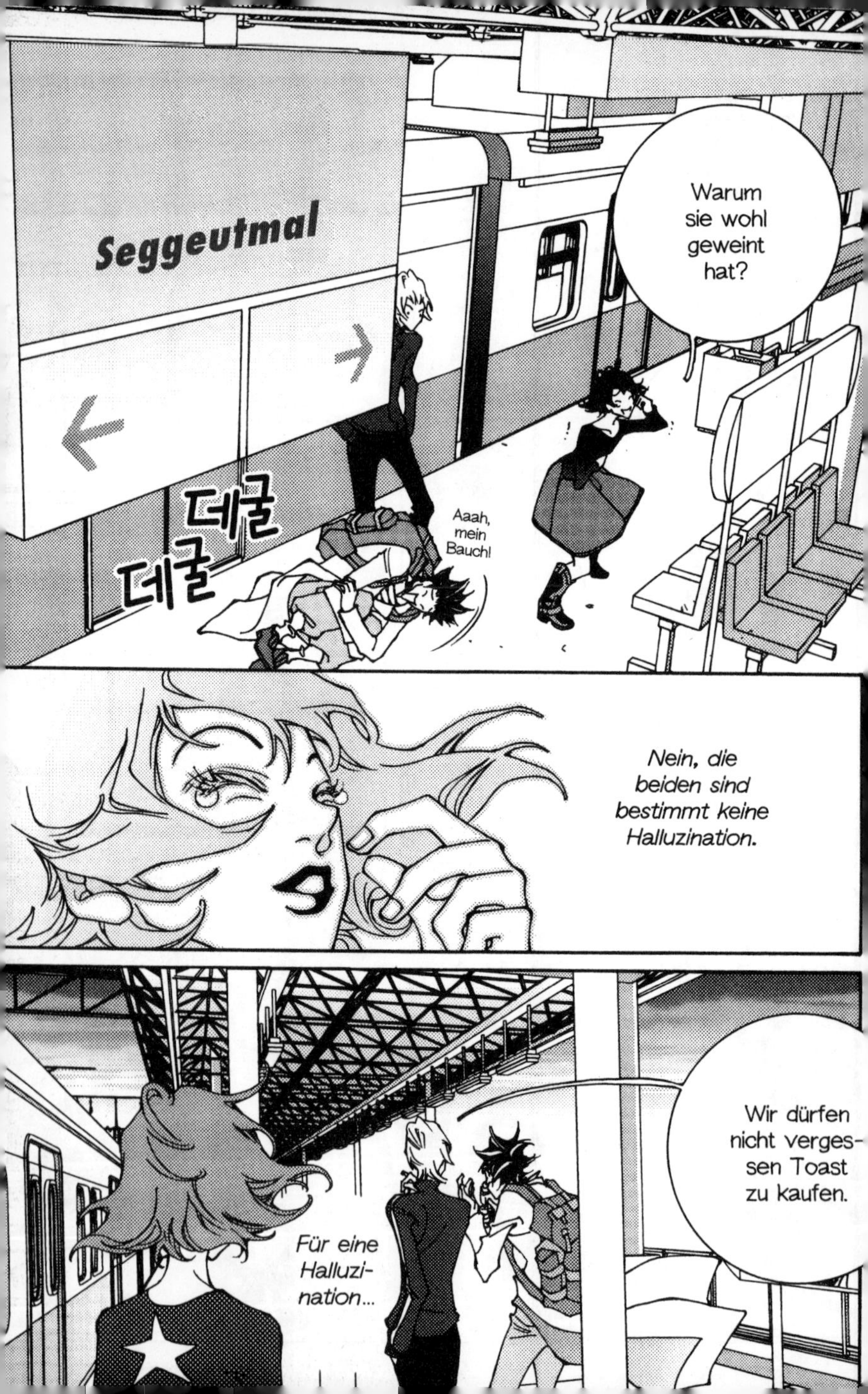
Seggeutmal
데굴
데굴
Aaah, mein Bauch!
!
Warum sie wohl geweint hat?
Nein, die beiden sind bestimmt keine Halluzination.
Für eine Halluzination...
Wir dürfen nicht vergessen Toast zu kaufen.

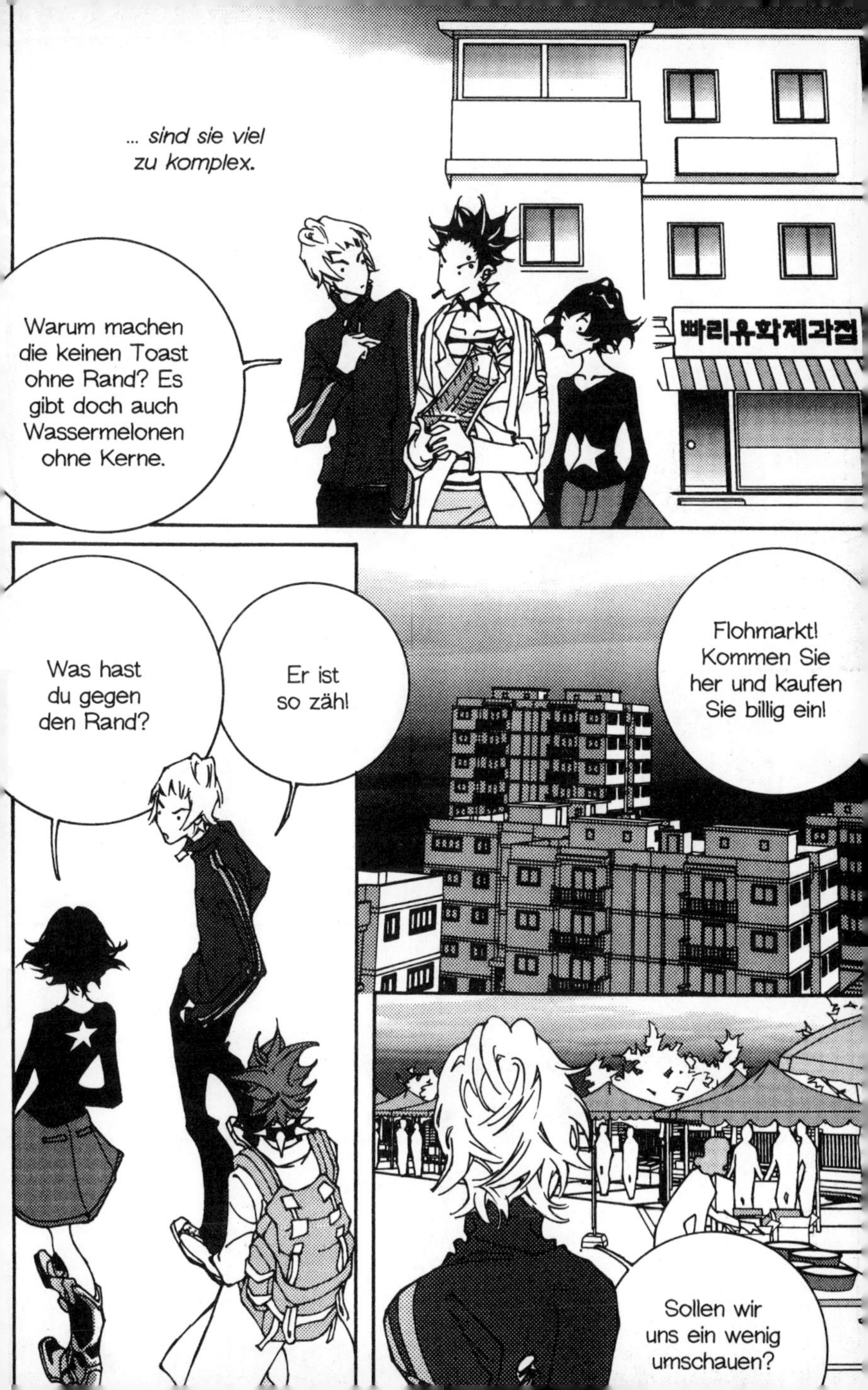
... sind sie viel zu komplex.
Warum machen die keinen Toast ohne Rand? Es gibt doch auch Wassermelonen ohne Kerne.
빠리유화제과점
Was hast du gegen den Rand?
Er ist so zäh!
Flohmarkt! Kommen Sie her und kaufen Sie billig ein!
Sollen wir uns ein wenig umschauen?

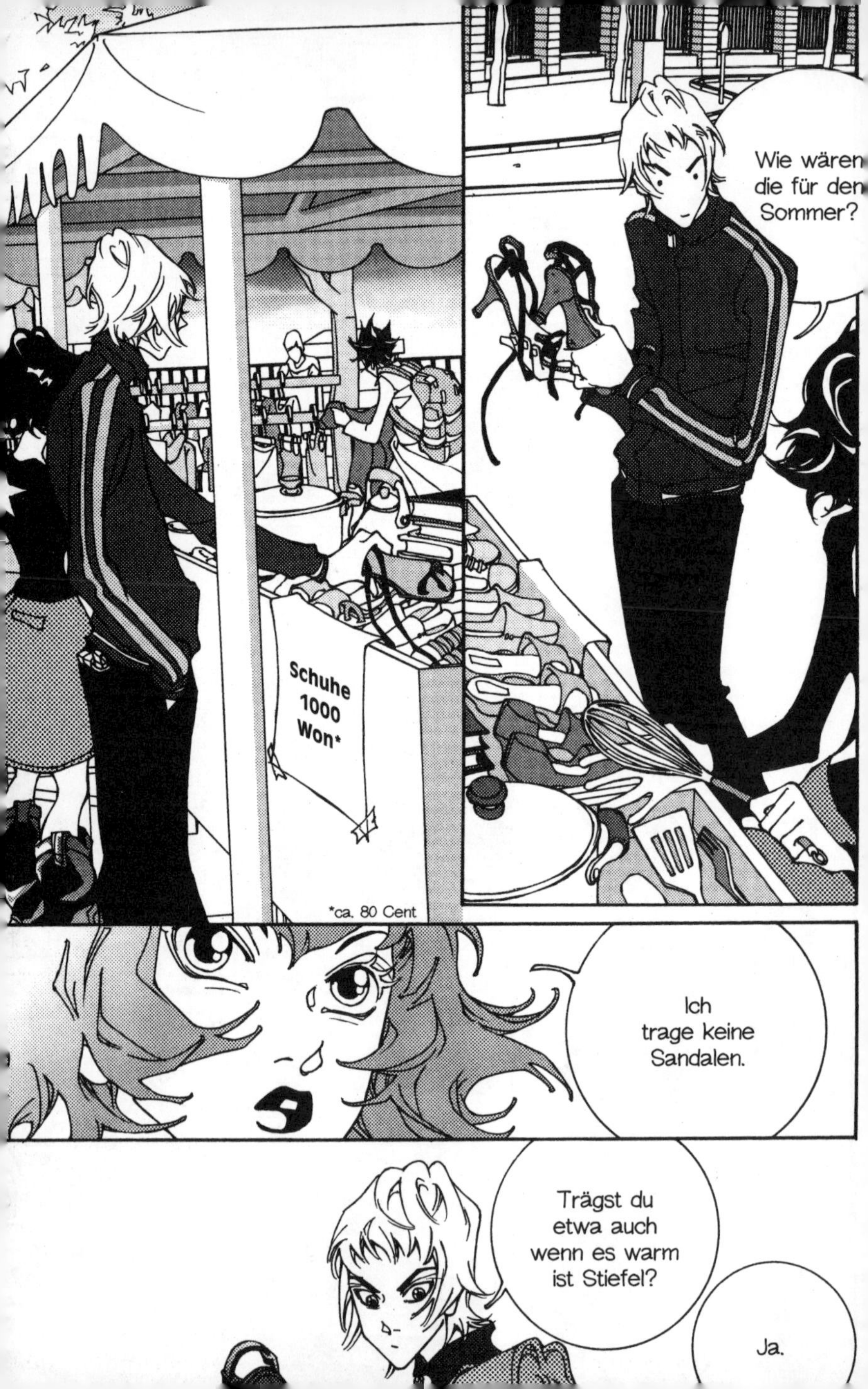
Schuhe 1000 Won*
*ca. 80 Cent
Wie wären die für den Sommer?
Ich trage keine Sandalen.
Trägst du etwa auch wenn es warm ist Stiefel?
Ja.

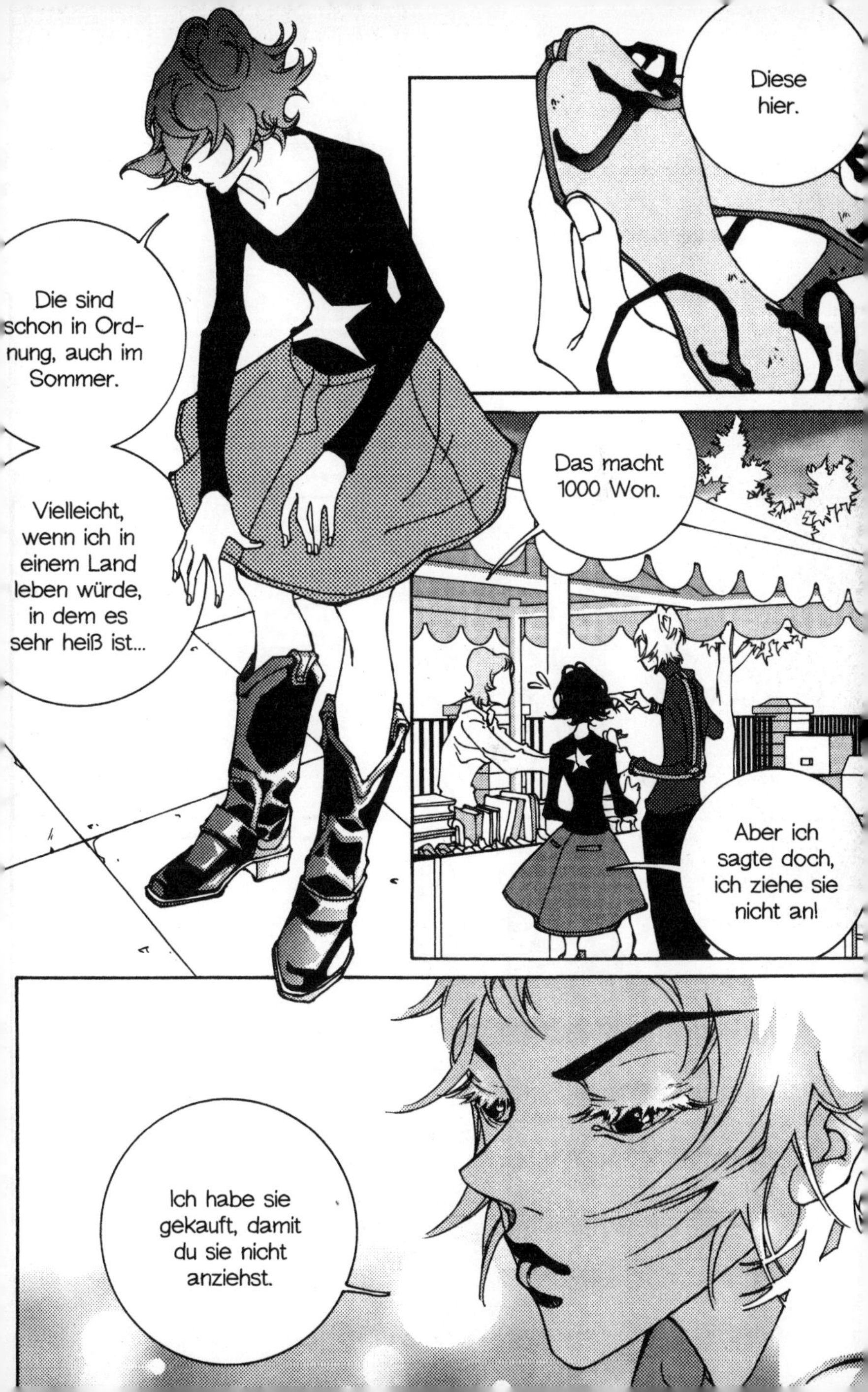
Diese hier.
Die sind schon in Ordnung, auch im Sommer.
Vielleicht, wenn ich in einem Land leben würde, in dem es sehr heiß ist...
Das macht 1000 Won.
Aber ich sagte doch, ich ziehe sie nicht an!
Ich habe sie gekauft, damit du sie nicht anziehst.

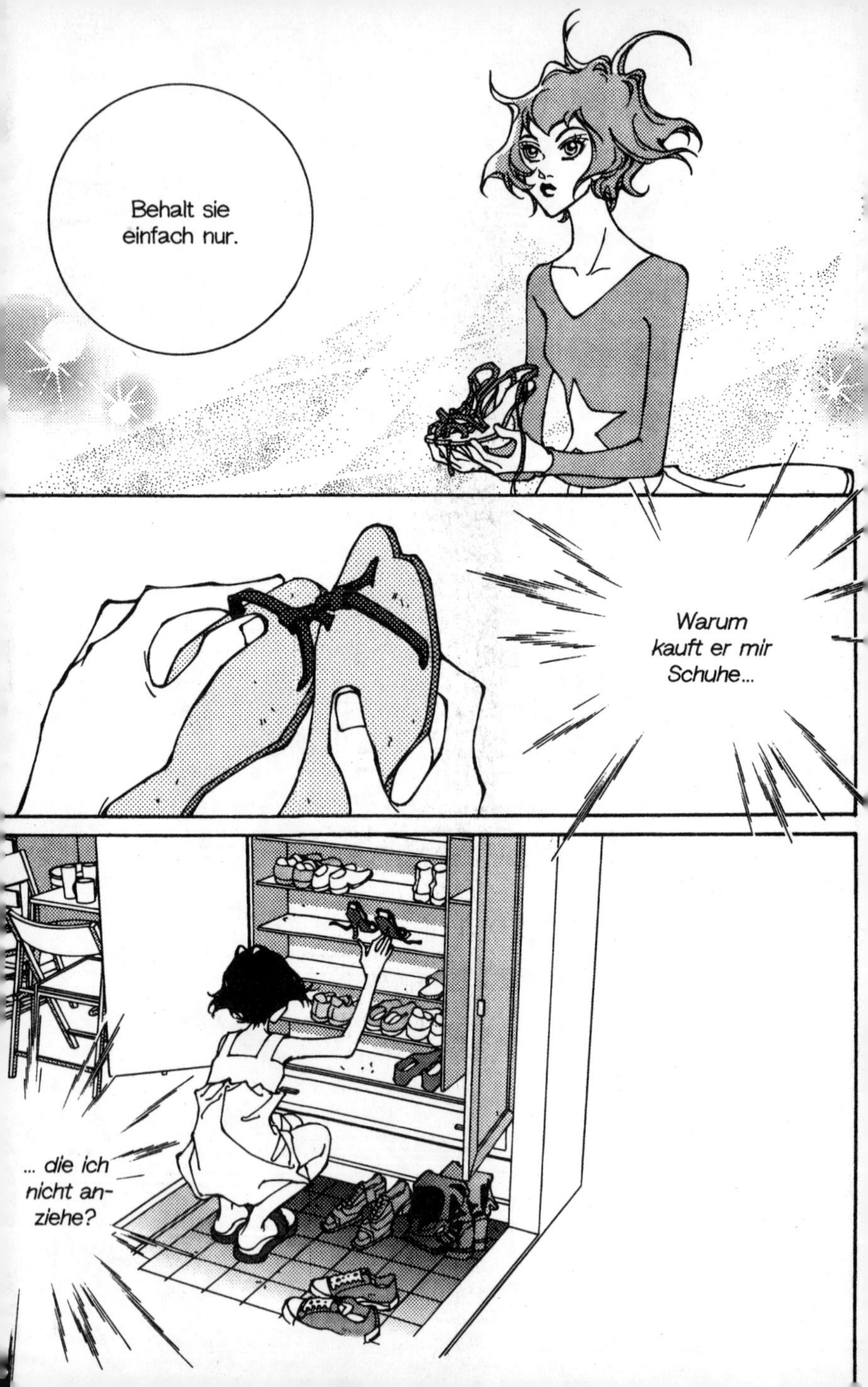
Behalt sie einfach nur.
Warum kauft er mir Schuhe...
... die ich nicht an-ziehe?

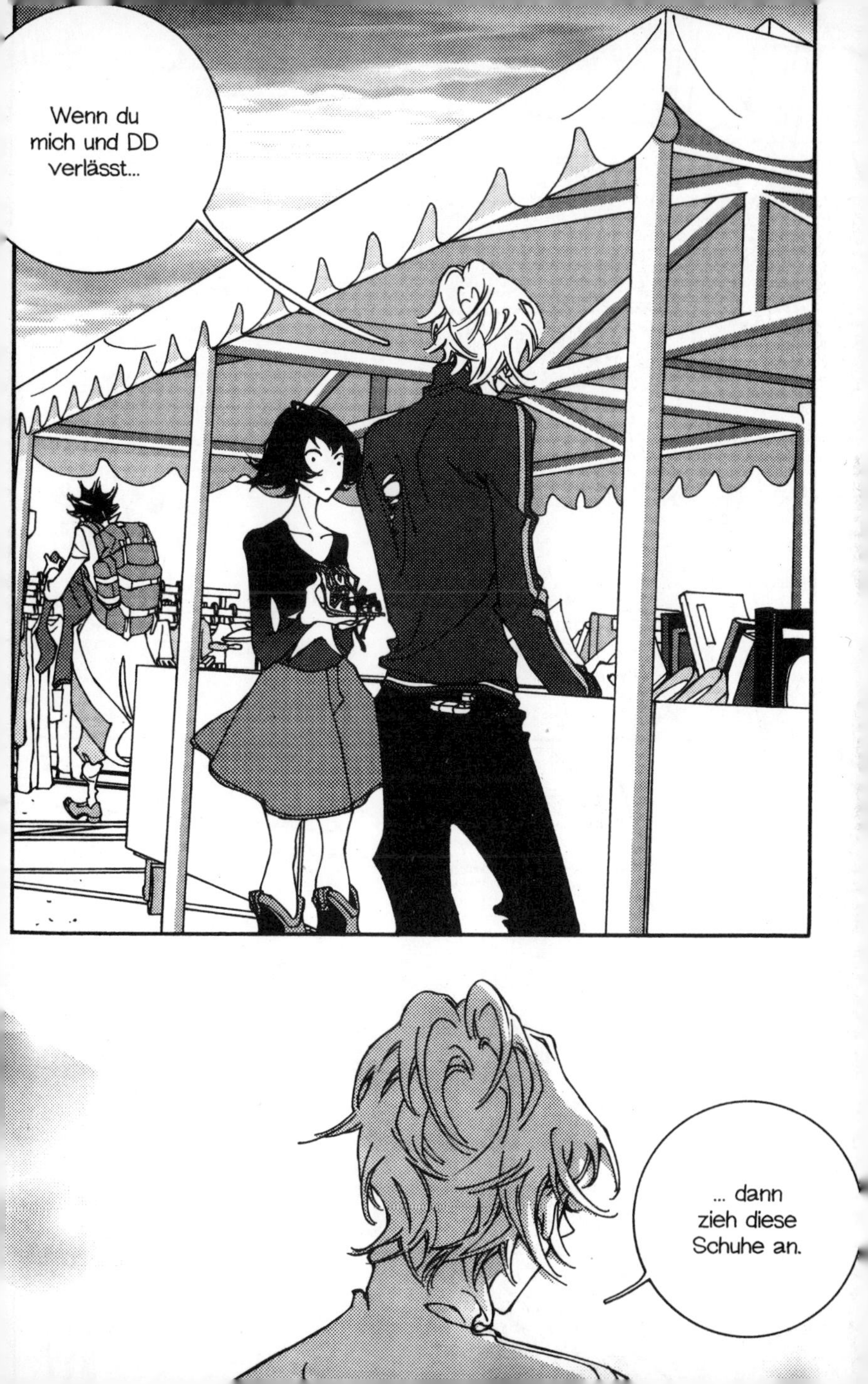
Wenn du mich und DD verlässt...
... dann zieh diese Schuhe an.

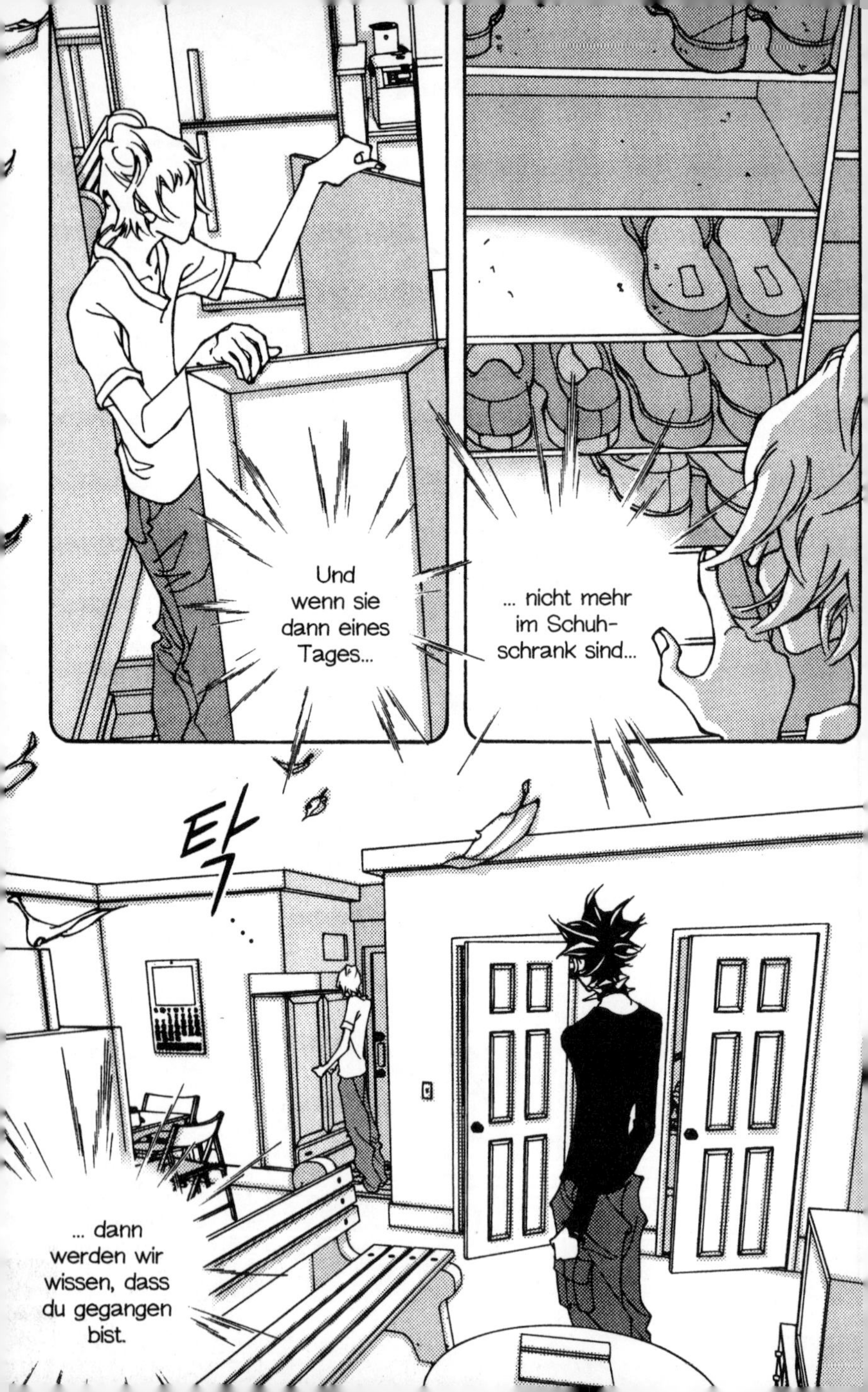
Und wenn sie dann eines Tages...
... nicht mehr im Schuh-schrank sind...
... dann werden wir wissen, dass du gegangen bist.

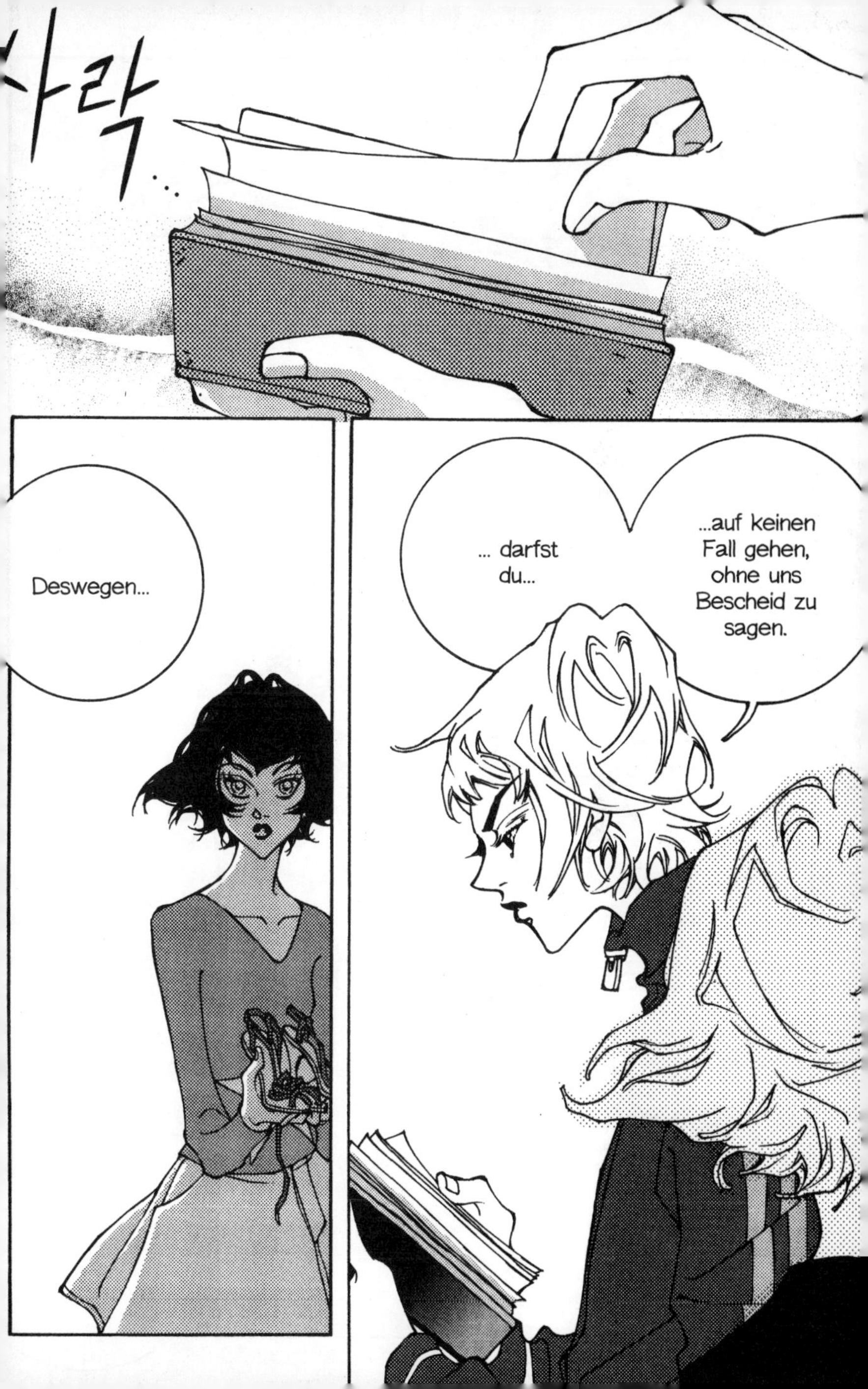
사락...
Deswegen...
... darfst du...
...auf keinen Fall gehen, ohne uns Bescheid zu sagen.

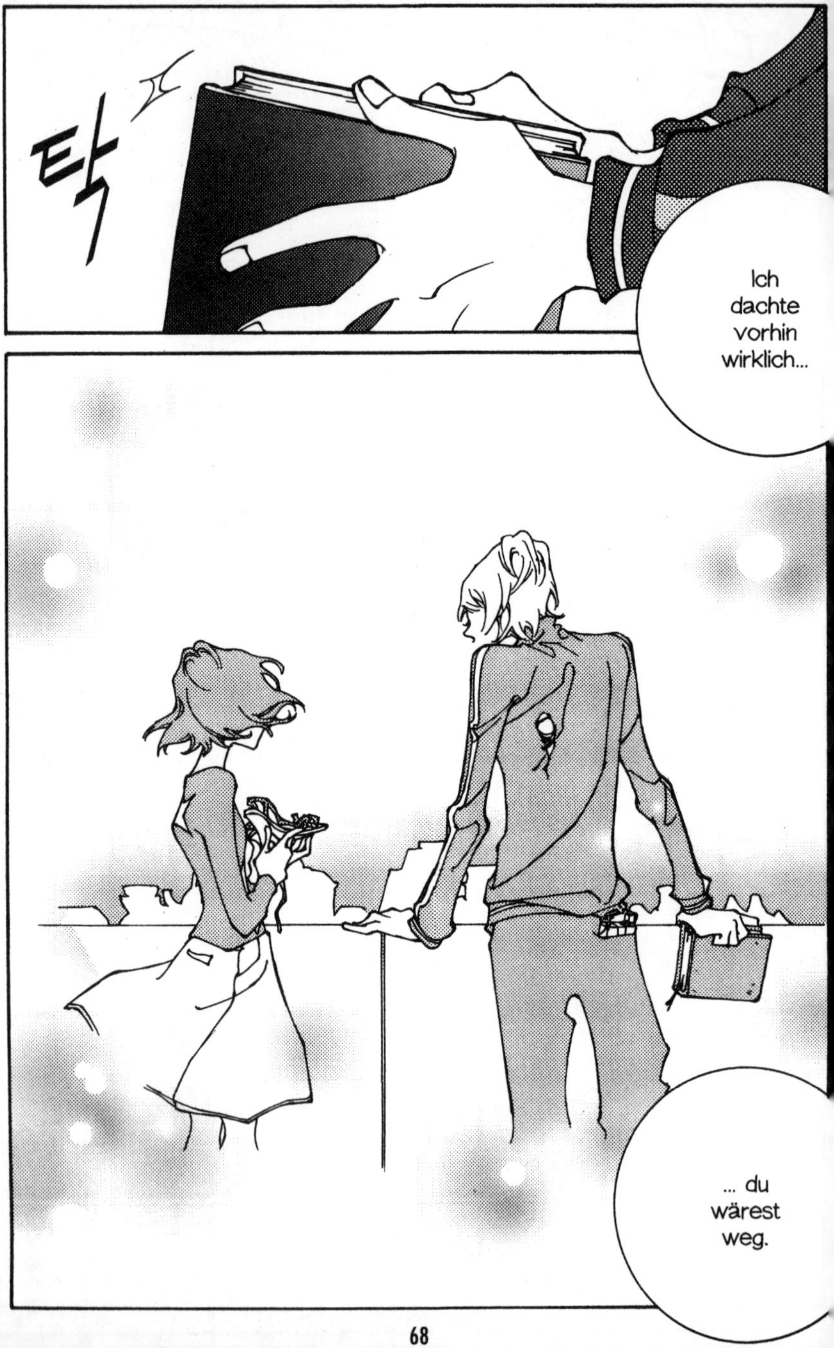
탁
Ich dachte vorhin wirklich...
... du wärest weg.

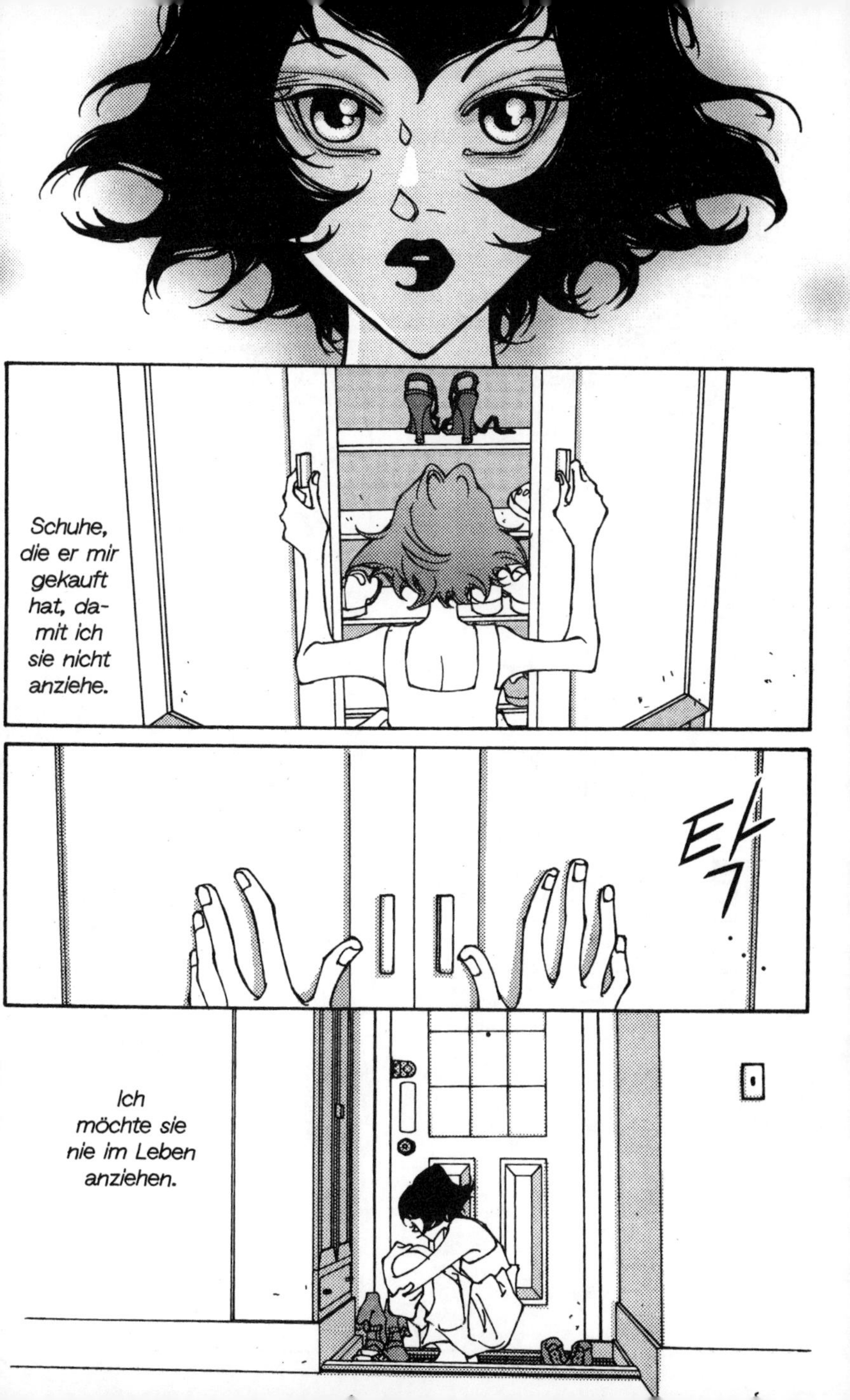
Schuhe, die er mir gekauft hat, damit ich sie nicht anziehe.
Ich möchte sie nie im Leben anziehen.

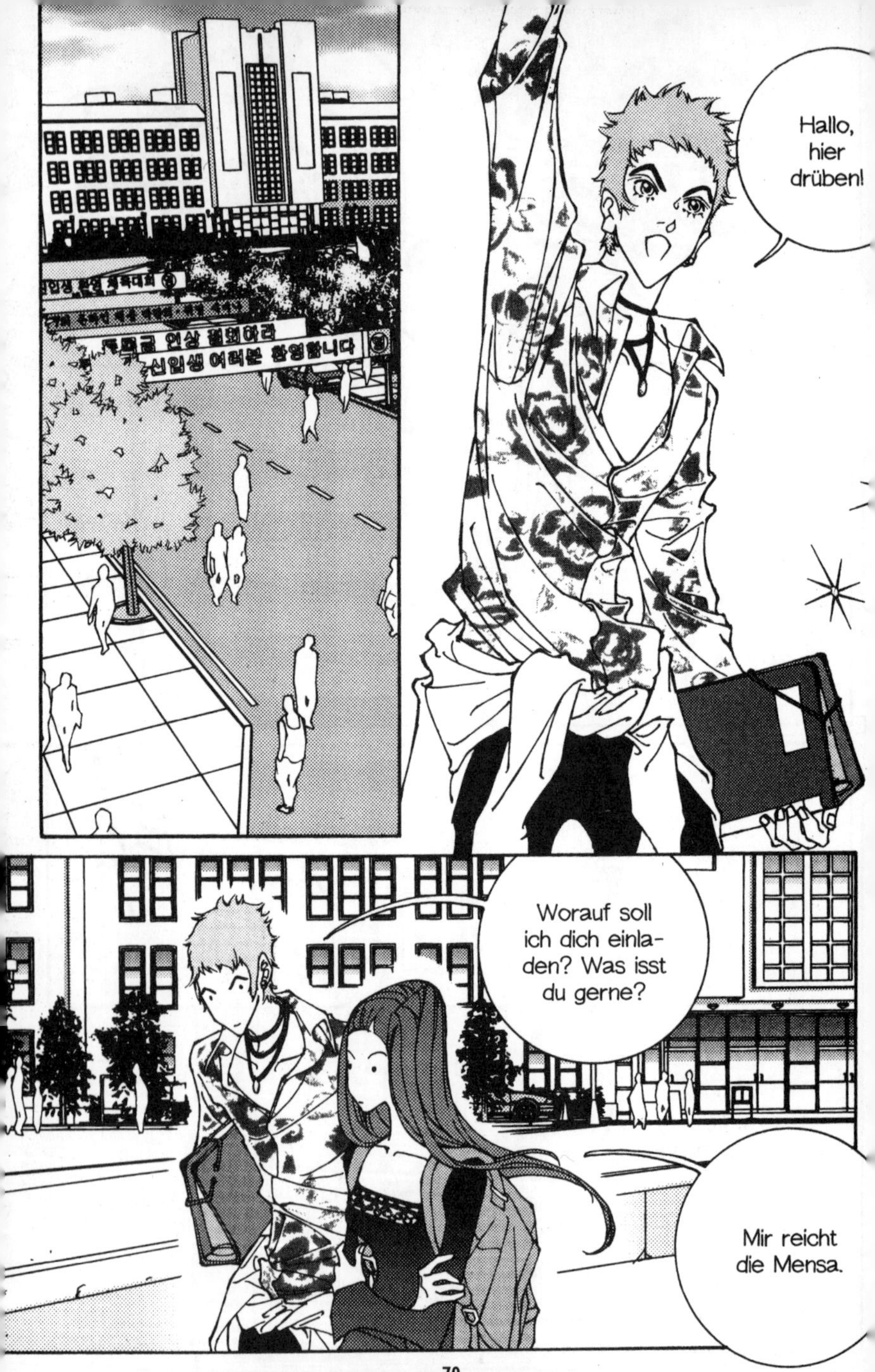
신입생 여러분 환영합니다
Hallo, hier drüben!
Worauf soll ich dich einladen? Was isst du gerne?
Mir reicht die Mensa.

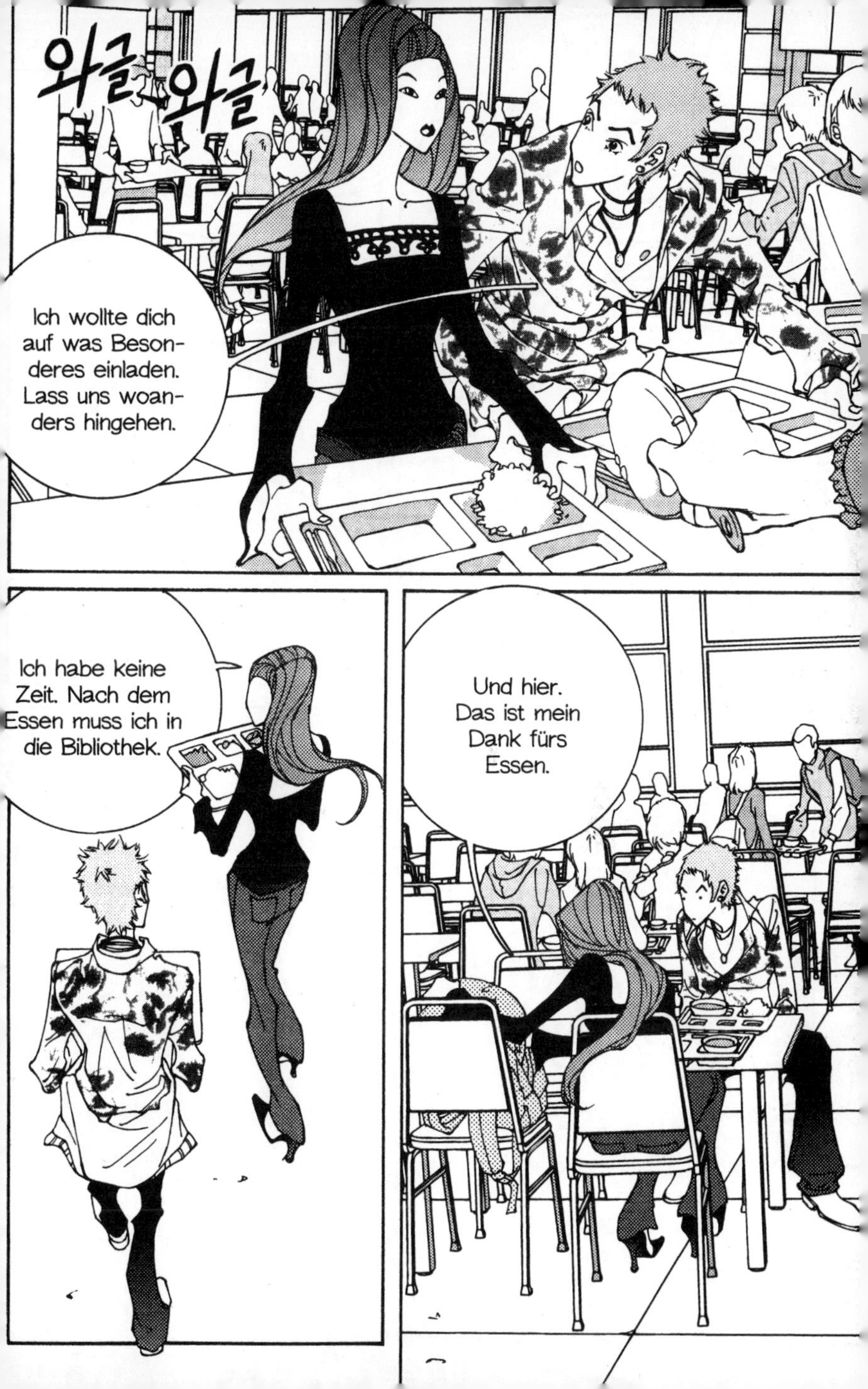
와글와글
Ich wollte dich auf was Besonderes einladen. Lass uns woanders hingehen.
Ich habe keine Zeit. Nach dem Essen muss ich in die Bibliothek.
Und hier. Das ist mein Dank fürs Essen.

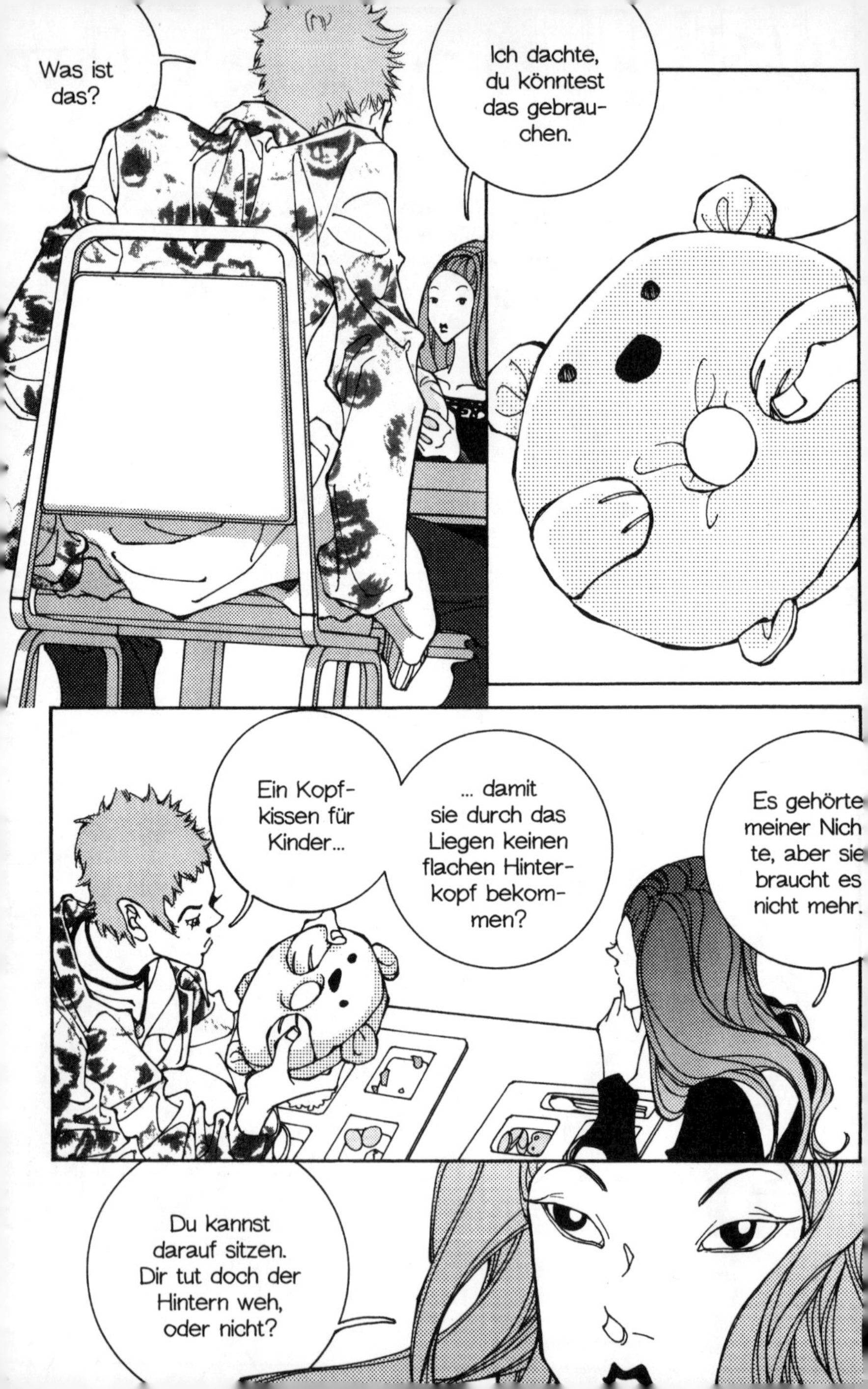
Was ist das?
Ich dachte, du könntest das gebrauchen.
Ein Kopfkissen für Kinder...
... damit sie durch das Liegen keinen flachen Hinterkopf bekommen?
Es gehörte meiner Nichte, aber sie braucht es nicht mehr.
Du kannst darauf sitzen. Dir tut doch der Hintern weh, oder nicht?

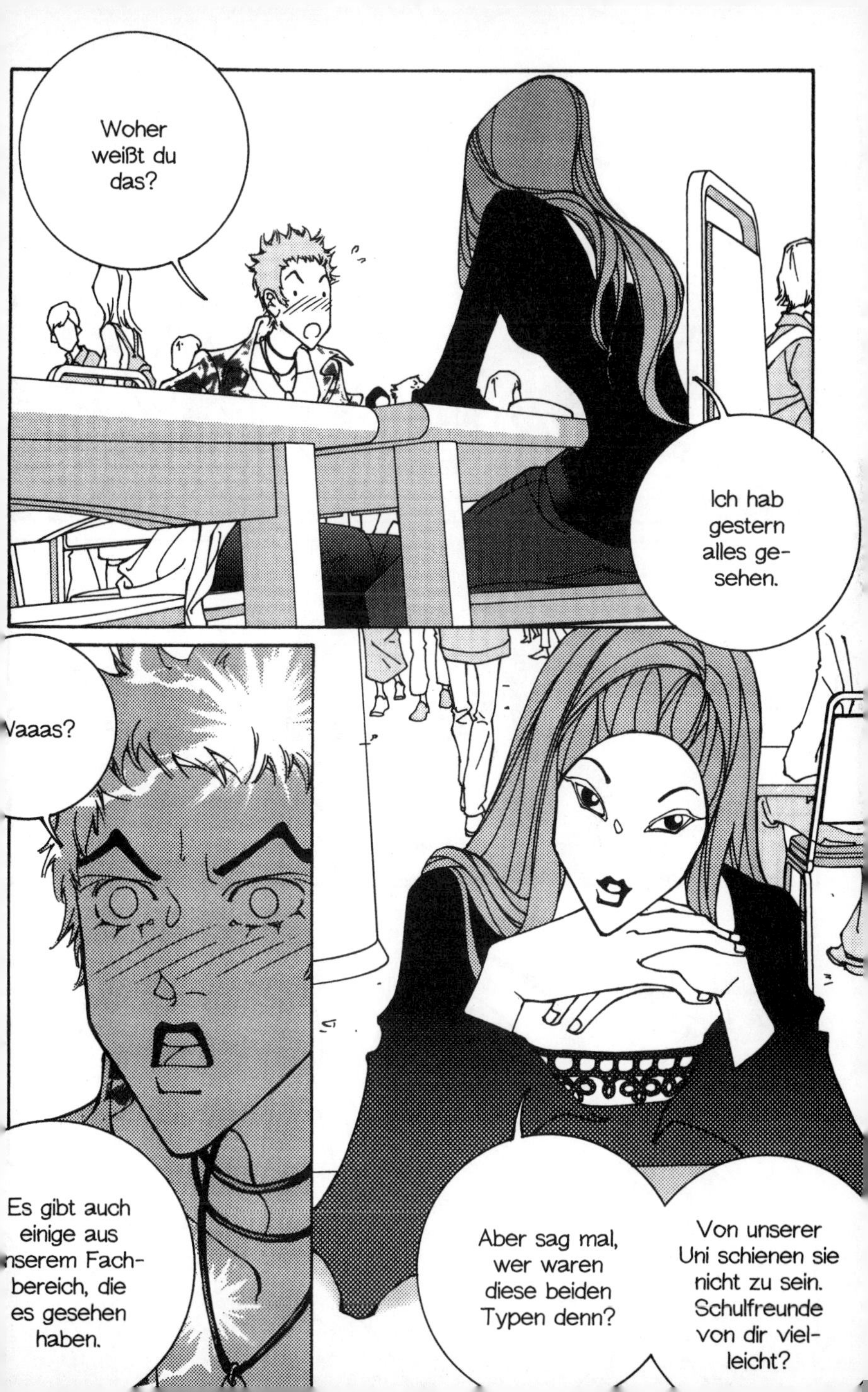
Woher weißt du das?
Ich hab gestern alles gesehen.
Vaaas?
Es gibt auch einige aus nserem Fachbereich, die es gesehen haben.
Aber sag mal, wer waren diese beiden Typen denn?
Von unserer Uni schienen sie nicht zu sein. Schulfreunde von dir vielleicht?

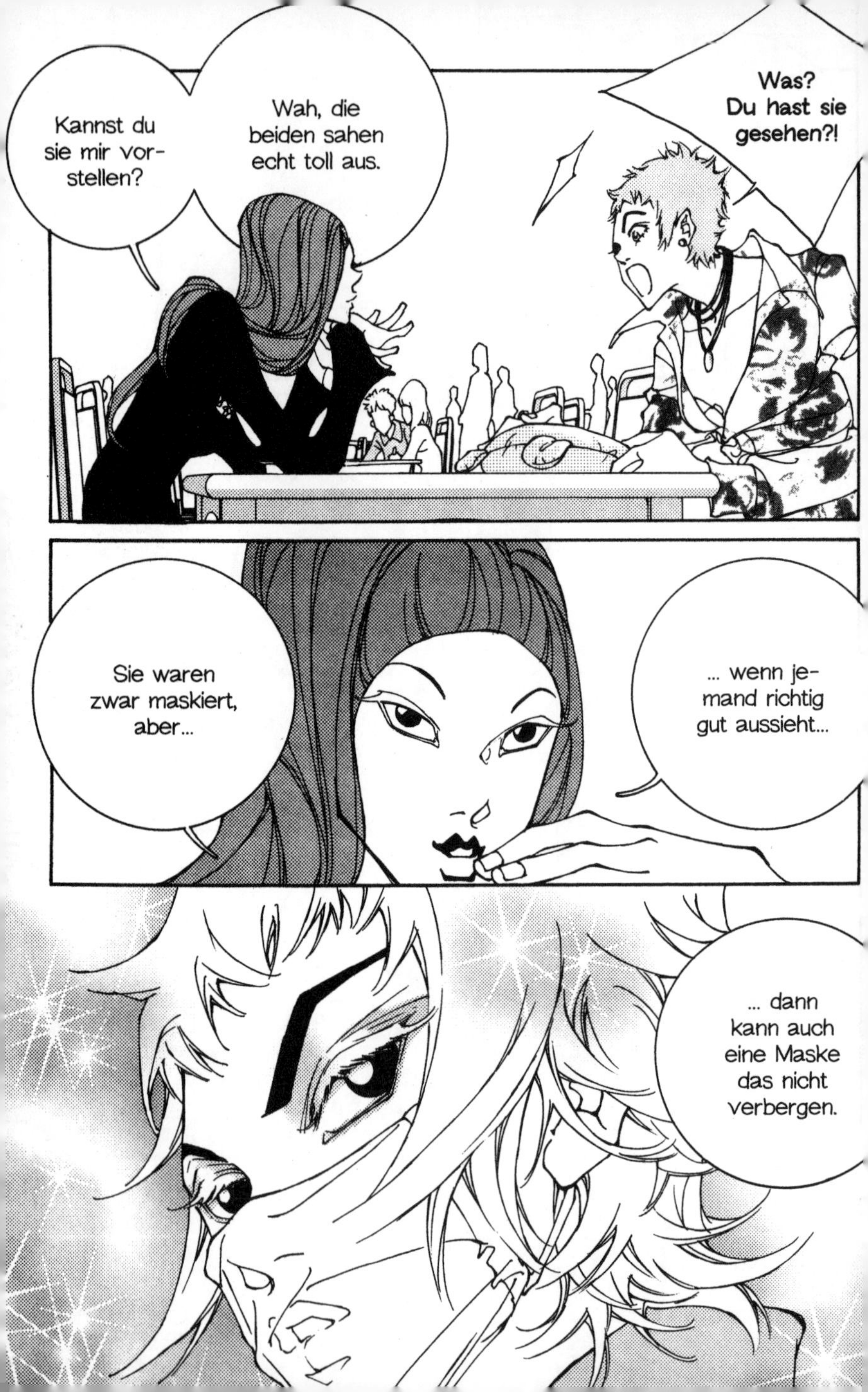
Kannst du sie mir vor- stellen?
Wah, die beiden sahen echt toll aus.
Was? Du hast sie gesehen?!
Sie waren zwar maskiert, aber...
... wenn je- mand richtig gut aussieht...
... dann kann auch eine Maske das nicht verbergen.

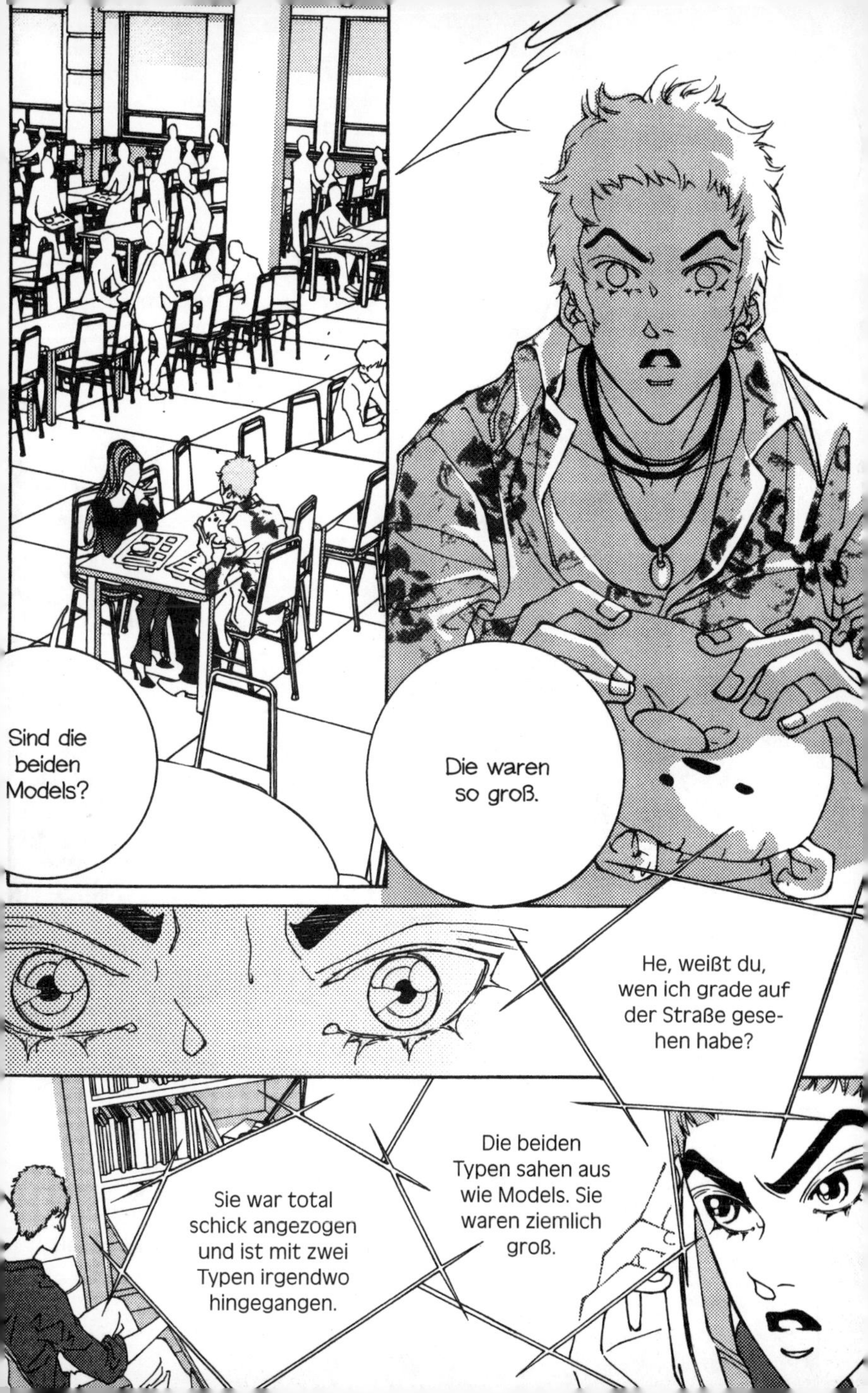
Sind die beiden Models?
Die waren so groß.
He, weißt du, wen ich grade auf der Straße gesehen habe?
Sie war total schick angezogen und ist mit zwei Typen irgendwo hingegangen.
Die beiden Typen sahen aus wie Models. Sie waren ziemlich groß.

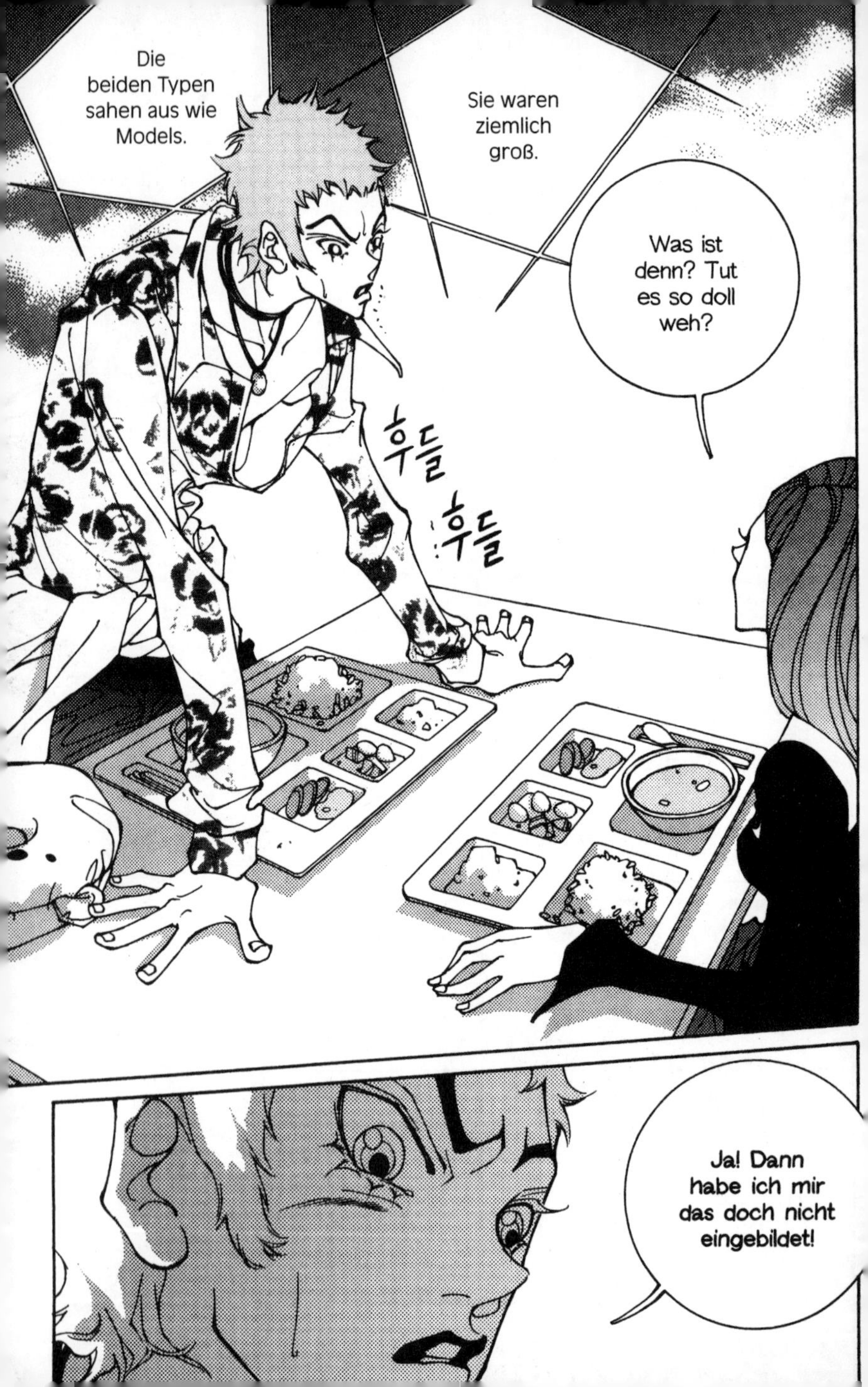
Die beiden Typen sahen aus wie Models.
Sie waren ziemlich groß.
Was ist denn? Tut es so doll weh?
후들 후들
Ja! Dann habe ich mir das doch nicht eingebildet!

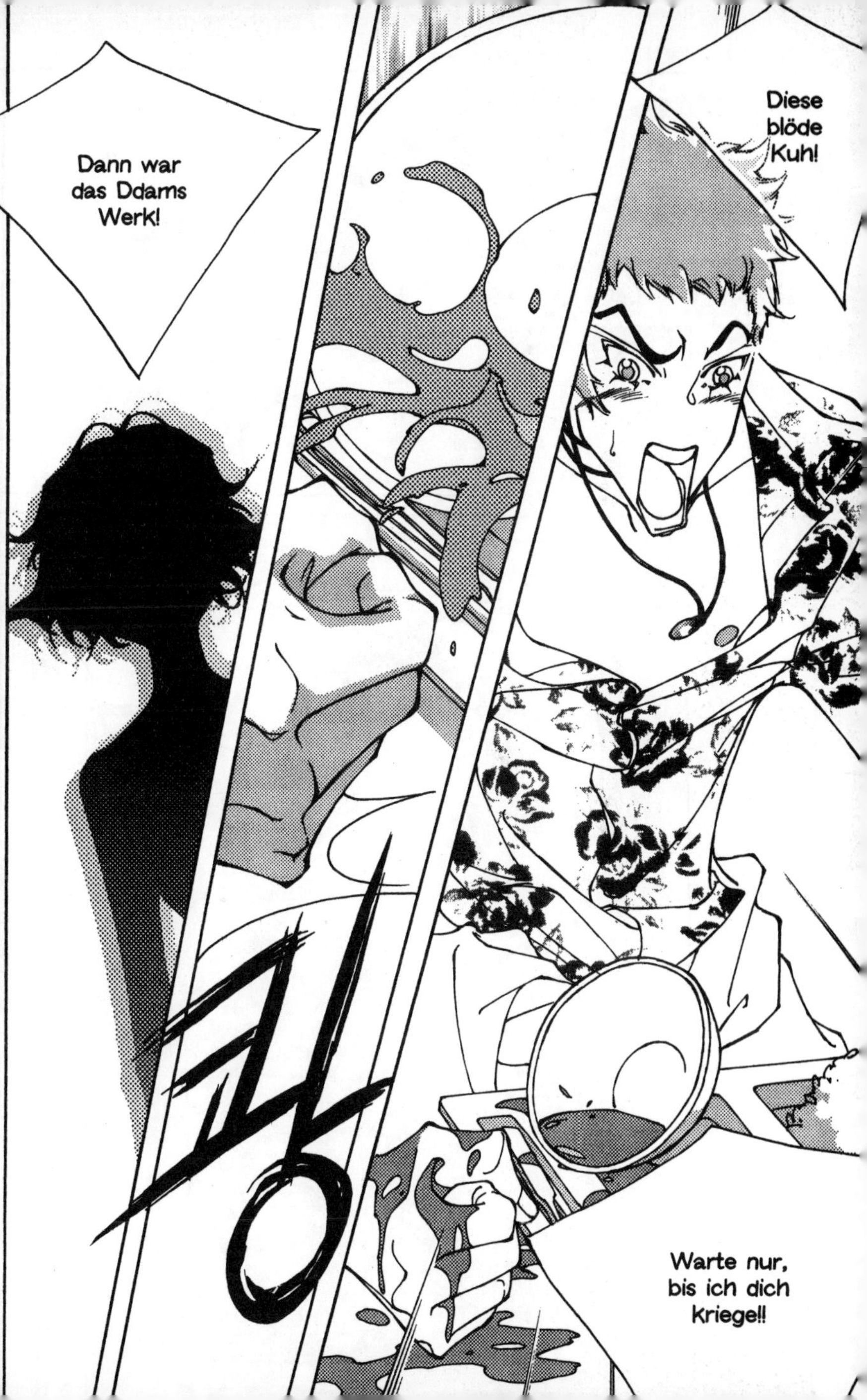
Diese blöde Kuh!
Warte nur, bis ich dich kriege!!
Dann war das Ddams Werk!

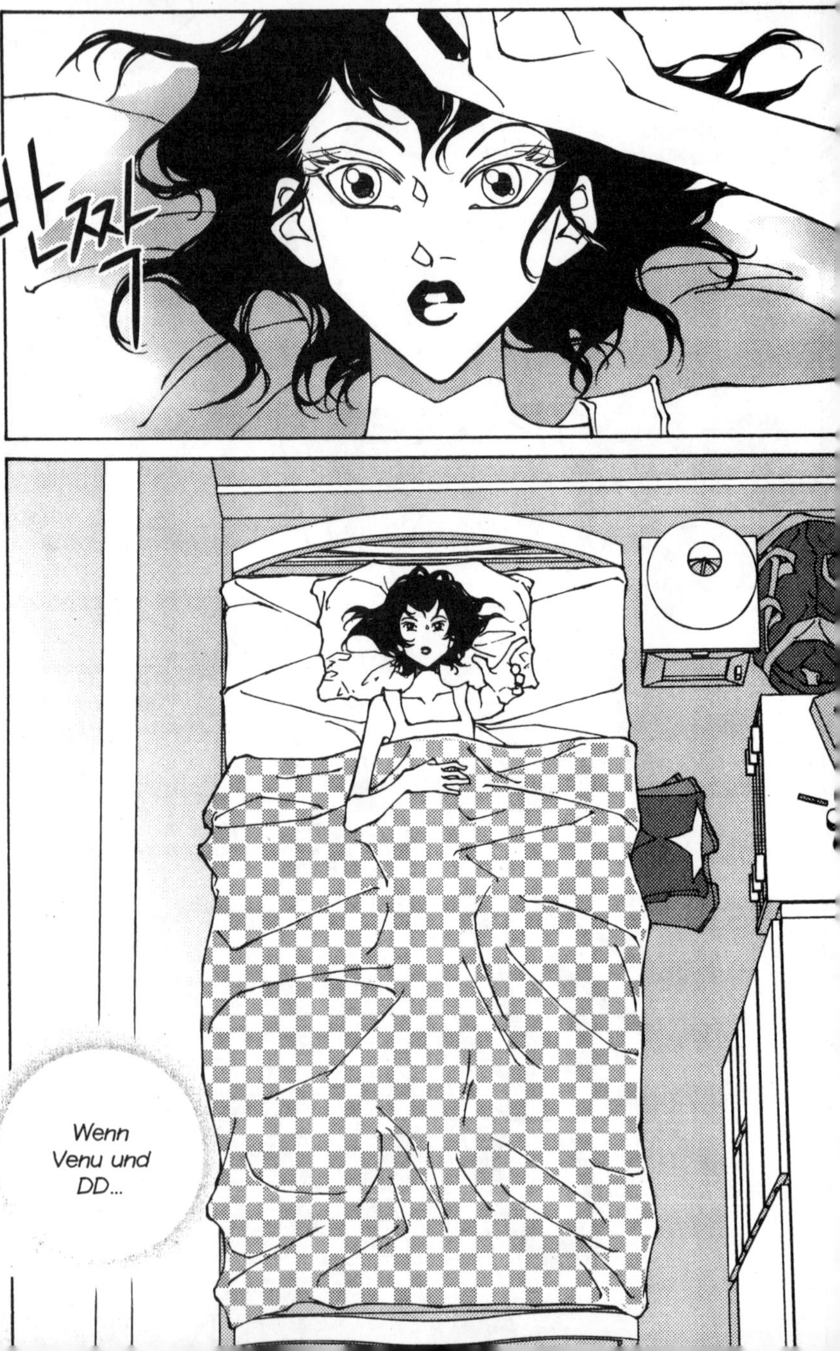
반짝
Wenn Venu und DD...

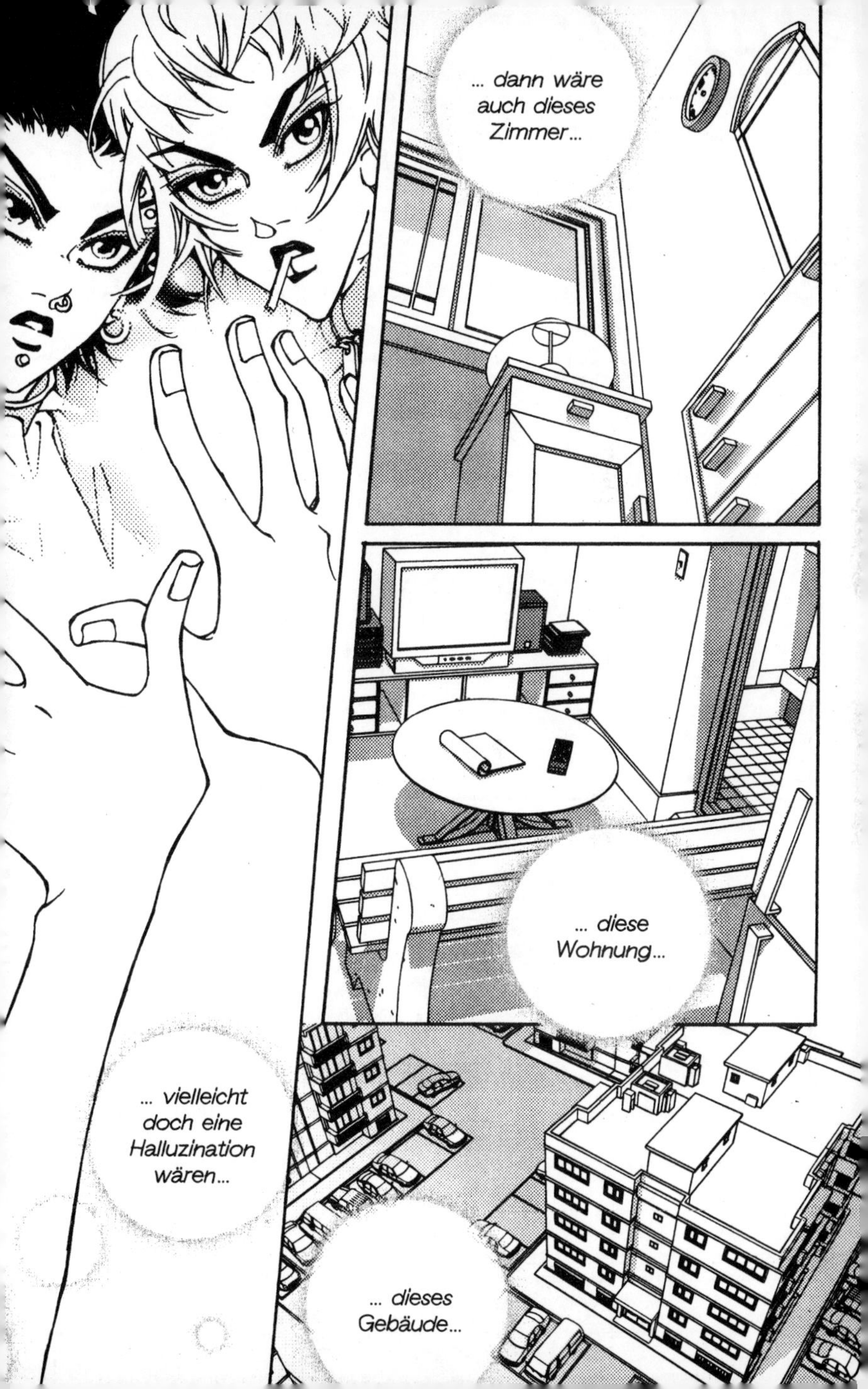
... dann wäre auch dieses Zimmer...
... diese Wohnung...
... dieses Gebäude...
... vielleicht doch eine Halluzination wären...

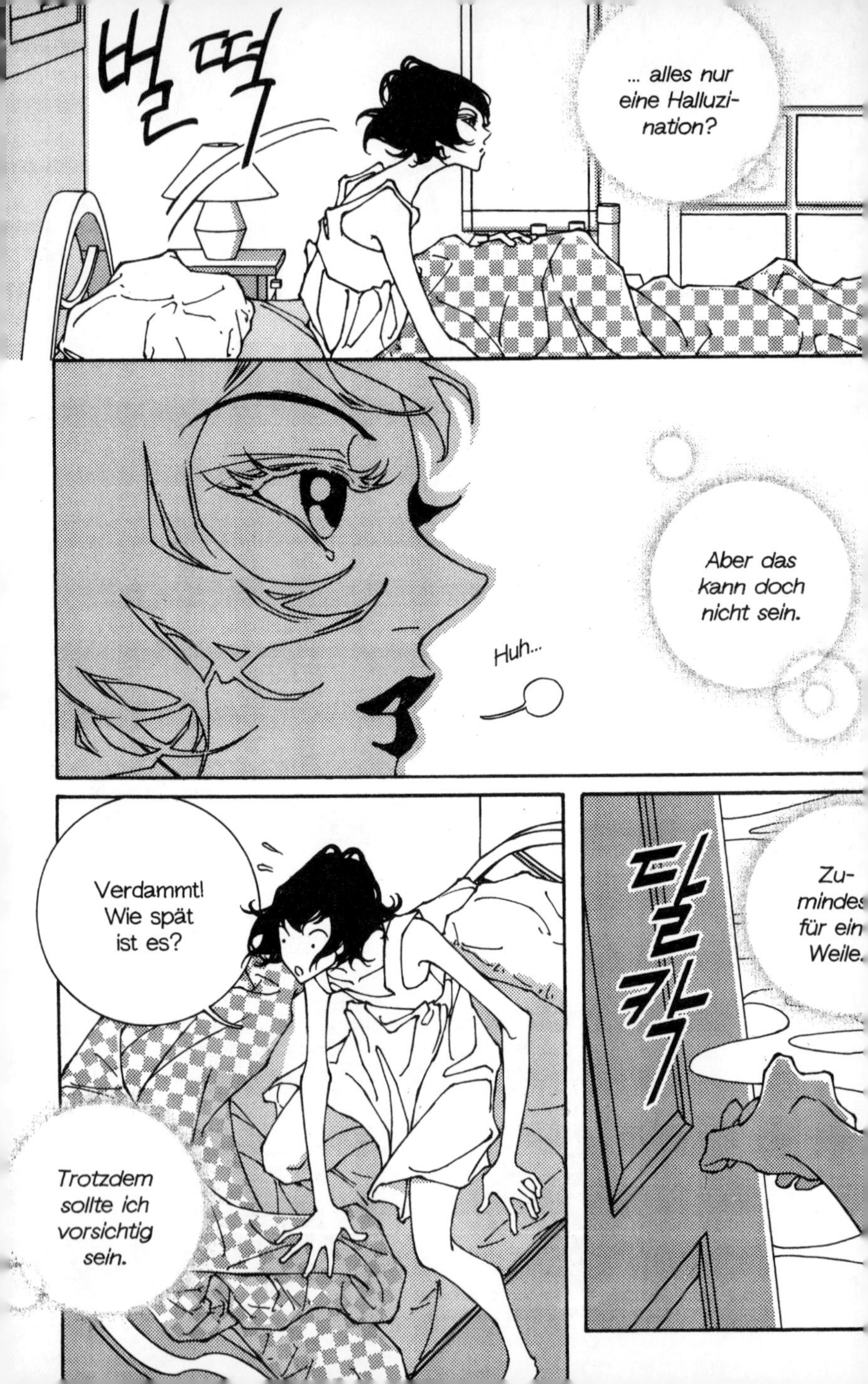
벌떡
... alles nur eine Halluzination?
Huh...
Aber das kann doch nicht sein.
Verdammt! Wie spät ist es?
Trotzdem sollte ich vorsichtig sein.
달칵
Zu- mindes für ein Weile.

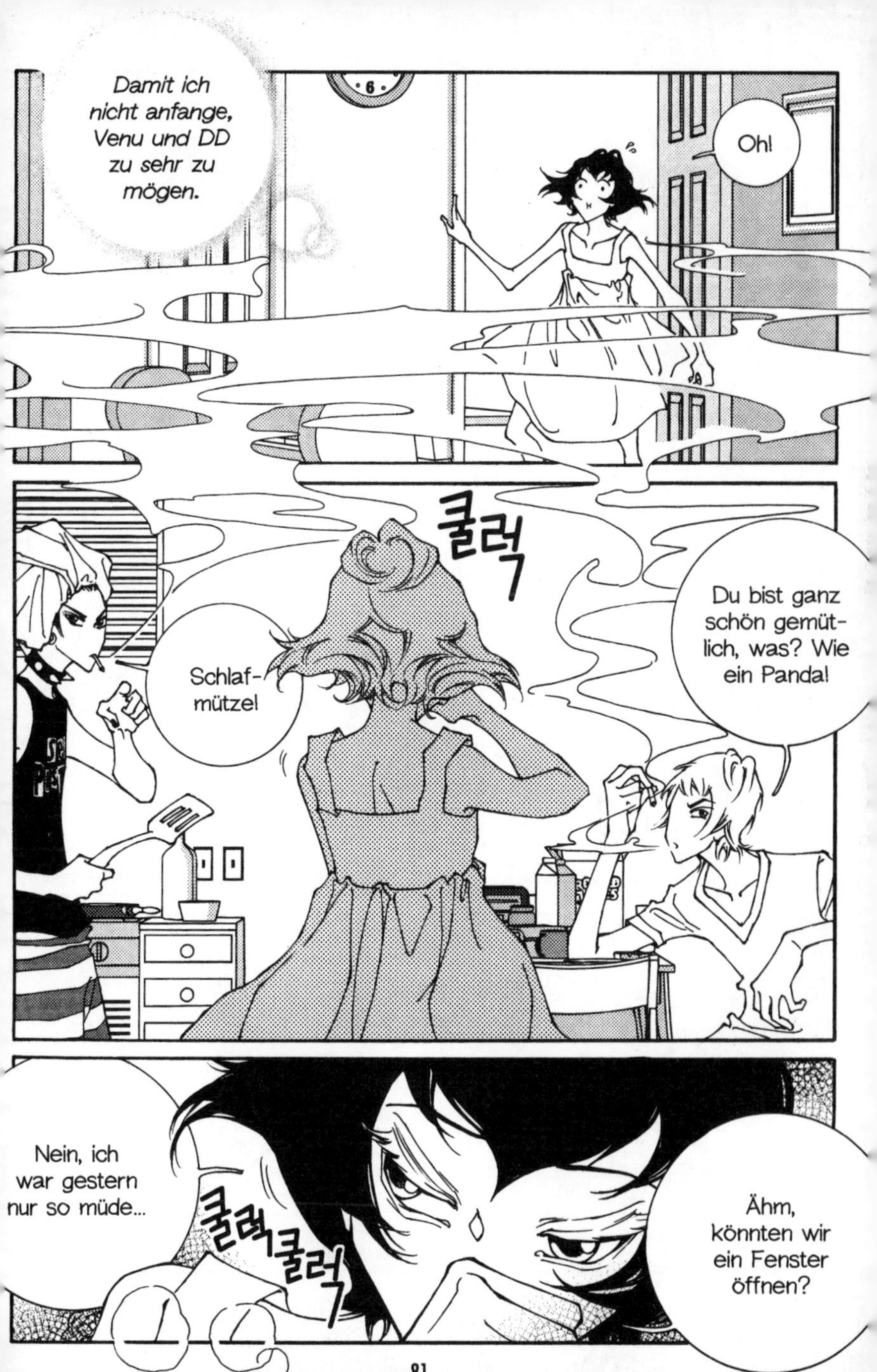
Damit ich nicht anfange, Venu und DD zu sehr zu mögen.
Oh!
쿨럭
Du bist ganz schön gemütlich, was? Wie ein Panda!
Schlafmütze!
Nein, ich war gestern nur so müde...
쿨럭쿨럭
Ähm, könnten wir ein Fenster öffnen?

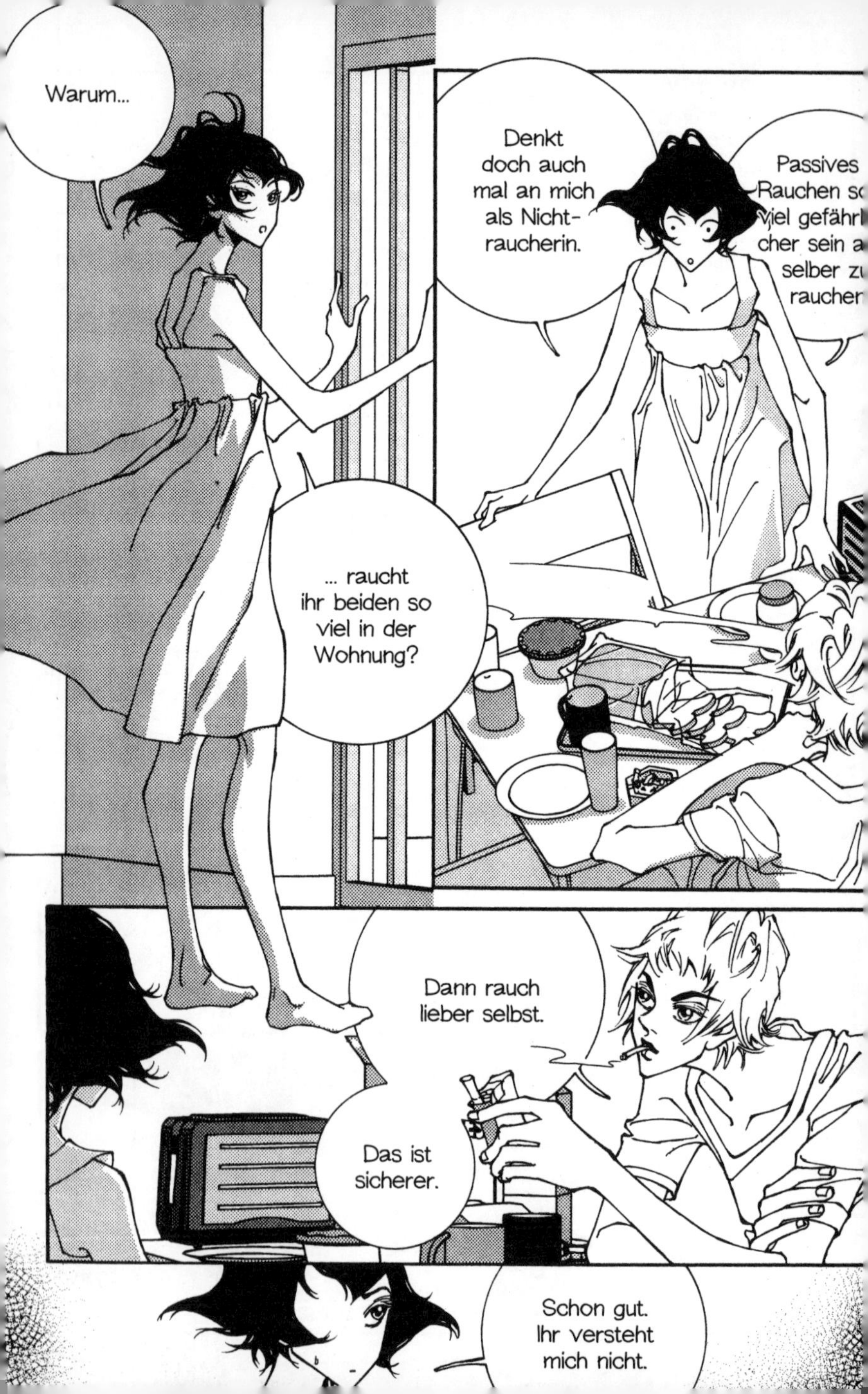
Warum...
... raucht ihr beiden so viel in der Wohnung?
Denkt doch auch mal an mich als Nicht-raucherin.
Passives Rauchen s viel gefährl cher sein a selber z raucher
Dann rauch lieber selbst.
Das ist sicherer.
Schon gut. Ihr versteht mich nicht.

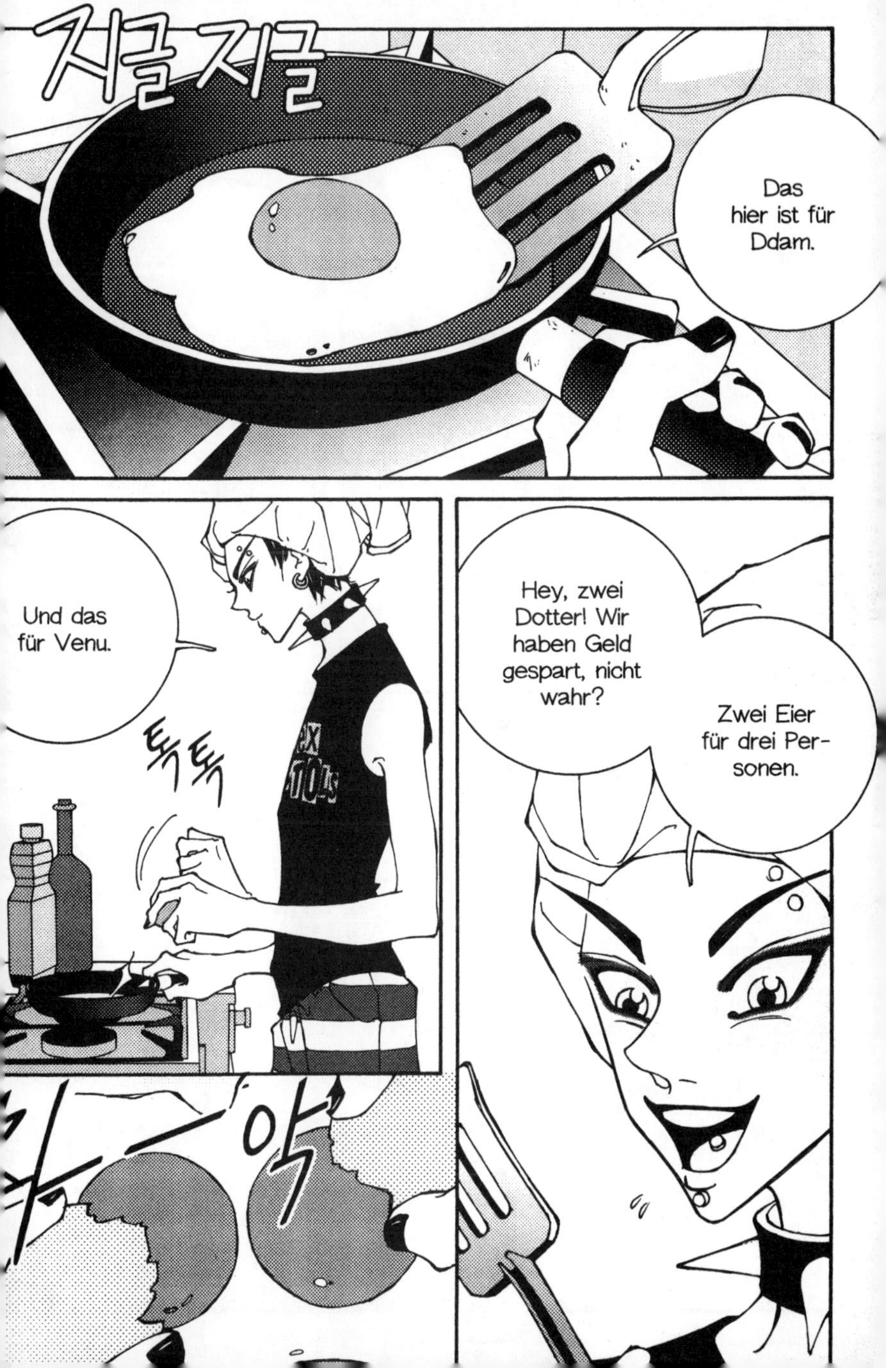
지글지글
Das hier ist für Ddam.
Und das für Venu.
톡톡
Hey, zwei Dotter! Wir haben Geld gespart, nicht wahr?
Zwei Eier für drei Personen.

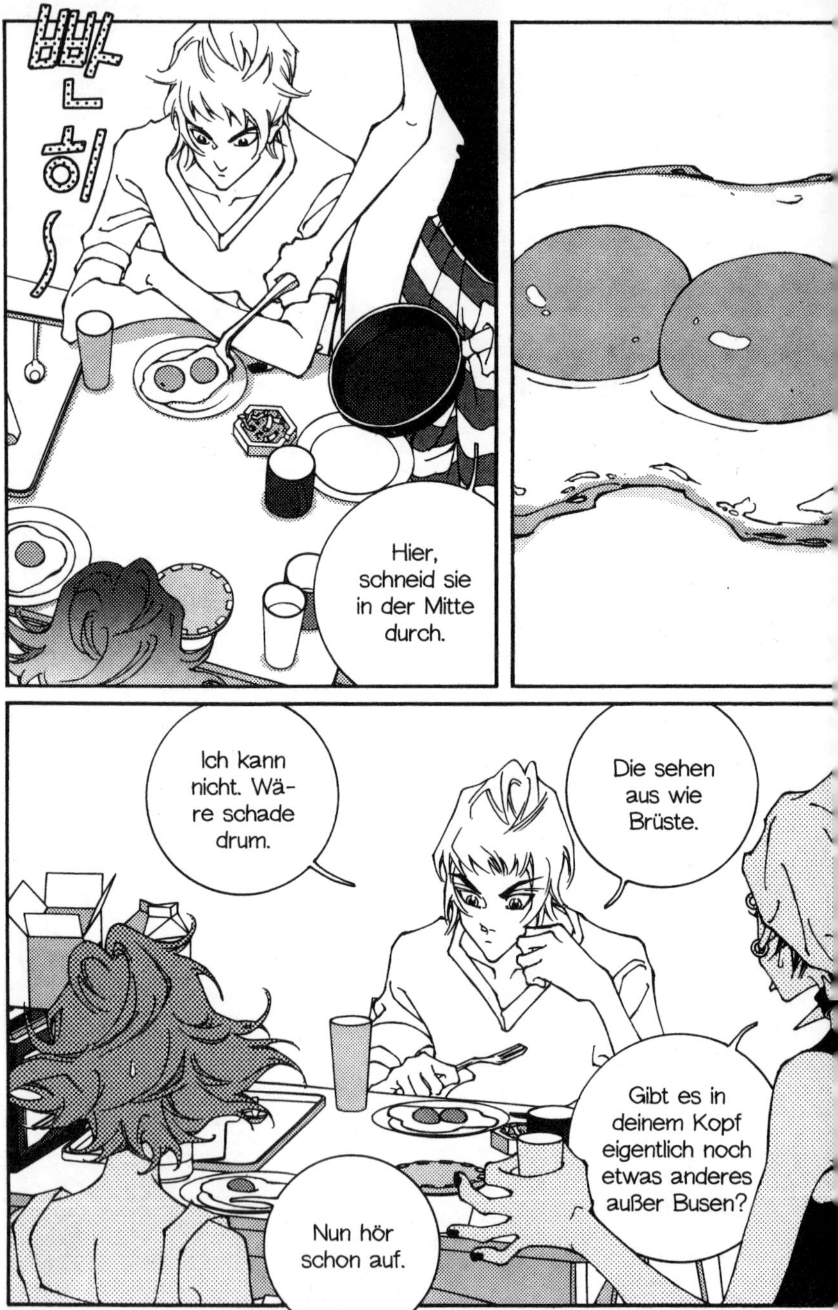
빤히~
Hier, schneid sie in der Mitte durch.
Ich kann nicht. Wäre schade drum.
Die sehen aus wie Brüste.
Gibt es in deinem Kopf eigentlich noch etwas anderes außer Busen?
Nun hör schon auf.

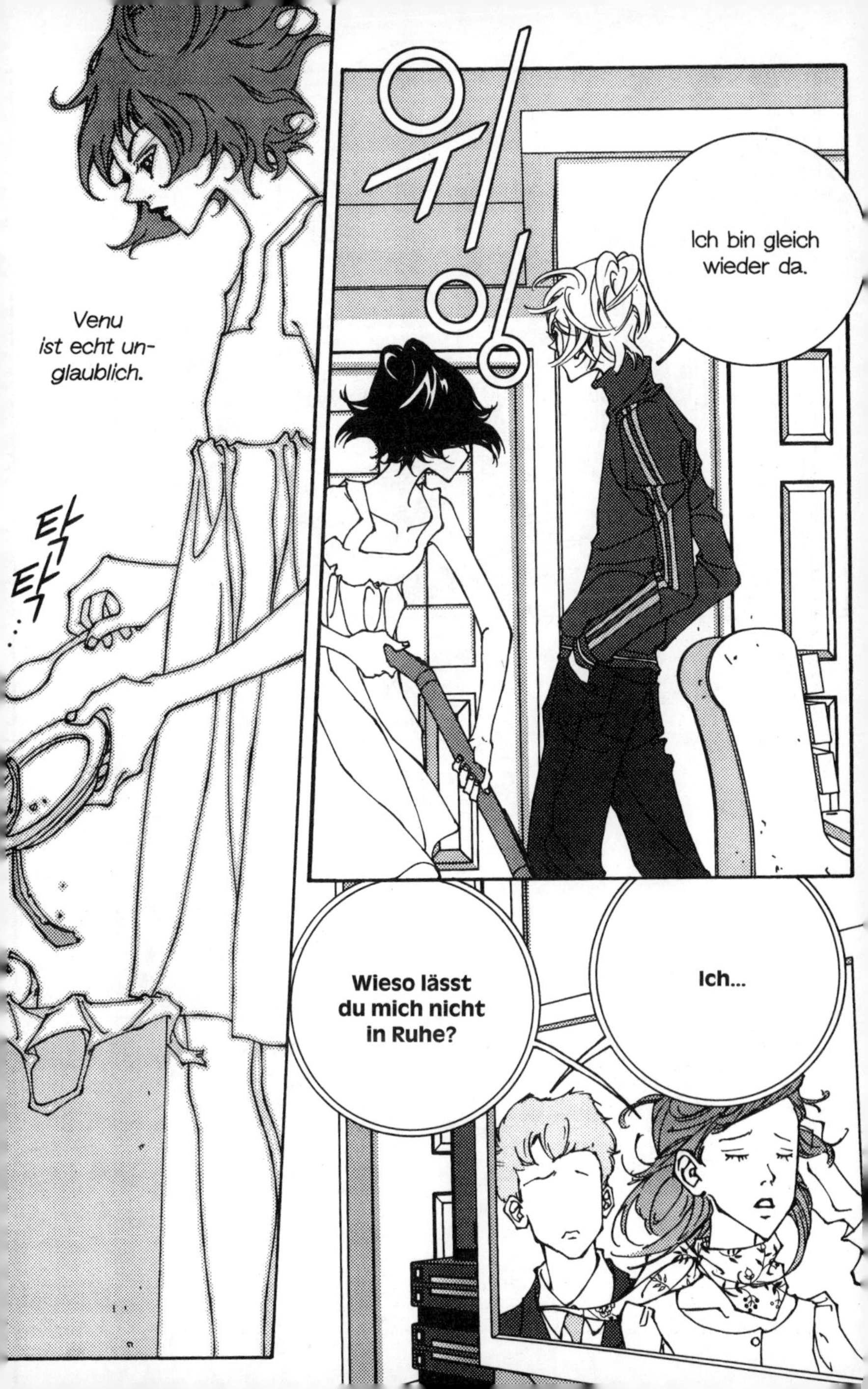
Venu ist echt un-glaublich.
탁
탁
Ich bin gleich wieder da.
Wieso lässt du mich nicht in Ruhe?
Ich...

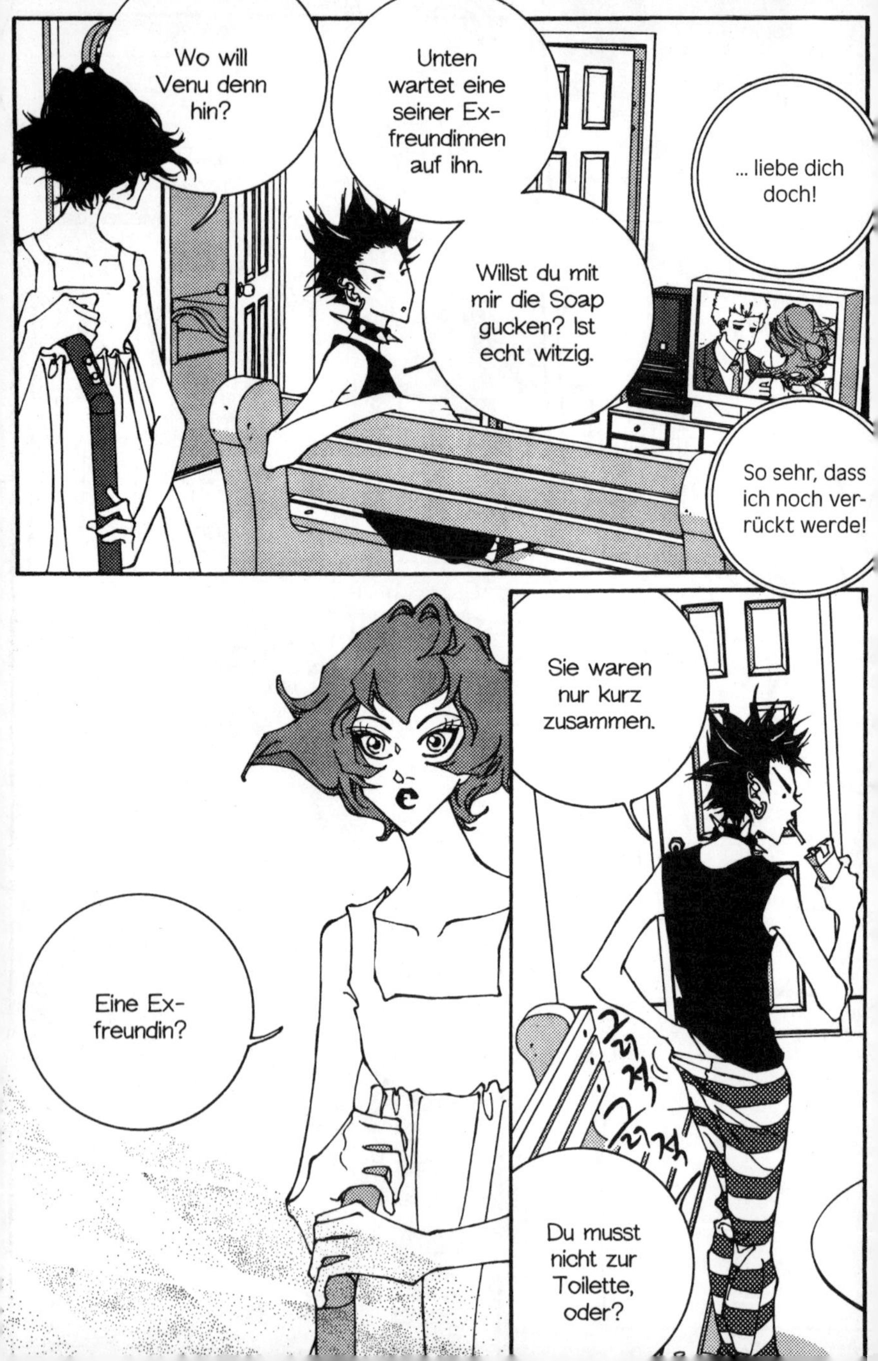
Wo will Venu denn hin?
Unten wartet eine seiner Exfreundinnen auf ihn.
Willst du mit mir die Soap gucken? Ist echt witzig.
... liebe dich doch!
So sehr, dass ich noch verrückt werde!
Eine Exfreundin?
Sie waren nur kurz zusammen.
Du musst nicht zur Toilette, oder?

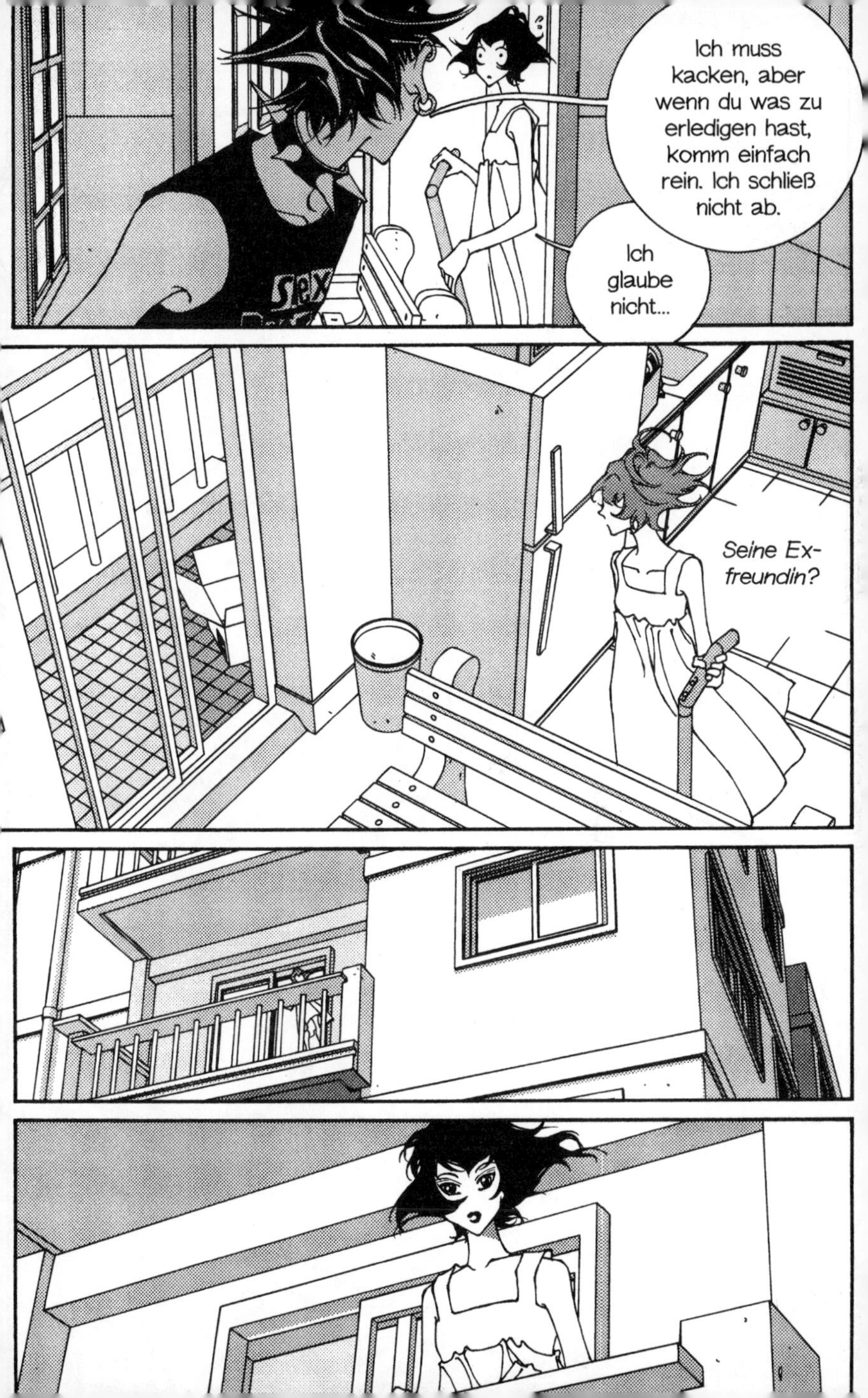
Ich muss kacken, aber wenn du was zu erledigen hast, komm einfach rein. Ich schließ nicht ab.
Ich glaube nicht...
Seine Ex-freundin?

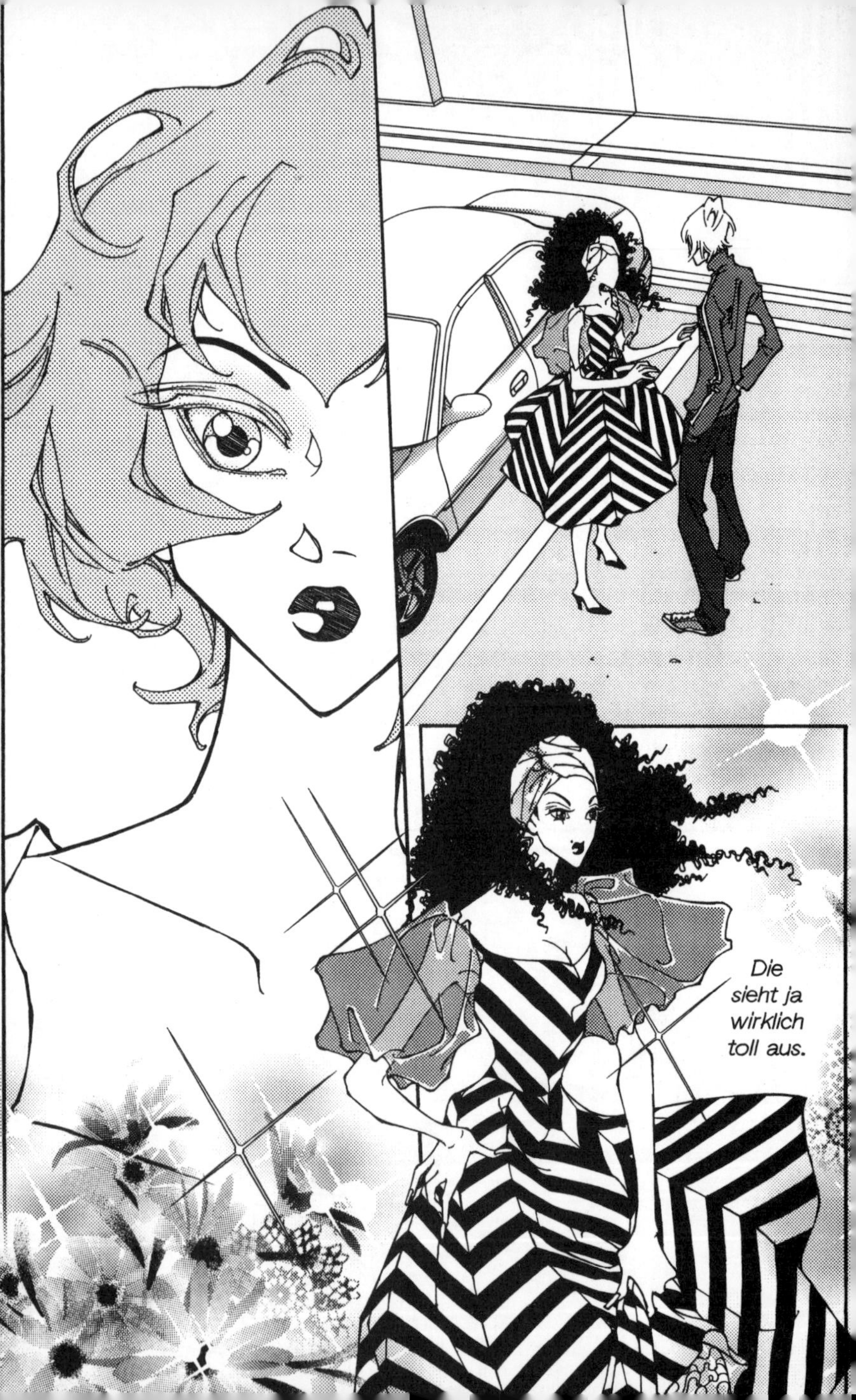
Die sieht ja wirklich toll aus.

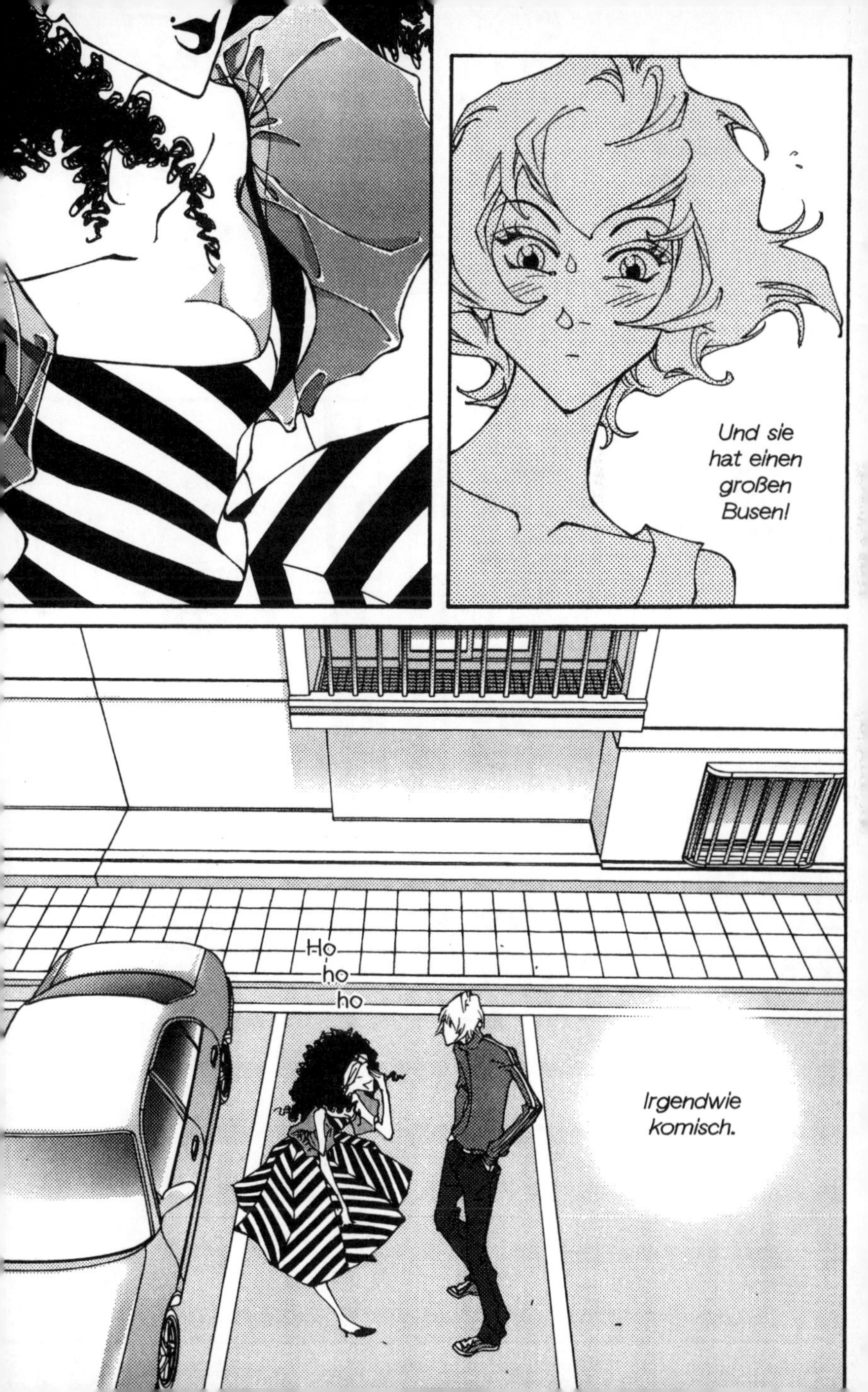
Und sie hat einen großen Busen!
Ho ho ho
Irgendwie komisch.

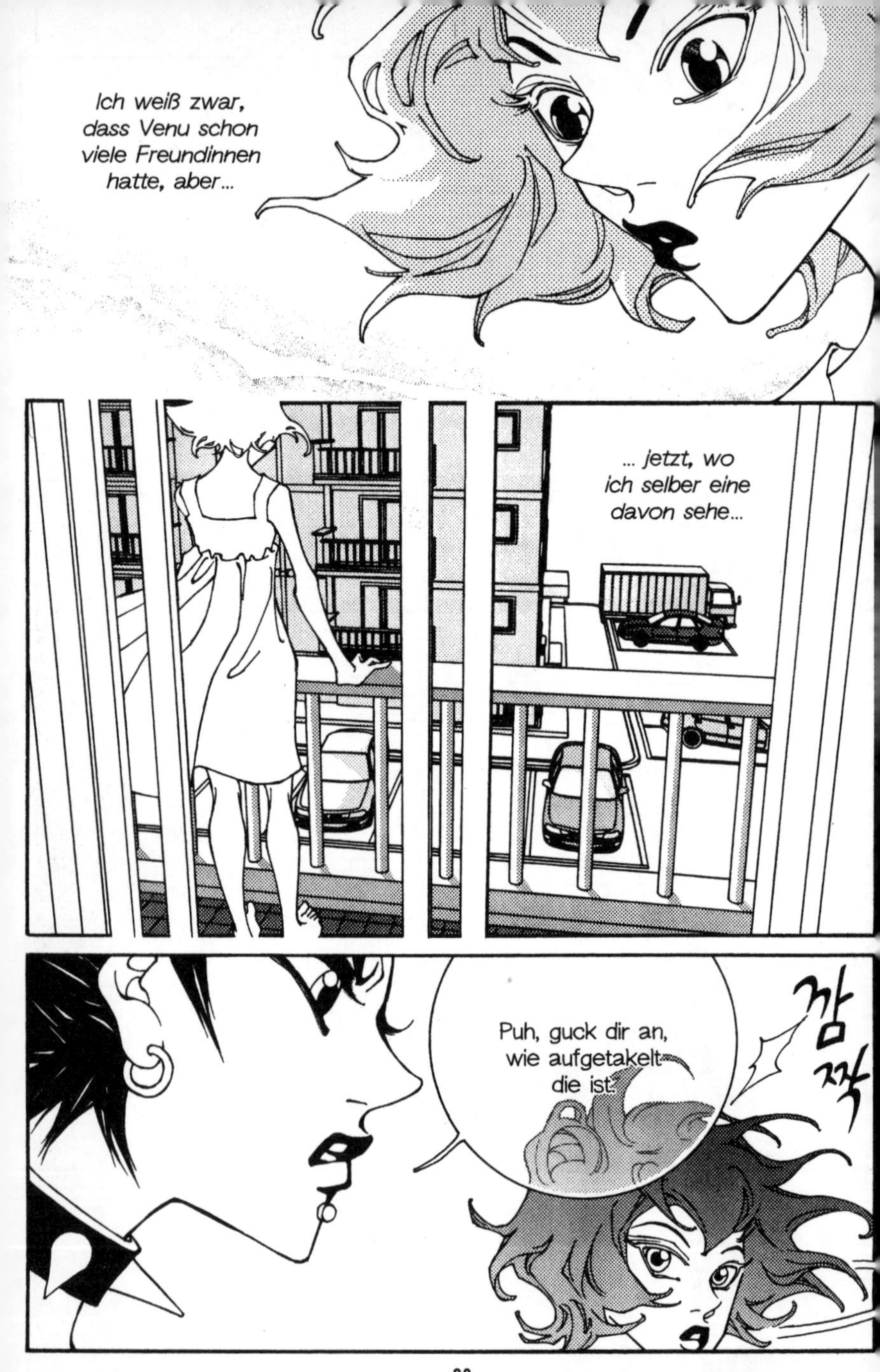

Ich weiß zwar, dass Venu schon viele Freundinnen hatte, aber...
... jetzt, wo ich selber eine davon sehe...
Puh, guck dir an, wie aufgetakelt die ist.
깜짝

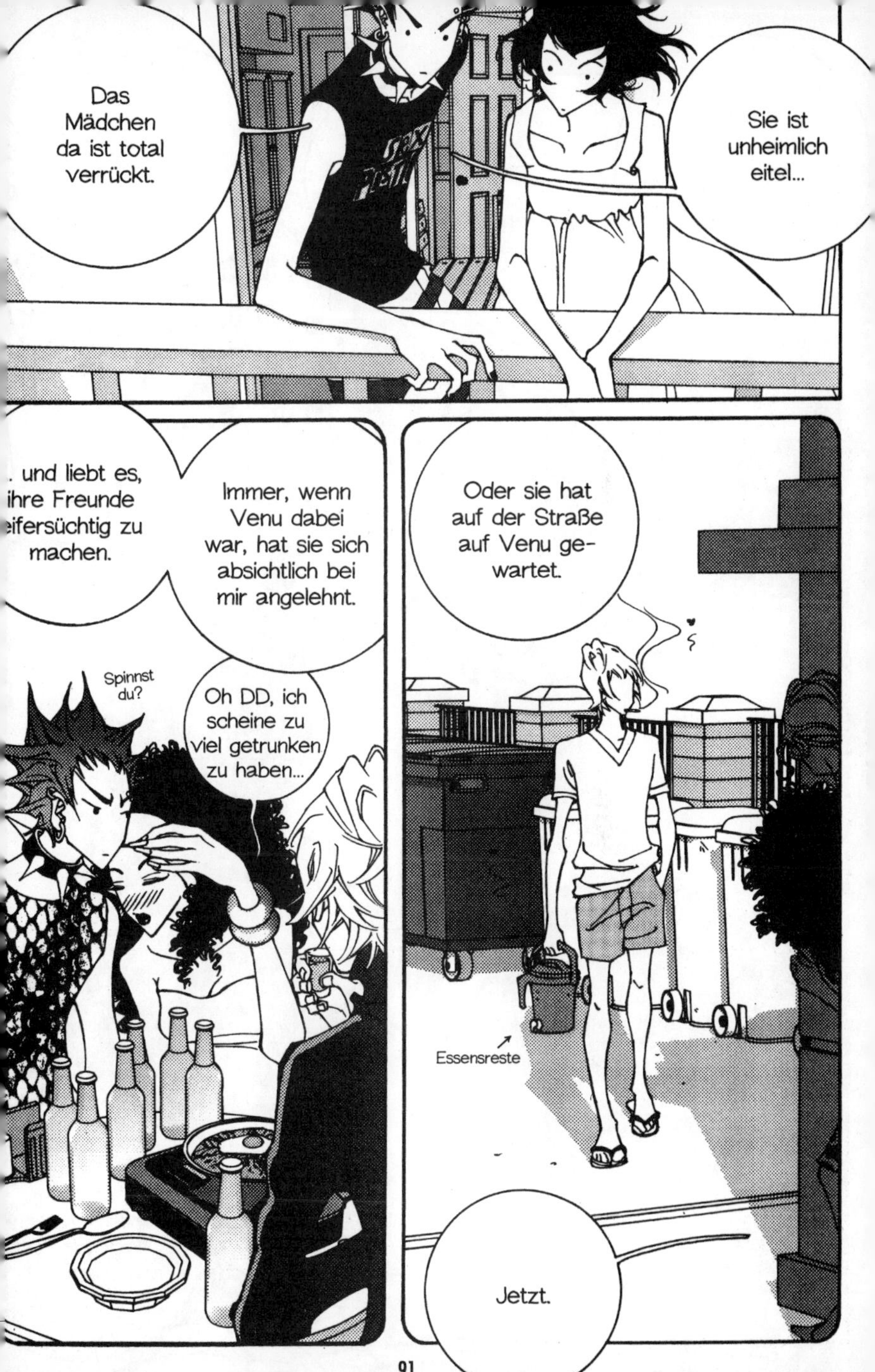
Das Mädchen da ist total verrückt.
Sie ist unheimlich eitel...
. und liebt es, ihre Freunde eifersüchtig zu machen.
Immer, wenn Venu dabei war, hat sie sich absichtlich bei mir angelehnt.
Spinnst du?
Oh DD, ich scheine zu viel getrunken zu haben...
Oder sie hat auf der Straße auf Venu gewartet.
Essensreste
Jetzt.

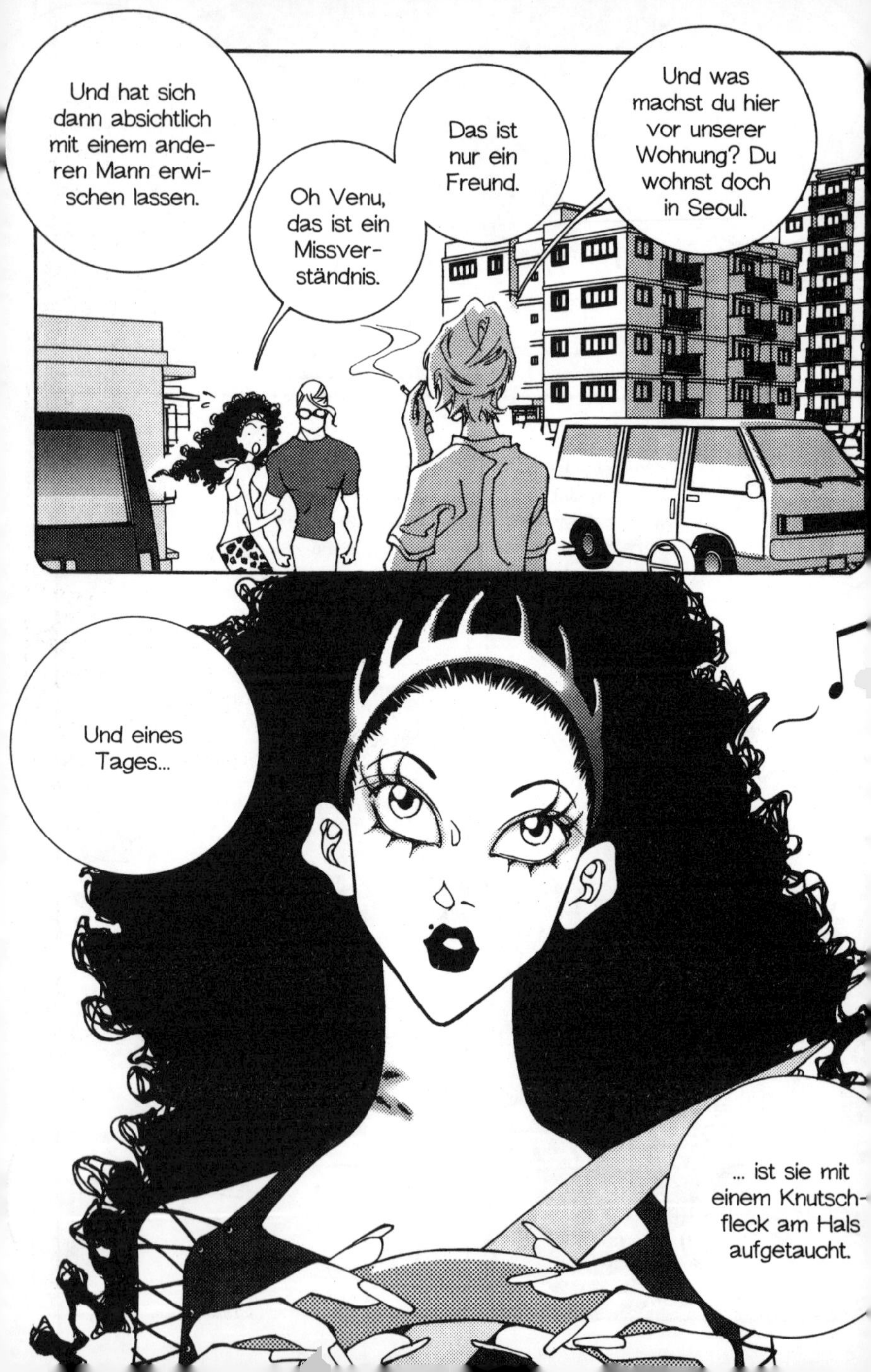
Und hat sich dann absichtlich mit einem anderen Mann erwischen lassen.
Oh Venu, das ist ein Missverständnis.
Das ist nur ein Freund.
Und was machst du hier vor unserer Wohnung? Du wohnst doch in Seoul.
Und eines Tages...
... ist sie mit einem Knutschfleck am Hals aufgetaucht.

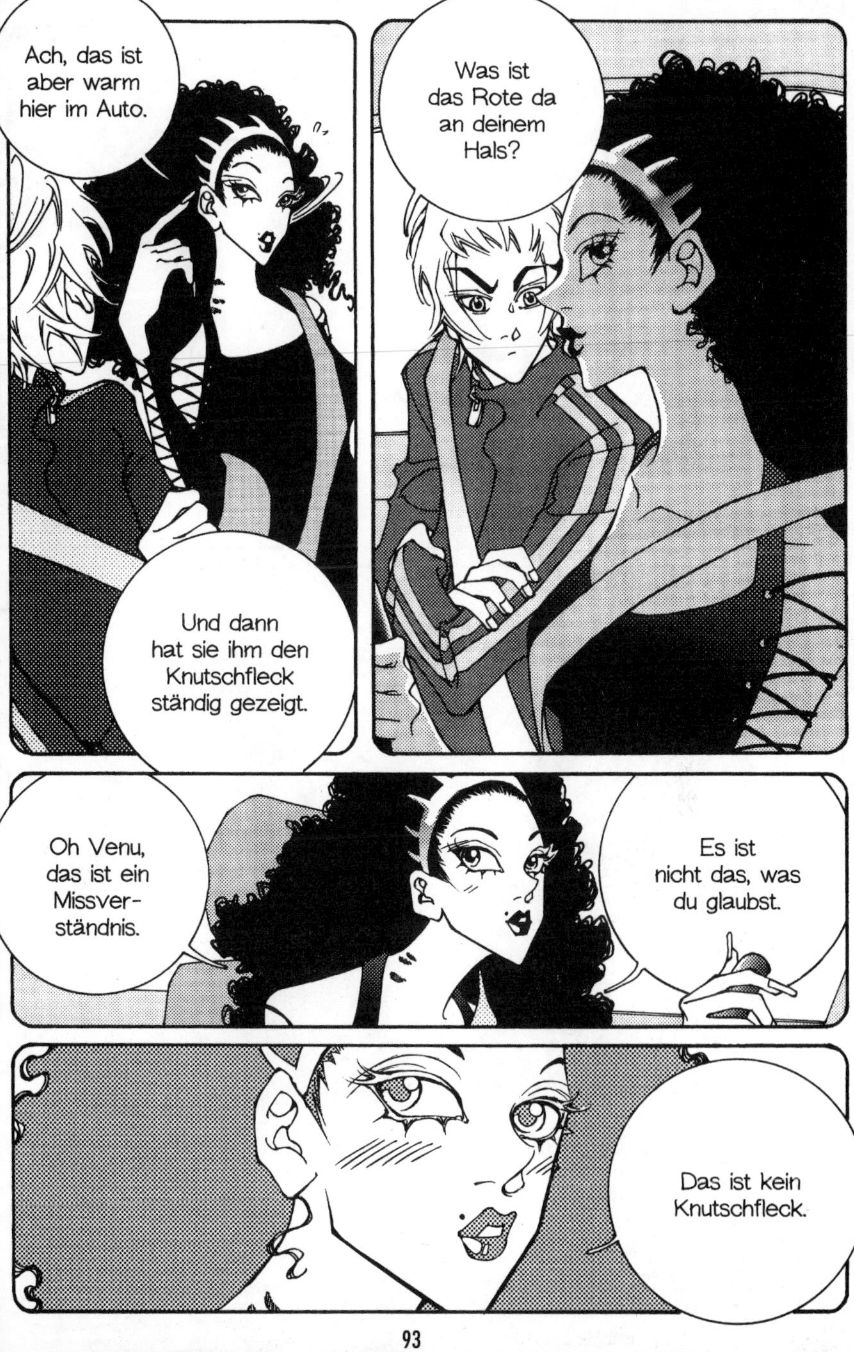
Ach, das ist aber warm hier im Auto.
Was ist das Rote da an deinem Hals?
Und dann hat sie ihm den Knutschfleck ständig gezeigt.
Oh Venu, das ist ein Missverständnis.
Es ist nicht das, was du glaubst.
Das ist kein Knutschfleck.

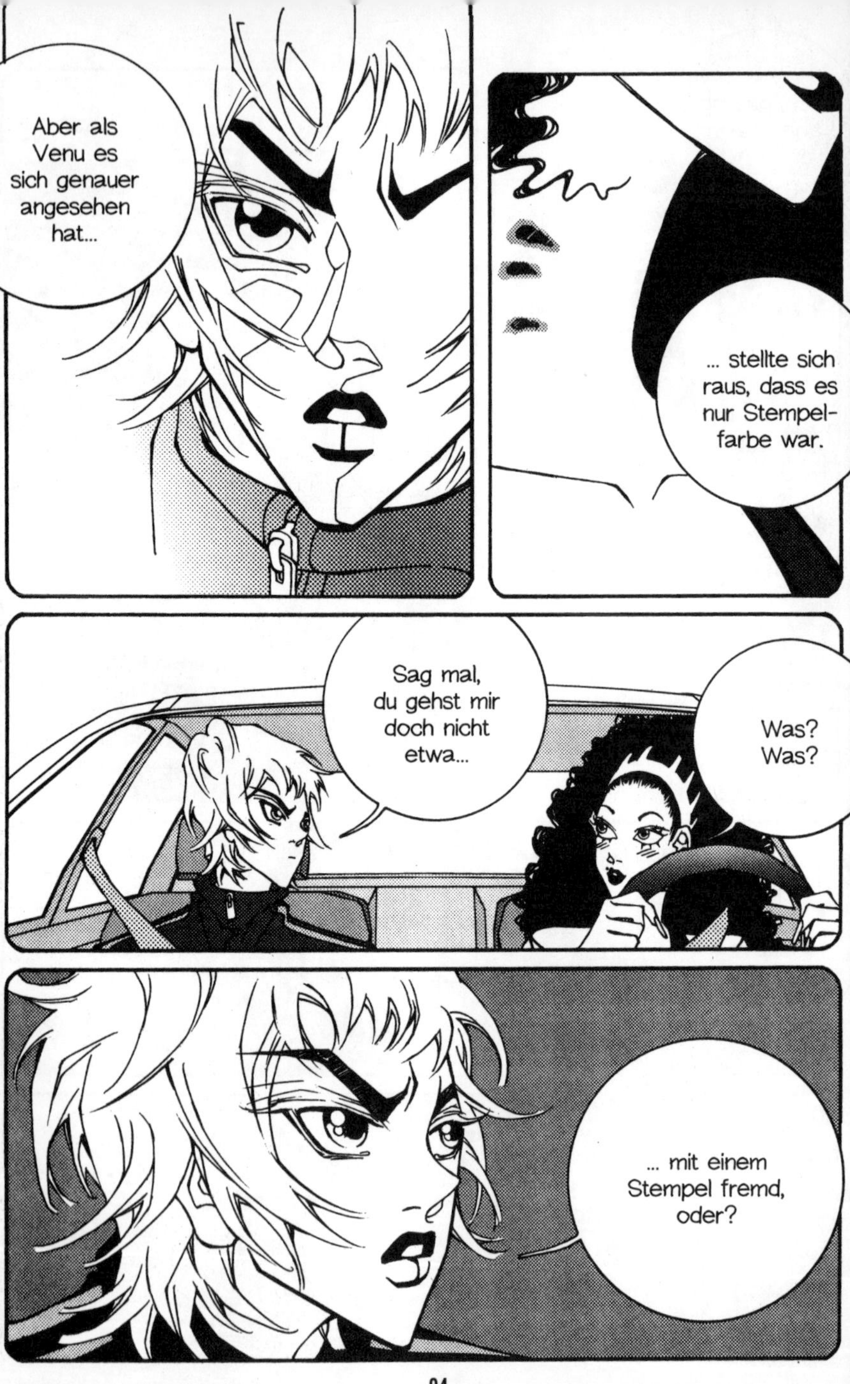
Aber als Venu es sich genauer angesehen hat...
... stellte sich raus, dass es nur Stempelfarbe war.
Sag mal, du gehst mir doch nicht etwa...
Was? Was?
... mit einem Stempel fremd, oder?

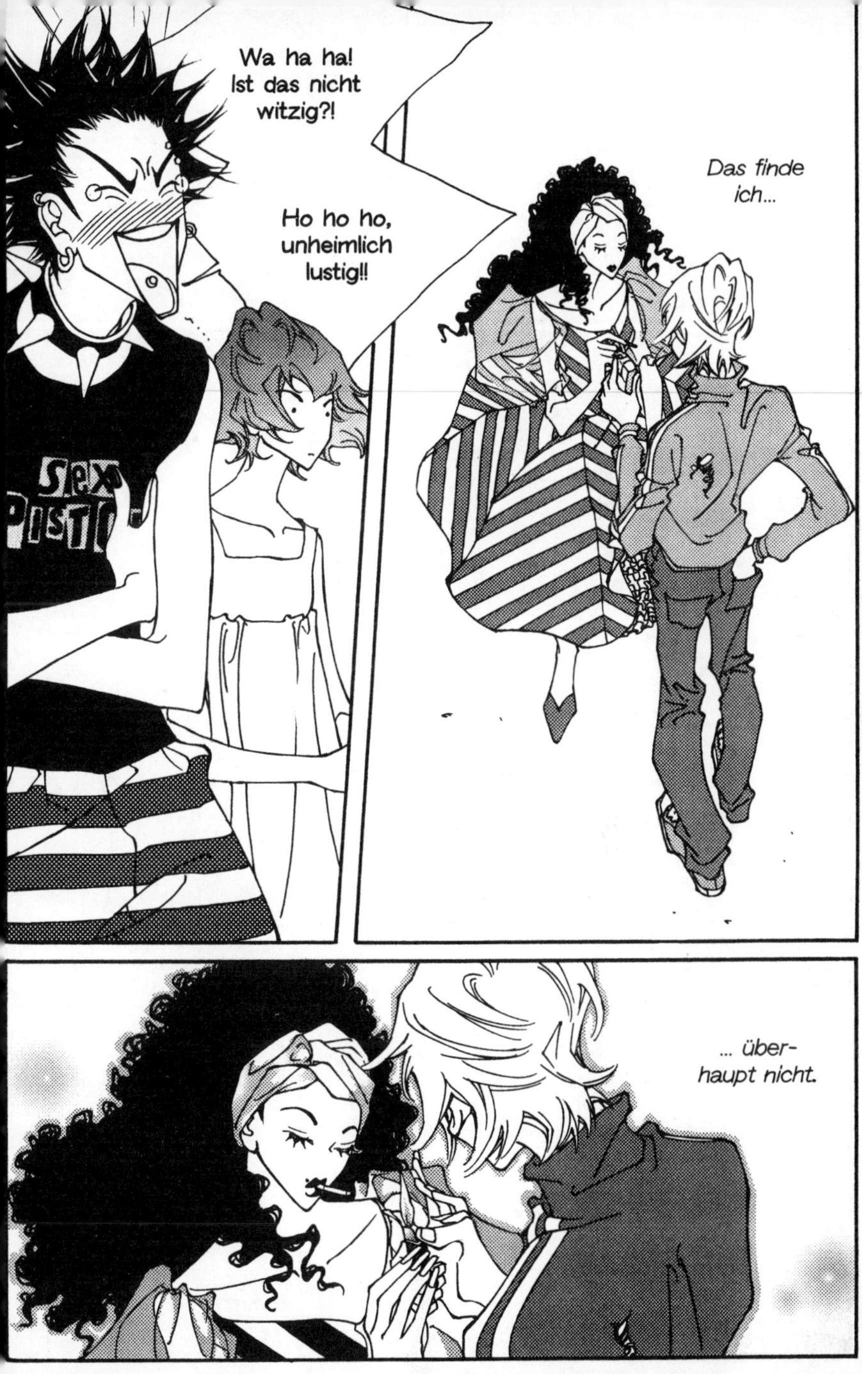
Wa ha ha! Ist das nicht witzig?!
Ho ho ho, unheimlich lustig!!
SEX PISTOL
Das finde ich...
... überhaupt nicht.

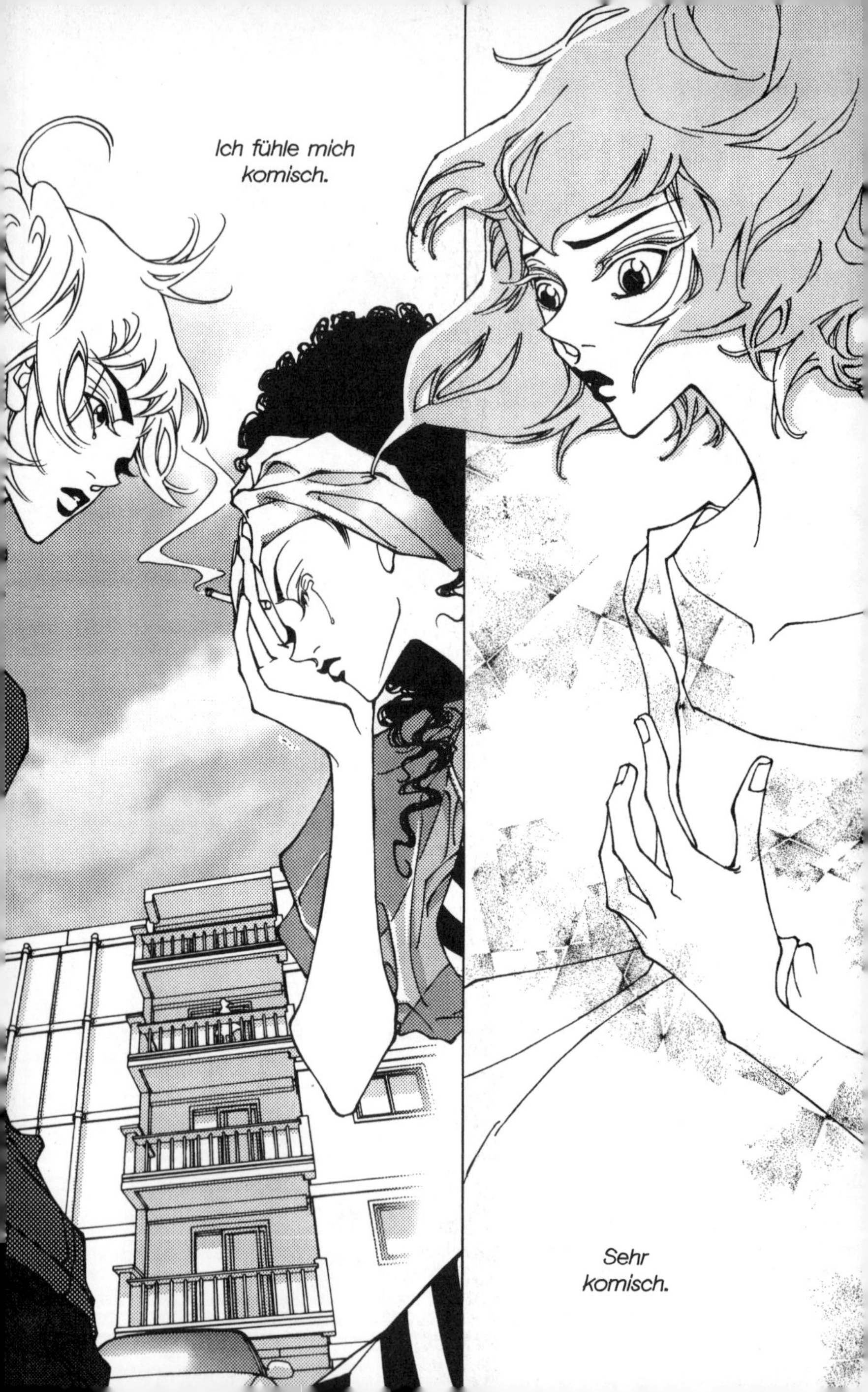
Ich fühle mich komisch.
Sehr komisch.

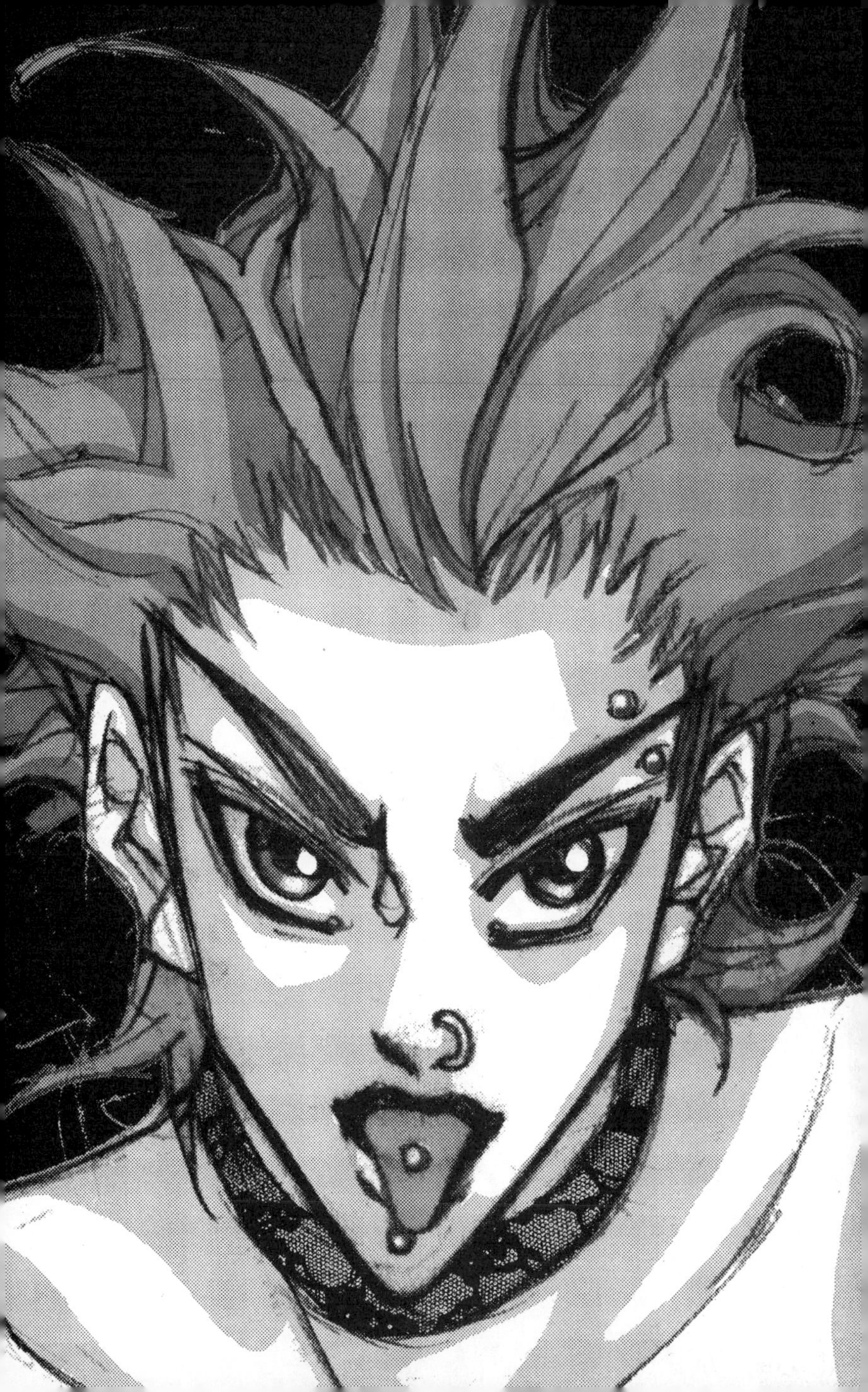

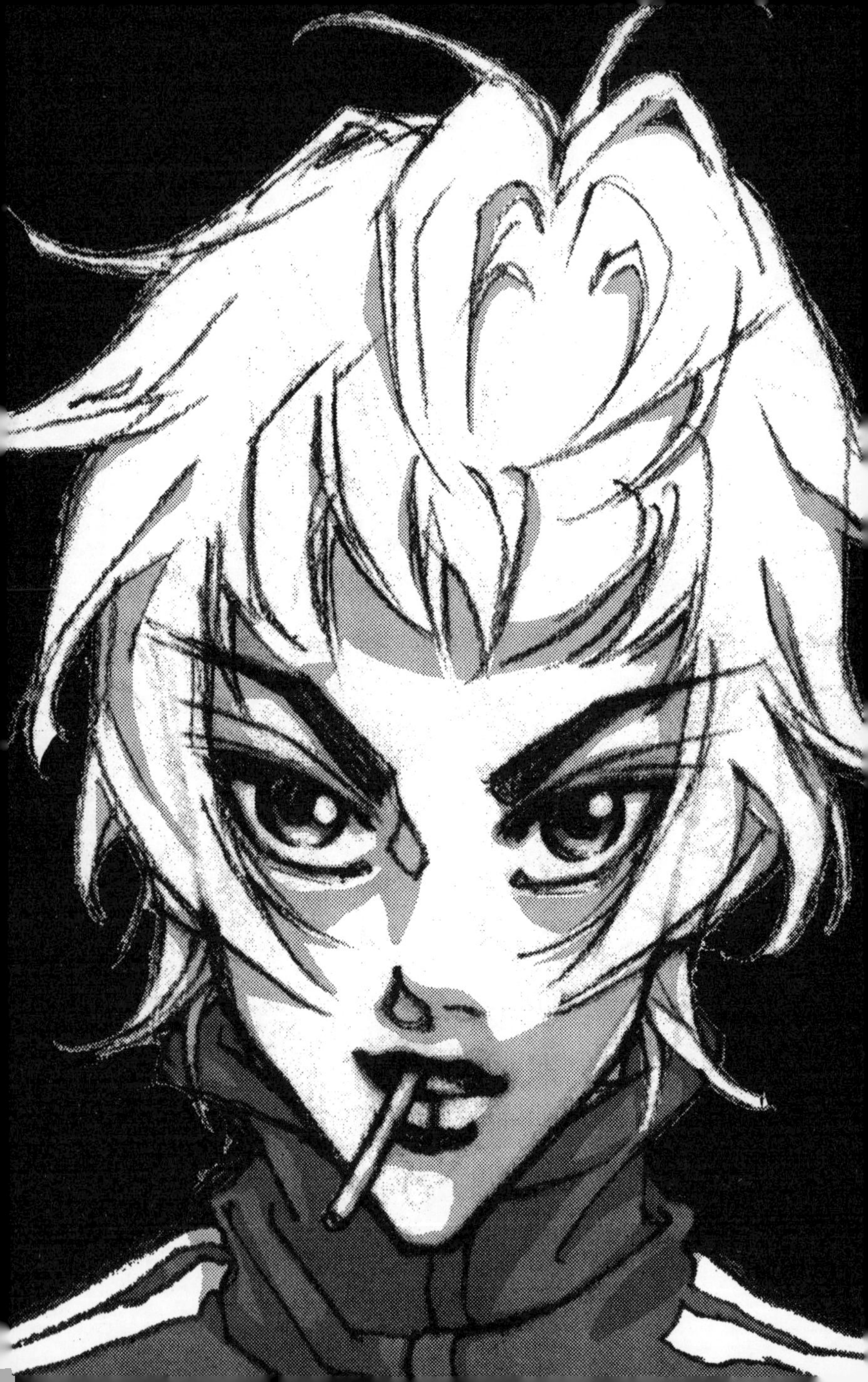

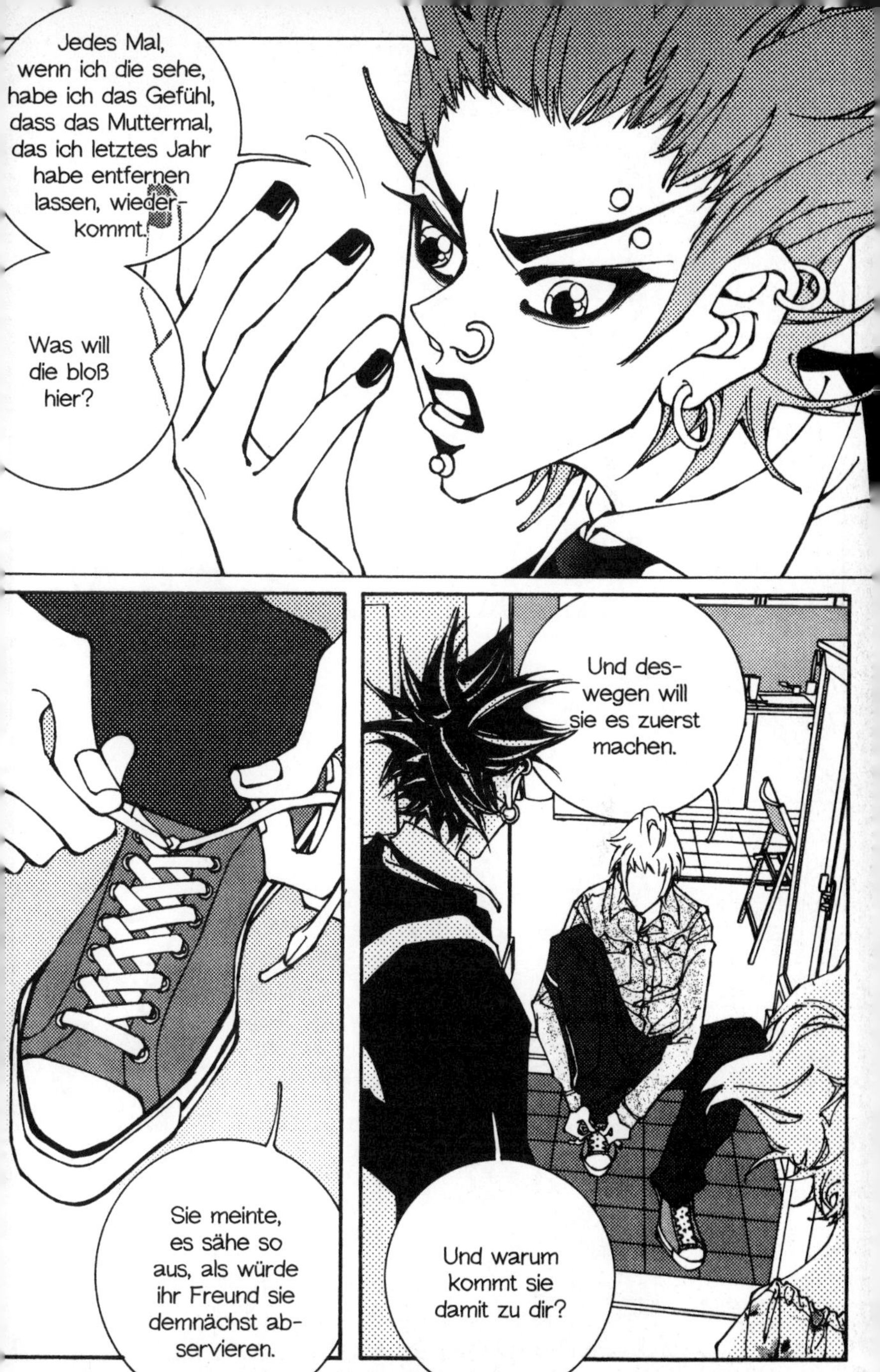
Jedes Mal, wenn ich die sehe, habe ich das Gefühl, dass das Muttermal, das ich letztes Jahr habe entfernen lassen, wiederkommt.
Was will die bloß hier?
Sie meinte, es sähe so aus, als würde ihr Freund sie demnächst abservieren.
Und deswegen will sie es zuerst machen.
Und warum kommt sie damit zu dir?

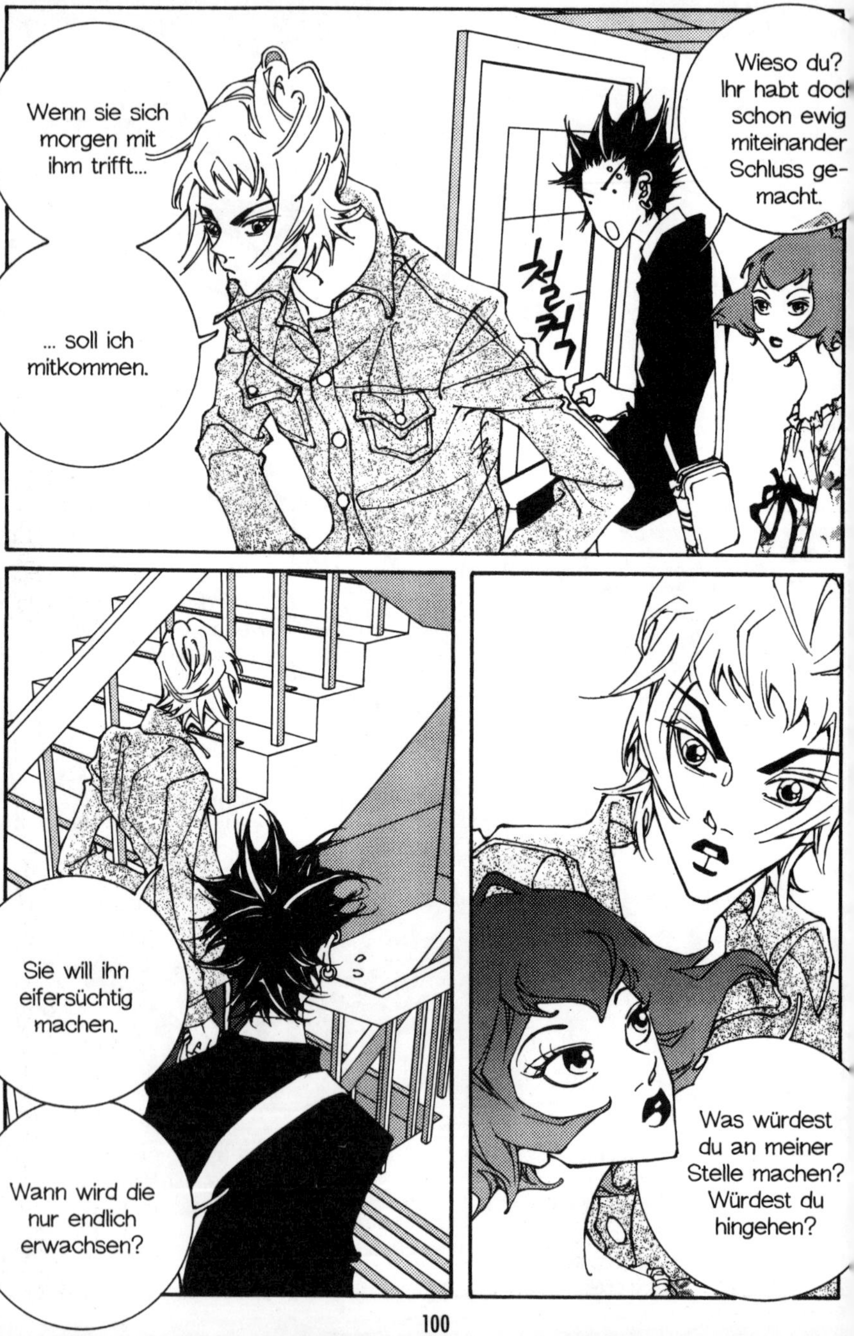
Wenn sie sich morgen mit ihm trifft...
... soll ich mitkommen.
철컥
Wieso du? Ihr habt doc schon ewig miteinander Schluss gemacht.
Sie will ihn eifersüchtig machen.
Wann wird die nur endlich erwachsen?
Was würdest du an meiner Stelle machen? Würdest du hingehen?

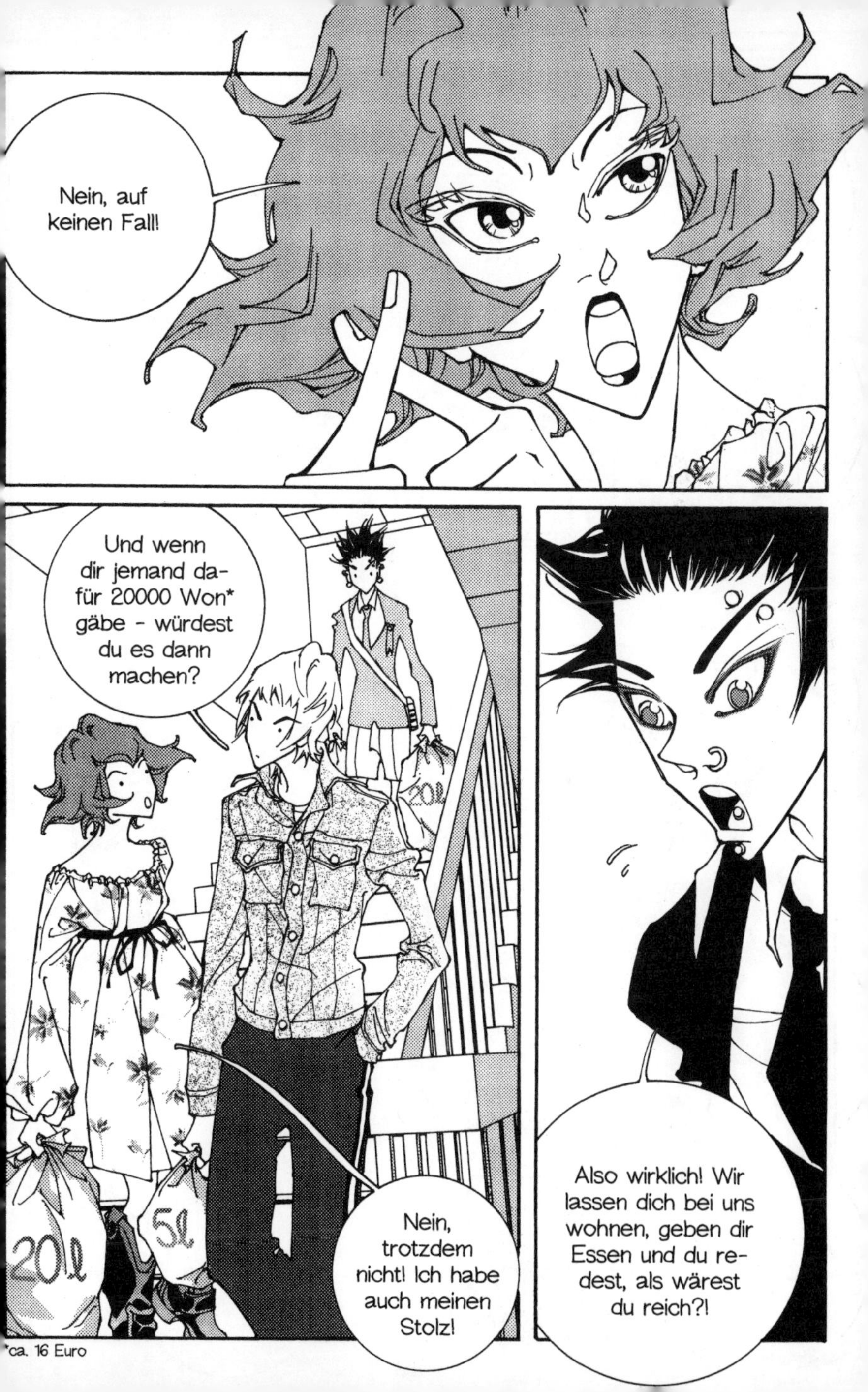
Nein, auf keinen Fall!
Und wenn dir jemand dafür 20000 Won* gäbe - würdest du es dann machen?
20l
20l
5l
Nein, trotzdem nicht! Ich habe auch meinen Stolz!
Also wirklich! Wir lassen dich bei uns wohnen, geben dir Essen und du redest, als wärest du reich?!

*ca. 16 Euro

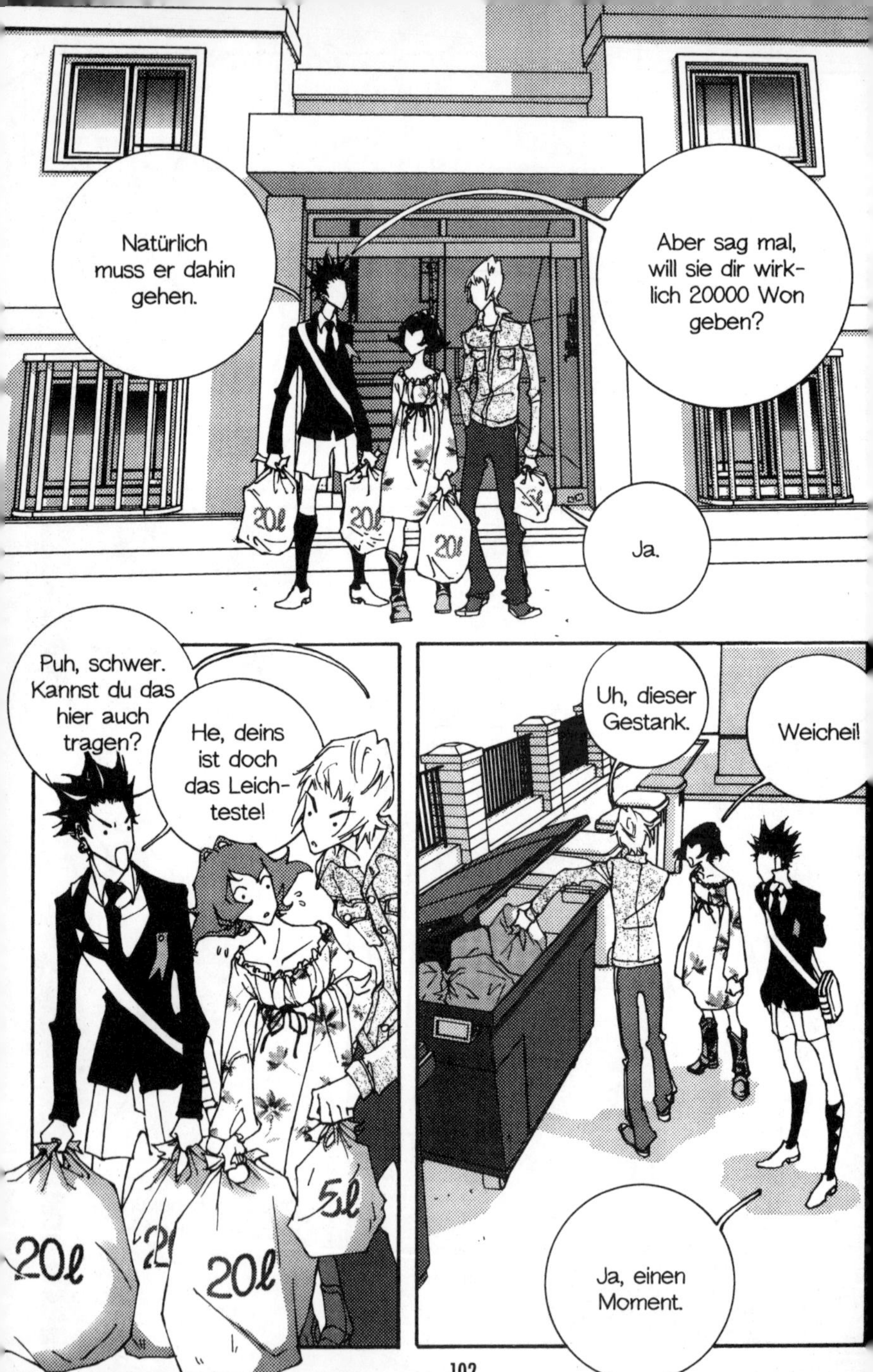
Natürlich muss er dahin gehen.
Aber sag mal, will sie dir wirklich 20000 Won geben?
Ja.
20ℓ
20ℓ
20ℓ
Puh, schwer. Kannst du das hier auch tragen?
He, deins ist doch das Leichteste!
20ℓ
20ℓ
5ℓ
Uh, dieser Gestank.
Weichei!
Ja, einen Moment.

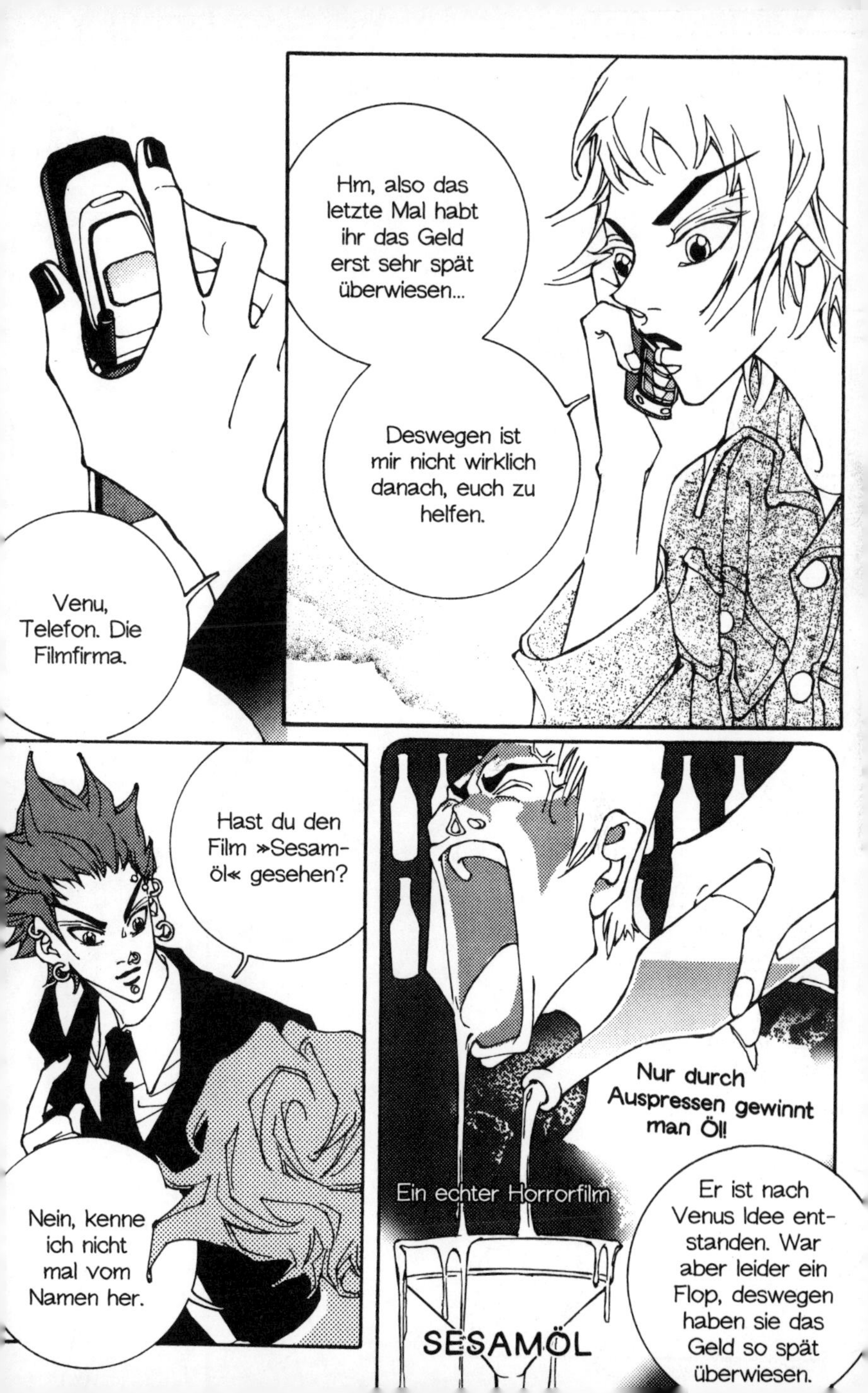
Venu, Telefon. Die Filmfirma.
Hm, also das letzte Mal habt ihr das Geld erst sehr spät überwiesen...
Deswegen ist mir nicht wirklich danach, euch zu helfen.
Hast du den Film »Sesamöl« gesehen?
Nein, kenne ich nicht mal vom Namen her.
Nur durch Auspressen gewinnt man Öl!
Ein echter Horrorfilm
SESAMÖL
Er ist nach Venus Idee entstanden. War aber leider ein Flop, deswegen haben sie das Geld so spät überwiesen.

*ca. 24 Euro

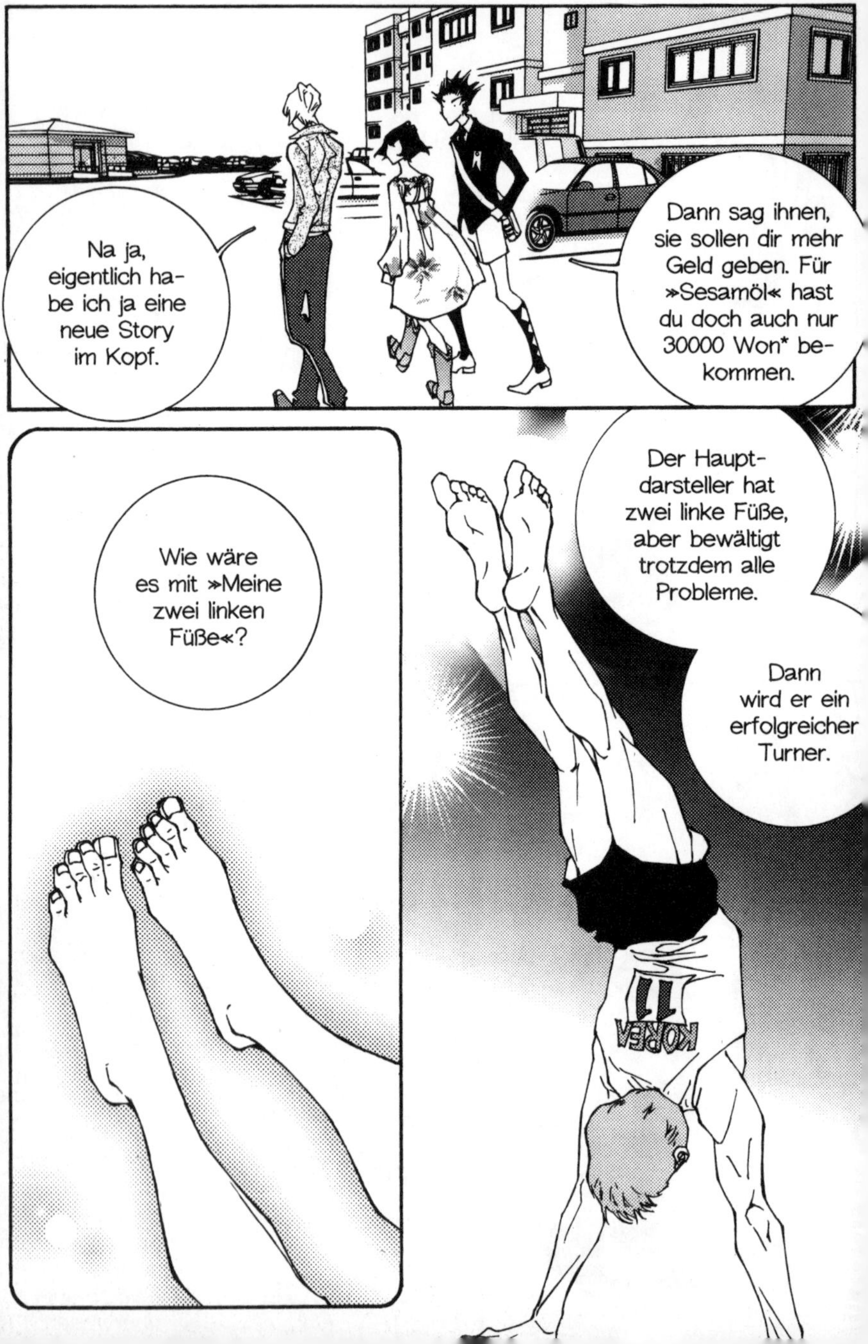

Na ja, eigentlich habe ich ja eine neue Story im Kopf.
Dann sag ihnen, sie sollen dir mehr Geld geben. Für »Sesamöl« hast du doch auch nur 30000 Won* bekommen.
Wie wäre es mit »Meine zwei linken Füße«?
Der Hauptdarsteller hat zwei linke Füße, aber bewältigt trotzdem alle Probleme.
Dann wird er ein erfolgreicher Turner.

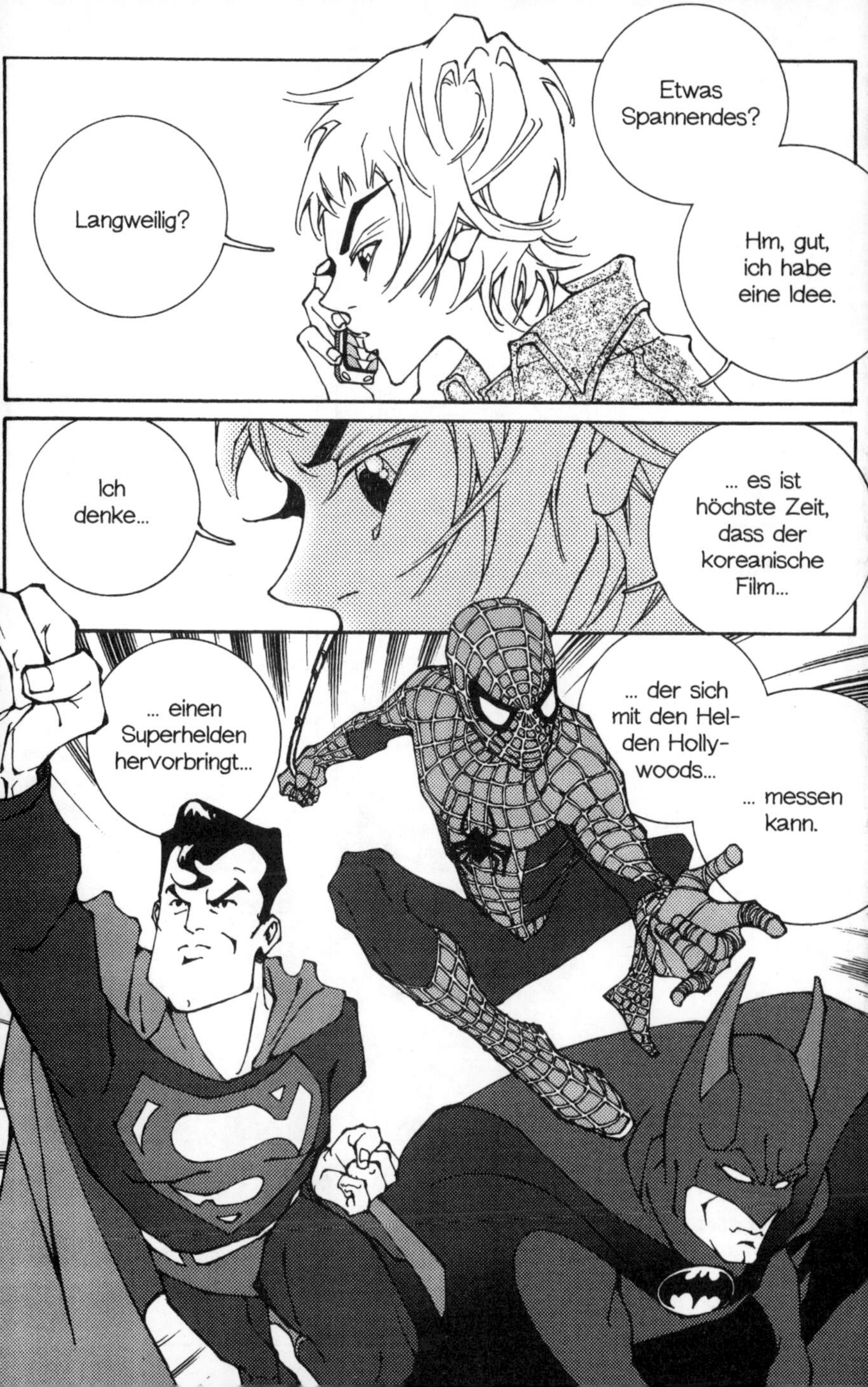

Langweilig?
Etwas Spannendes?
Hm, gut, ich habe eine Idee.
Ich denke...
... es ist höchste Zeit, dass der koreanische Film...
... einen Superhelden hervorbringt...
... der sich mit den Hel- den Holly- woods...
... messen kann.

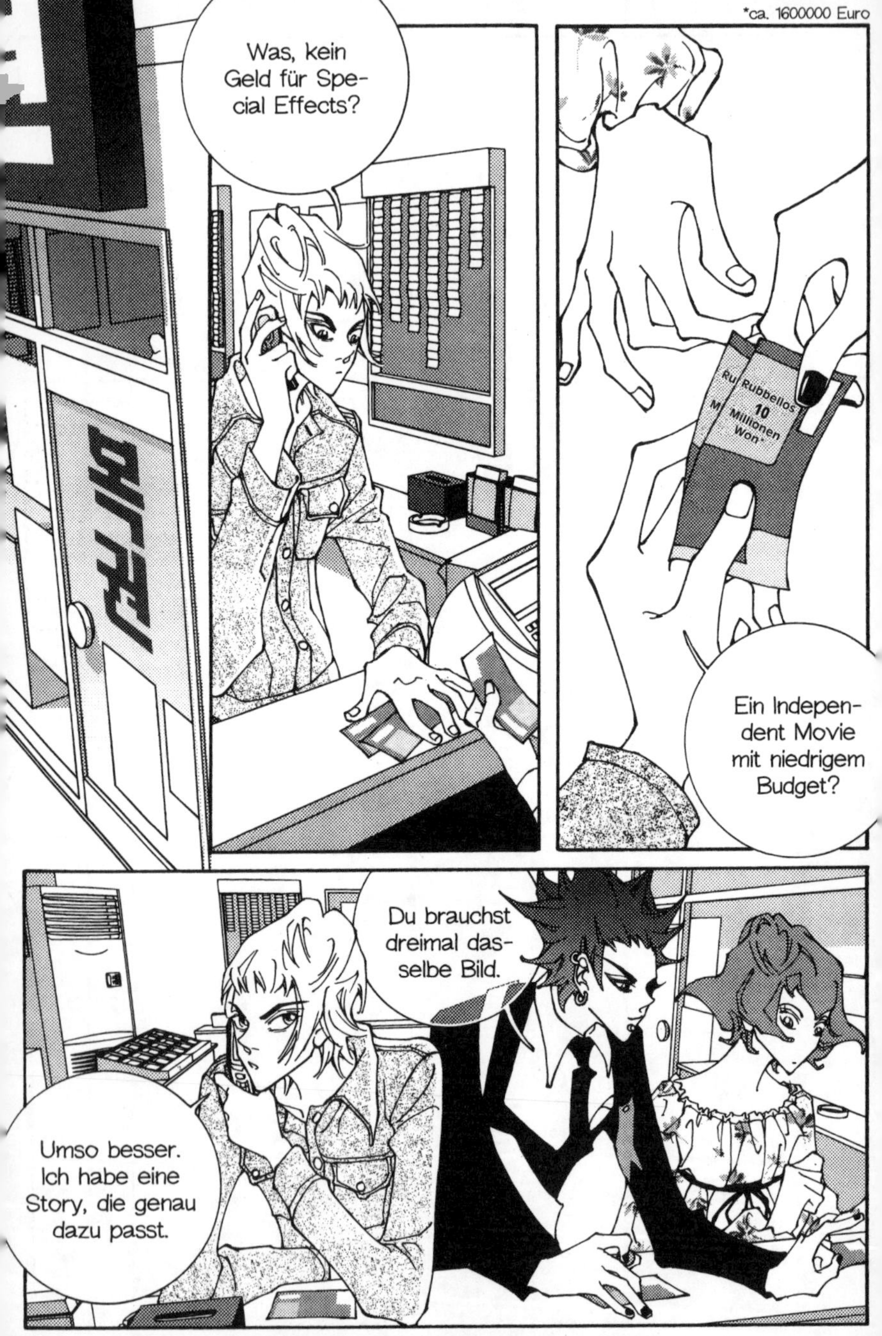
*ca. 1600000 Euro
Was, kein Geld für Special Effects?
Rubbellos 10 Millionen Won*
Ein Independent Movie mit niedrigem Budget?
Du brauchst dreimal dasselbe Bild.
Umso besser. Ich habe eine Story, die genau dazu passt.

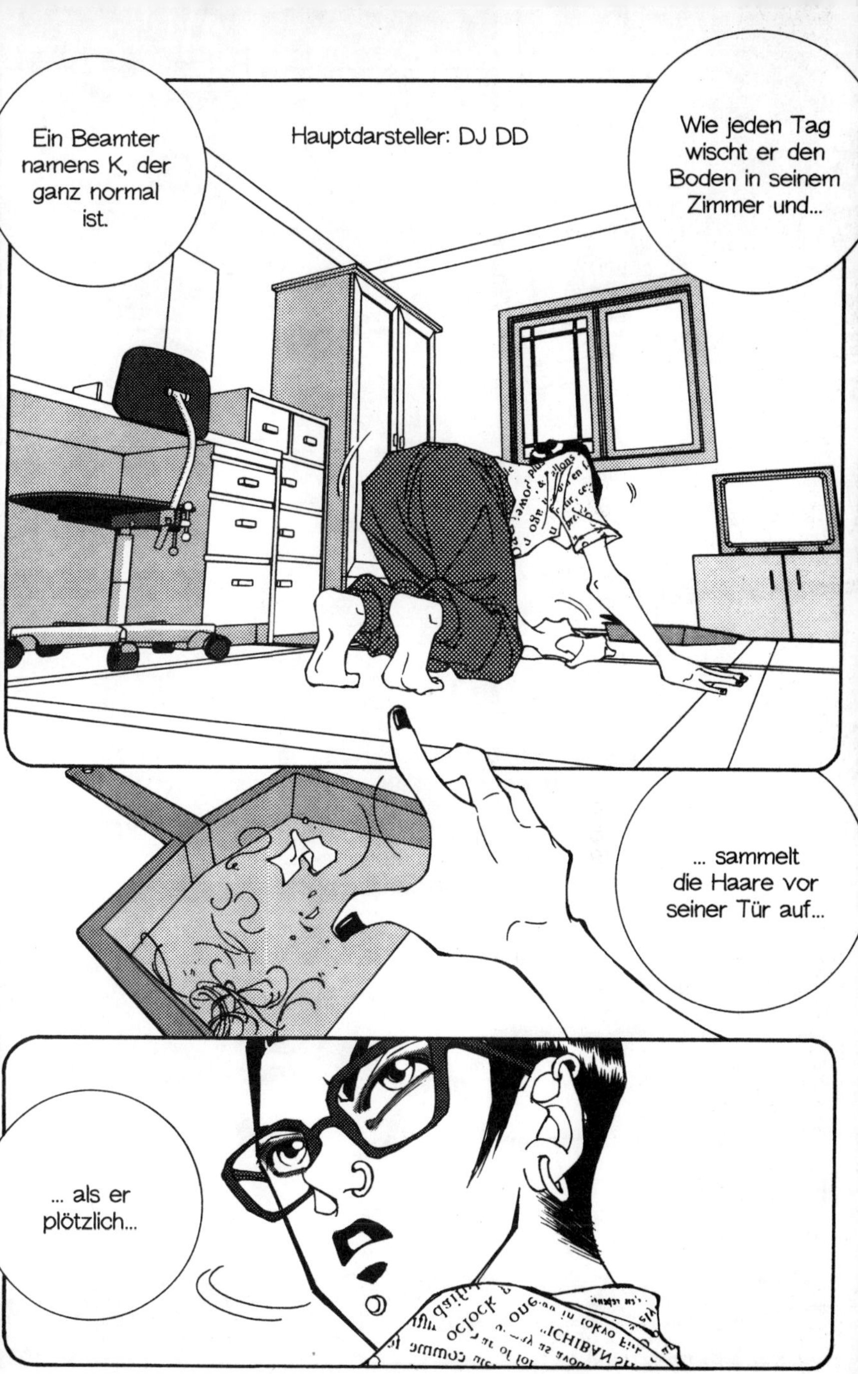
Hauptdarsteller: DJ DD
Ein Beamter namens K, der ganz normal ist.
Wie jeden Tag wischt er den Boden in seinem Zimmer und...
... sammelt die Haare vor seiner Tür auf...
... als er plötzlich...

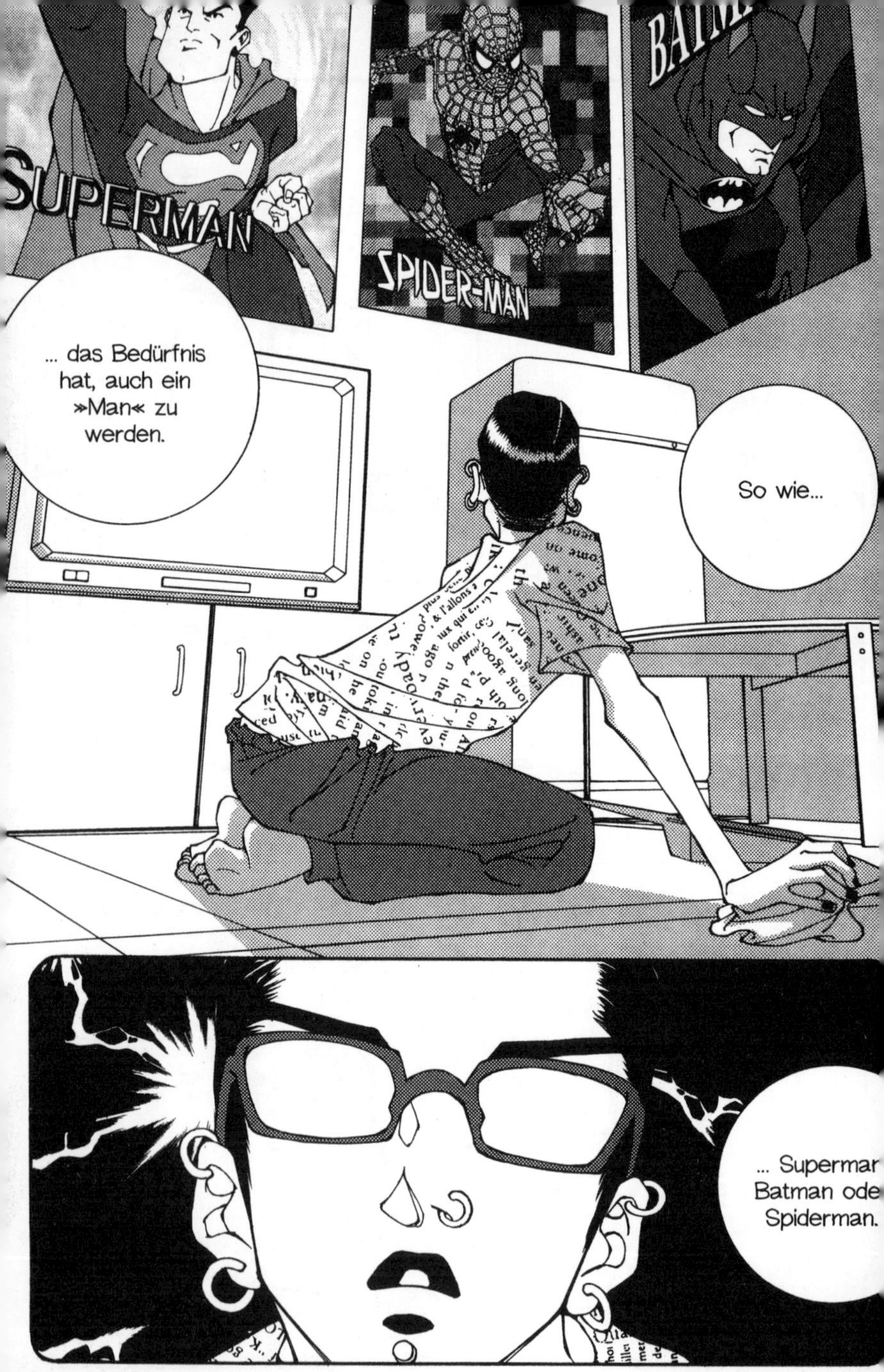
SUPERMAN
SPIDER-MAN
... das Bedürfnis hat, auch ein »Man« zu werden.
So wie...
... Supermar Batman ode Spiderman.

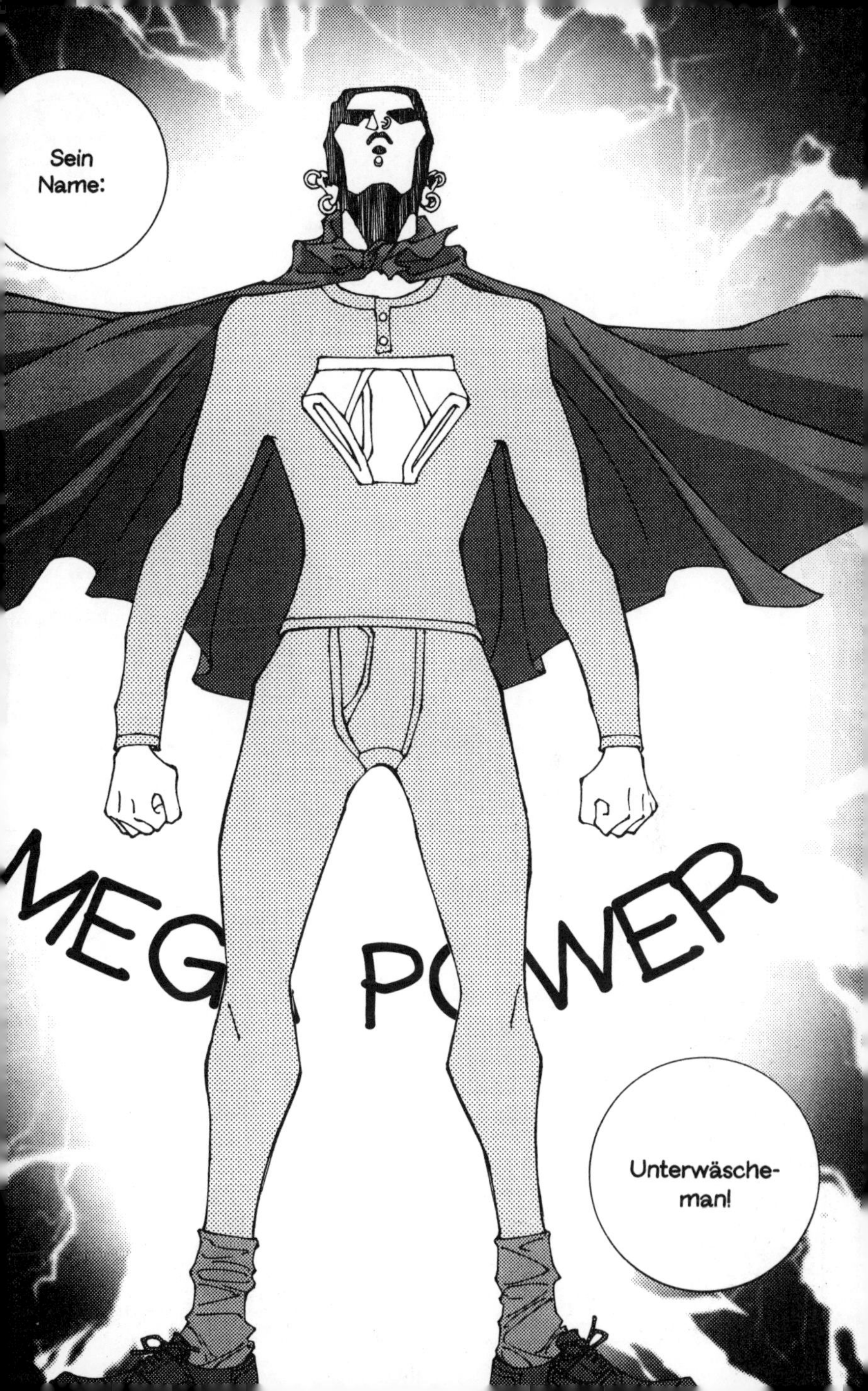
Sein Name:
MEGA POWER
Unterwäsche-man!

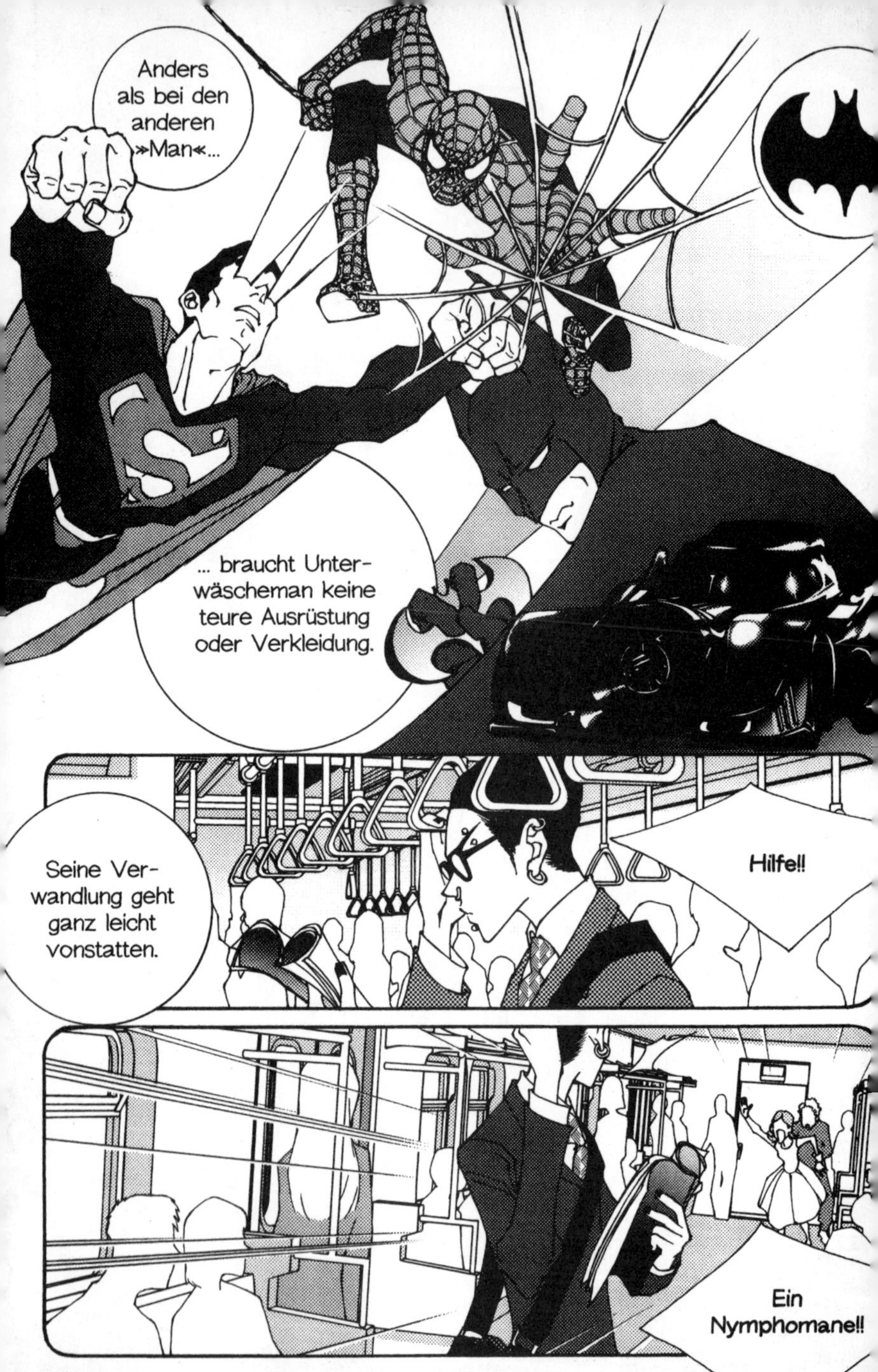

Anders als bei den anderen »Man«...
... braucht Unterwäscheman keine teure Ausrüstung oder Verkleidung.
Hilfe!!
Seine Verwandlung geht ganz leicht vonstatten.
Ein Nymphomane!!

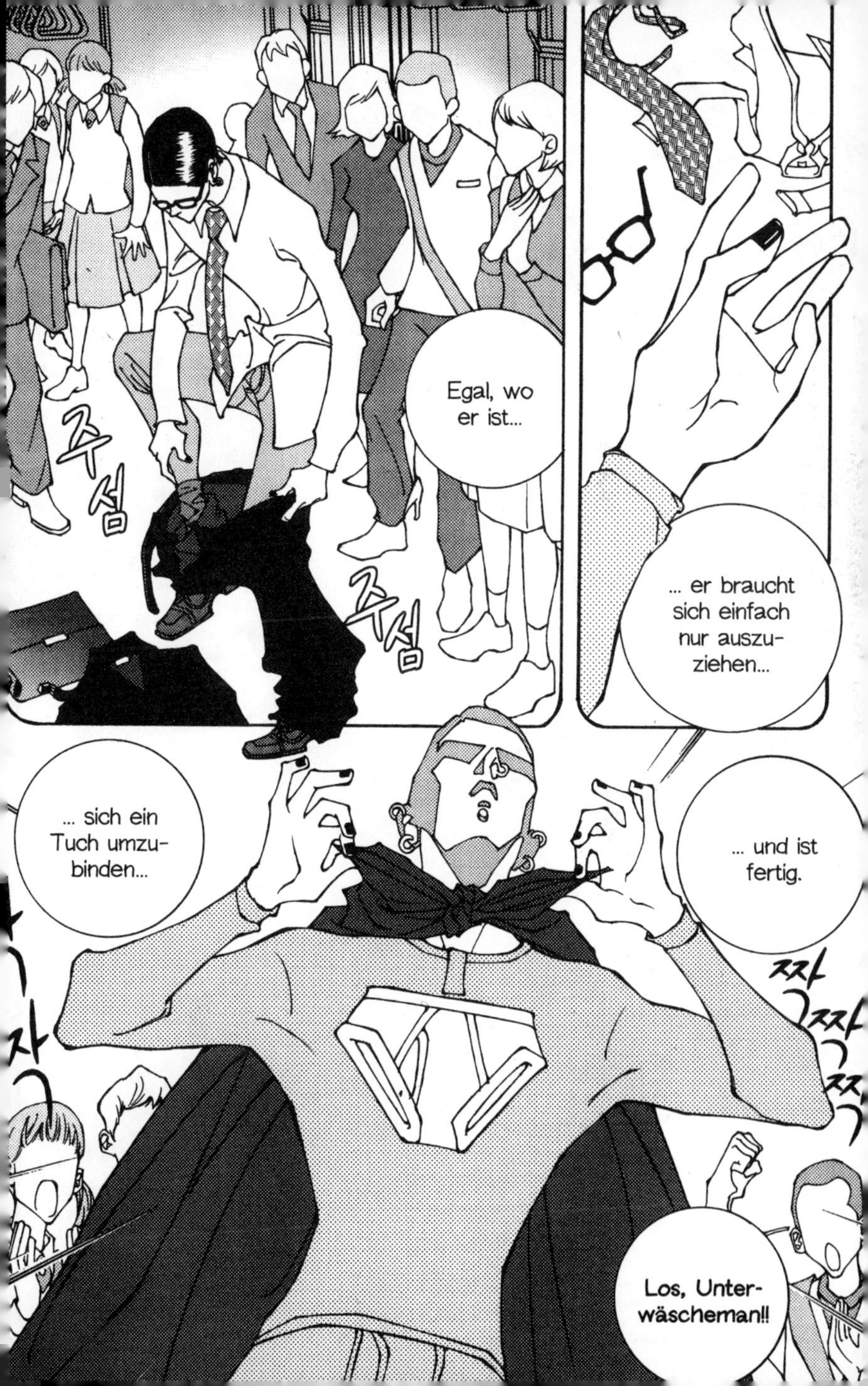

주섬
Egal, wo er ist...
주섬
... er braucht sich einfach nur auszuziehen...
... sich ein Tuch umzubinden...
... und ist fertig.
Los, Unterwäscheman!!

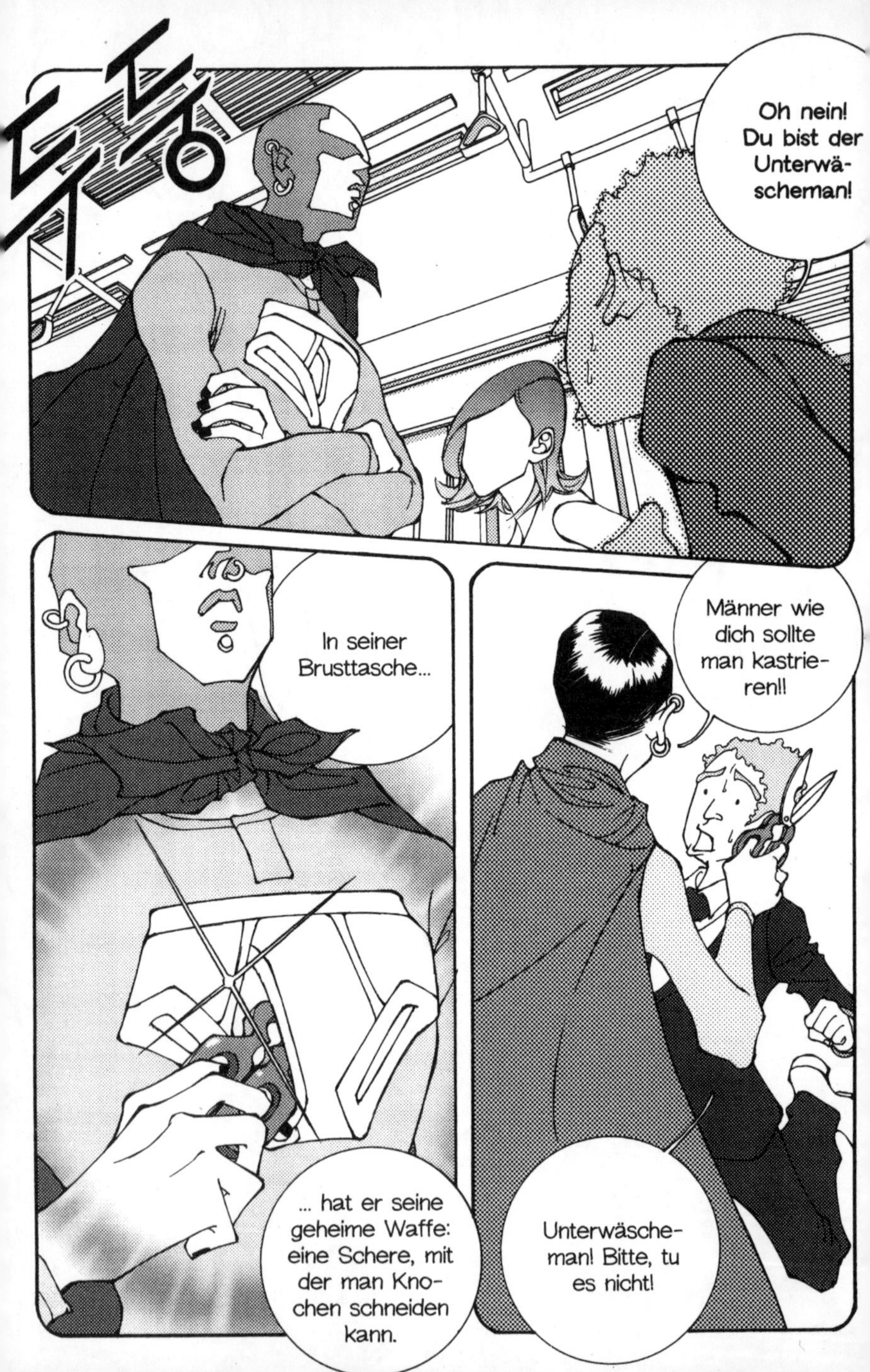
Oh nein! Du bist der Unterwäscheman!
In seiner Brusttasche...
... hat er seine geheime Waffe: eine Schere, mit der man Knochen schneiden kann.
Männer wie dich sollte man kastrieren!!
Unterwäscheman! Bitte, tu es nicht!

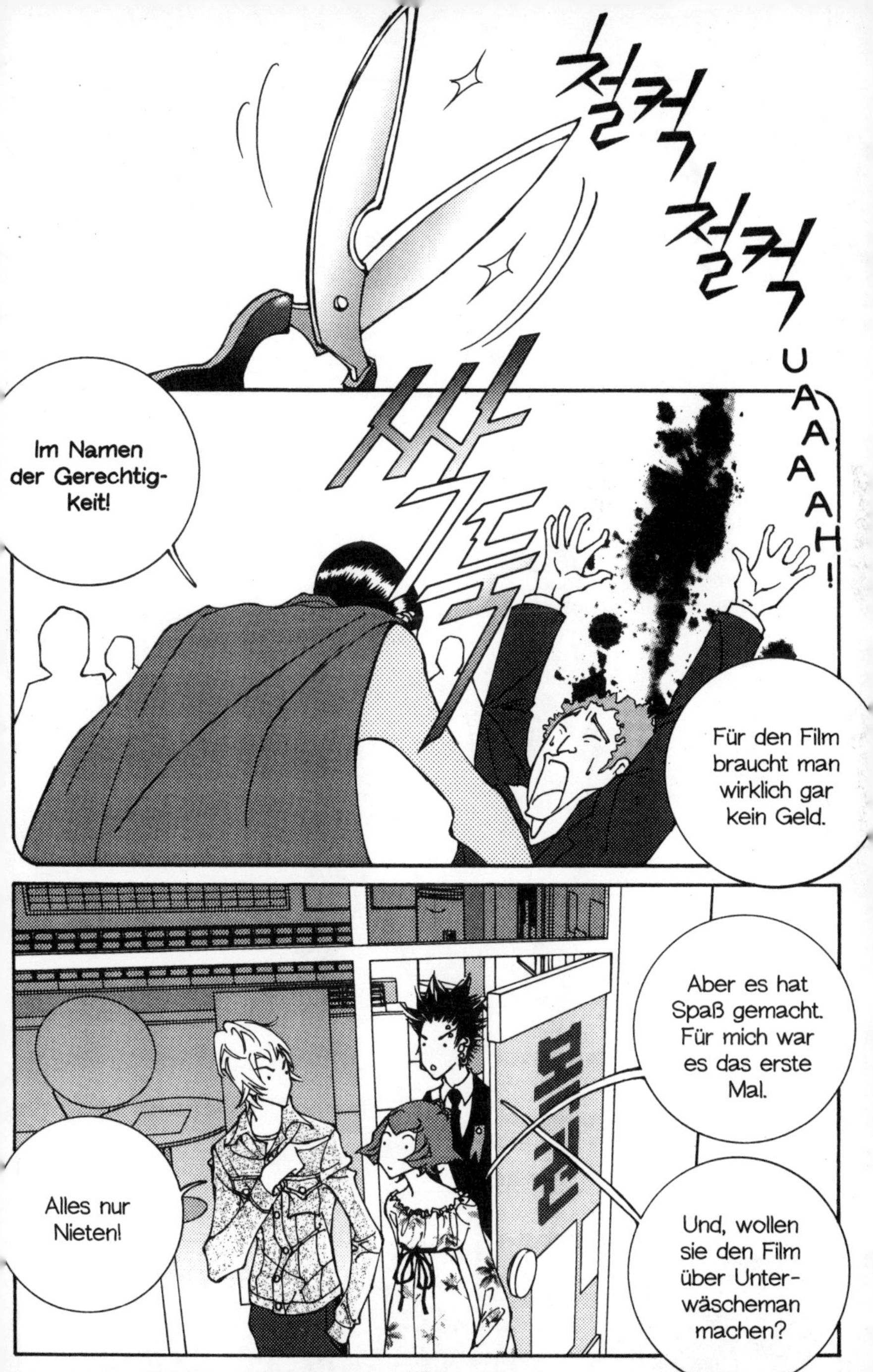

철컥 철컥
싹둑
Im Namen der Gerechtig-keit!
UAAAAAH!
Für den Film braucht man wirklich gar kein Geld.
복권
Alles nur Nieten!
Aber es hat Spaß gemacht. Für mich war es das erste Mal.
Und, wollen sie den Film über Unter-wäscheman machen?

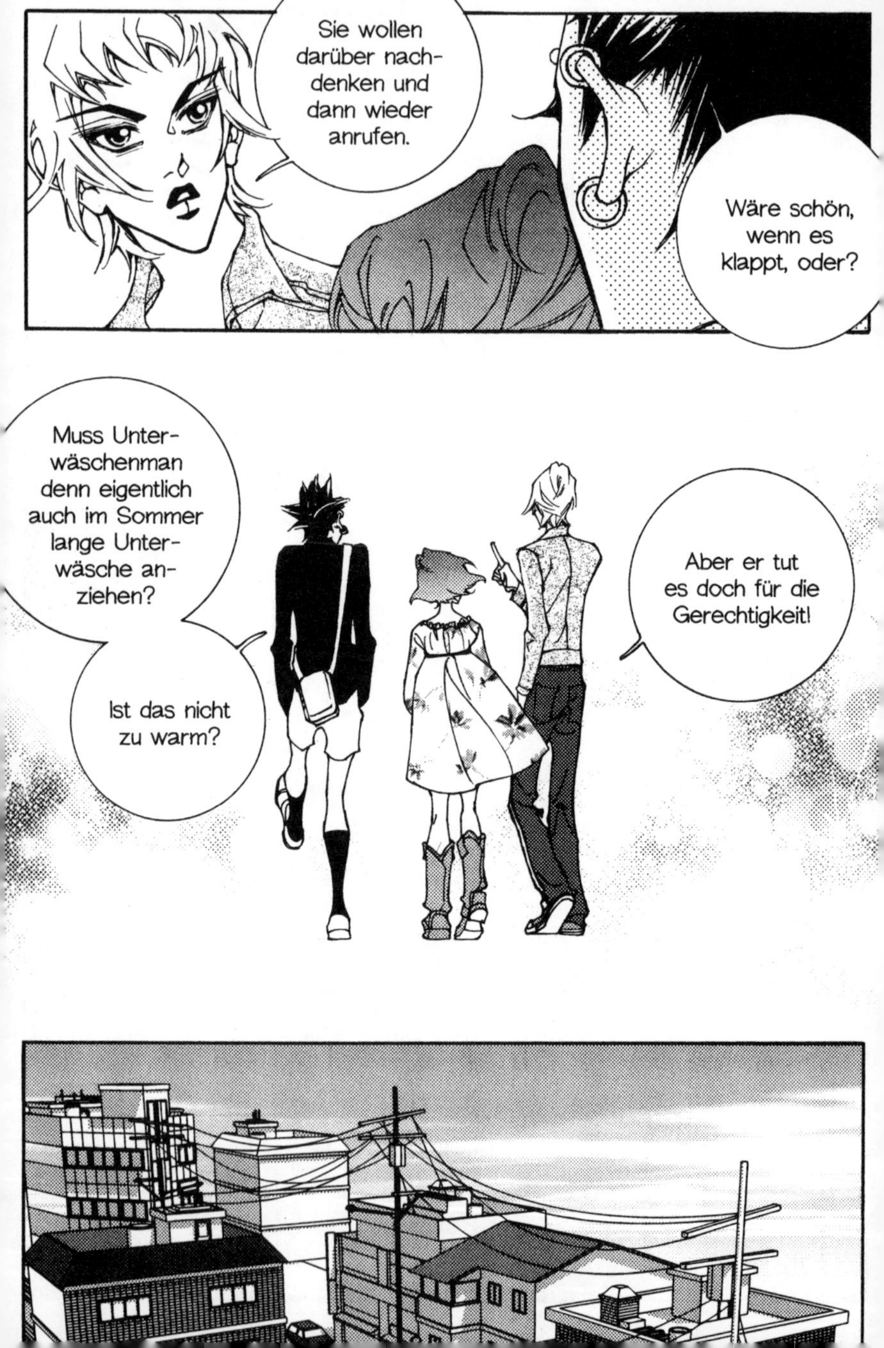

Sie wollen darüber nach-denken und dann wieder anrufen.
Wäre schön, wenn es klappt, oder?
Muss Unter-wäschenman denn eigentlich auch im Sommer lange Unter-wäsche an-ziehen?
Ist das nicht zu warm?
Aber er tut es doch für die Gerechtigkeit!

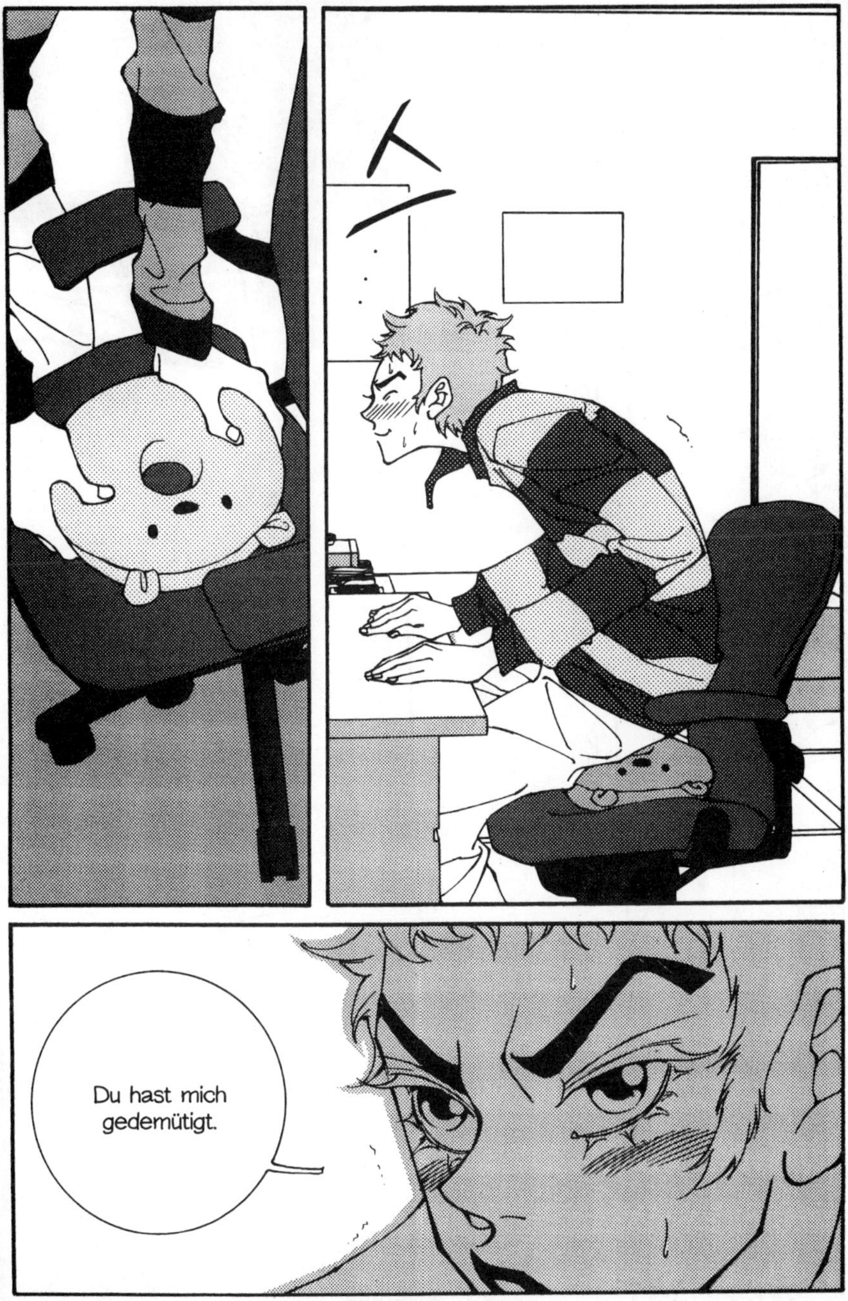
Du hast mich gedemütigt.

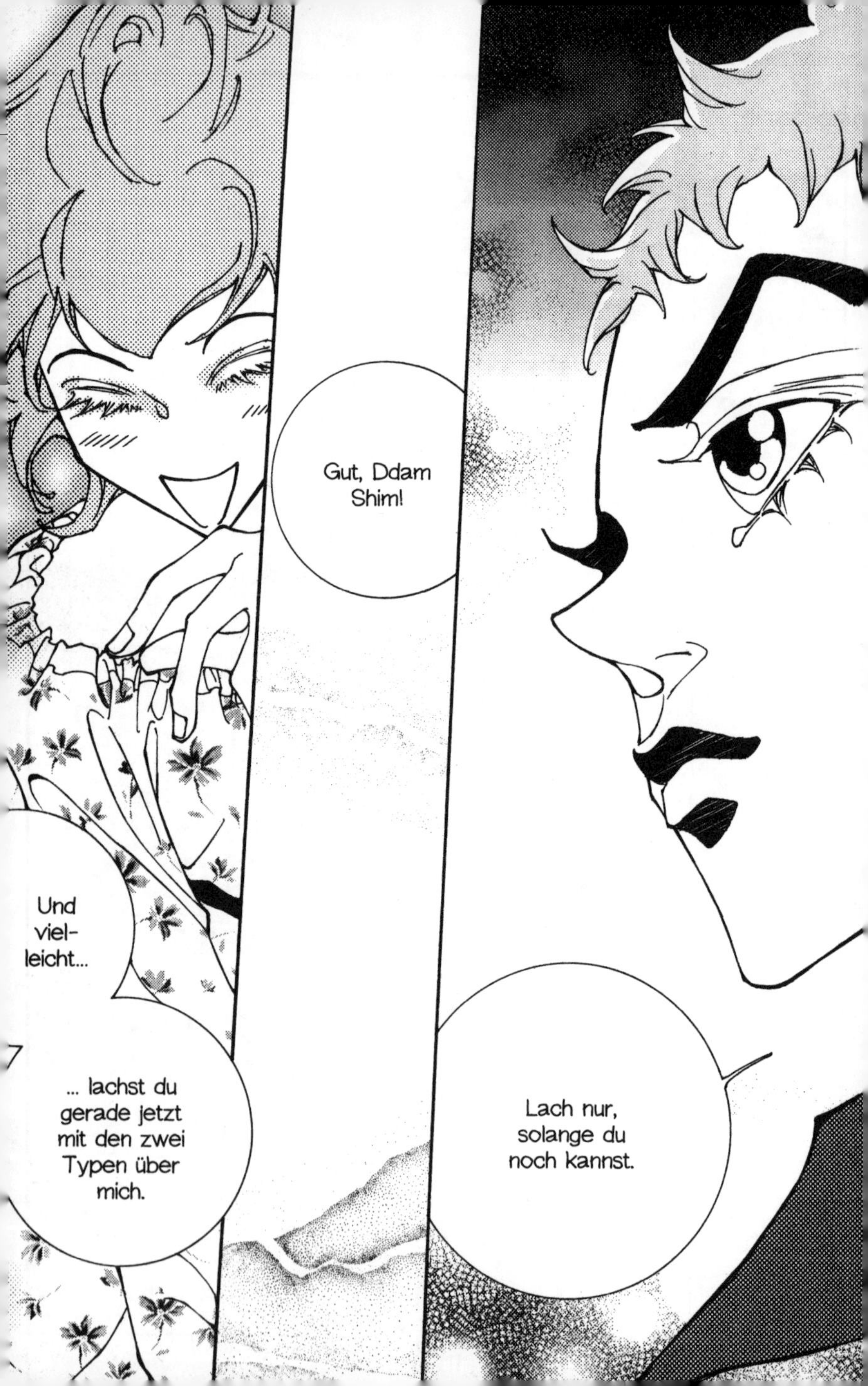
Gut, Ddam Shim!
Und viel-leicht...
... lachst du gerade jetzt mit den zwei Typen über mich.
Lach nur, solange du noch kannst.

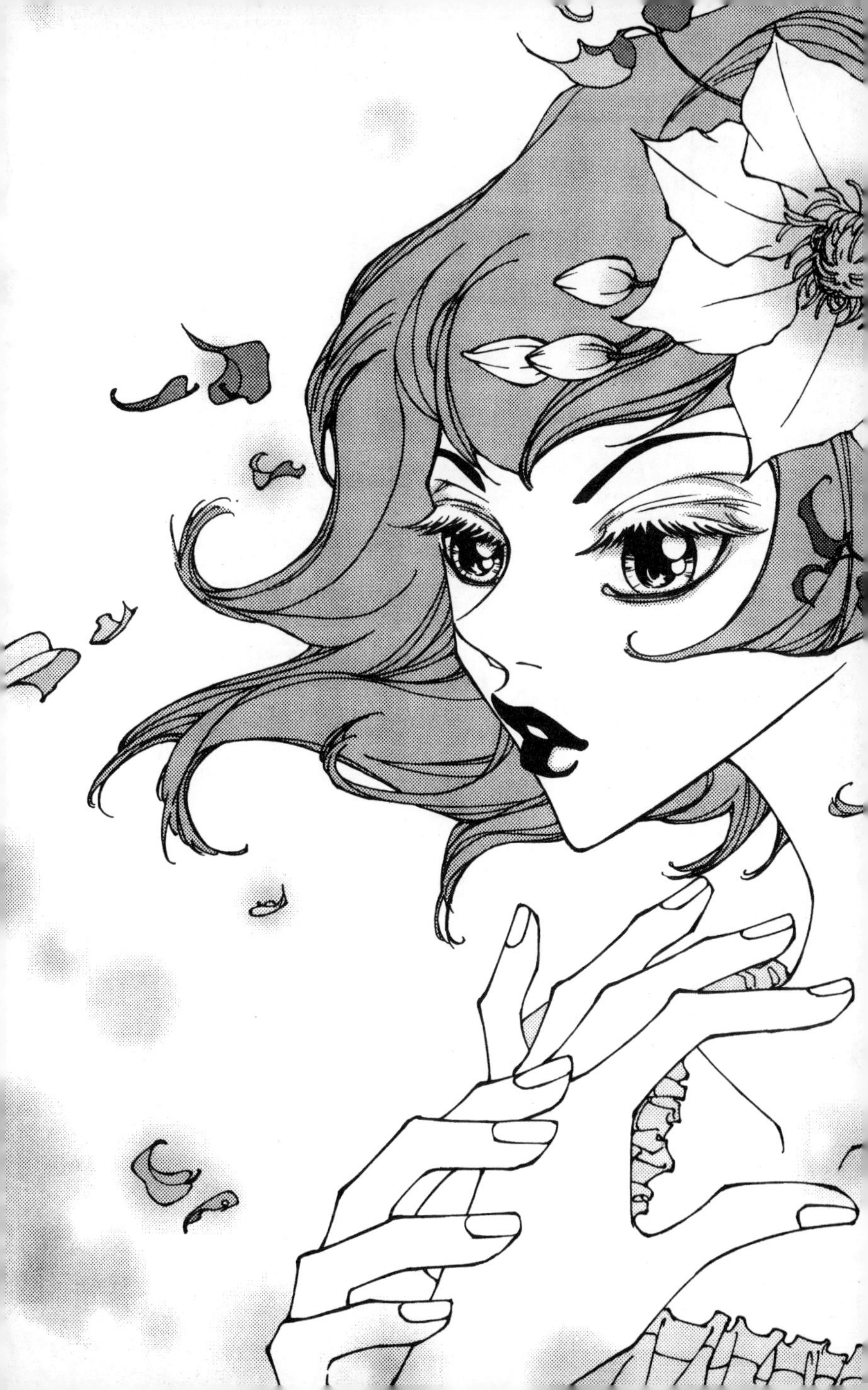

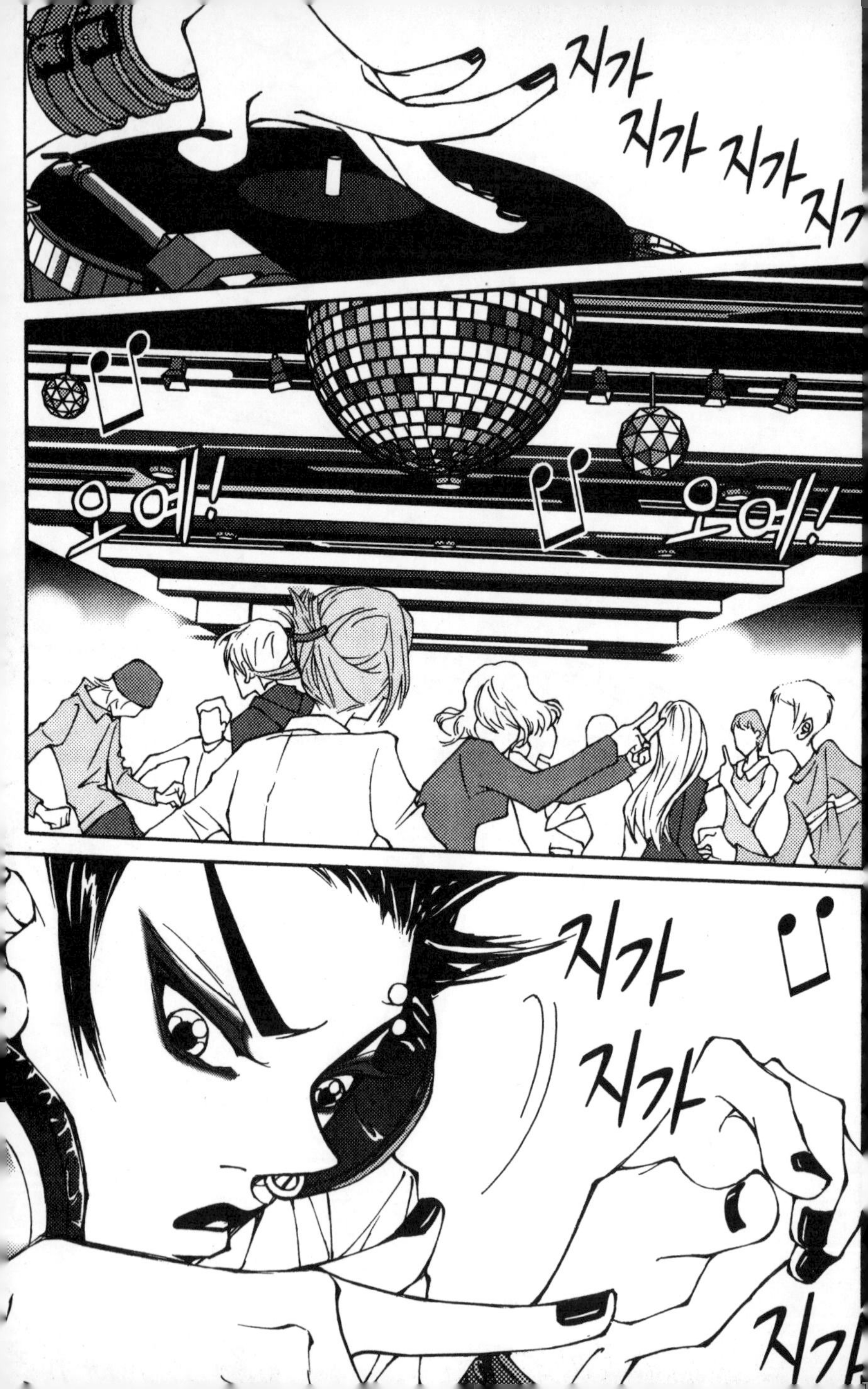
지가 지가 지가 지가
오예!
오예!
지가 지가 지가

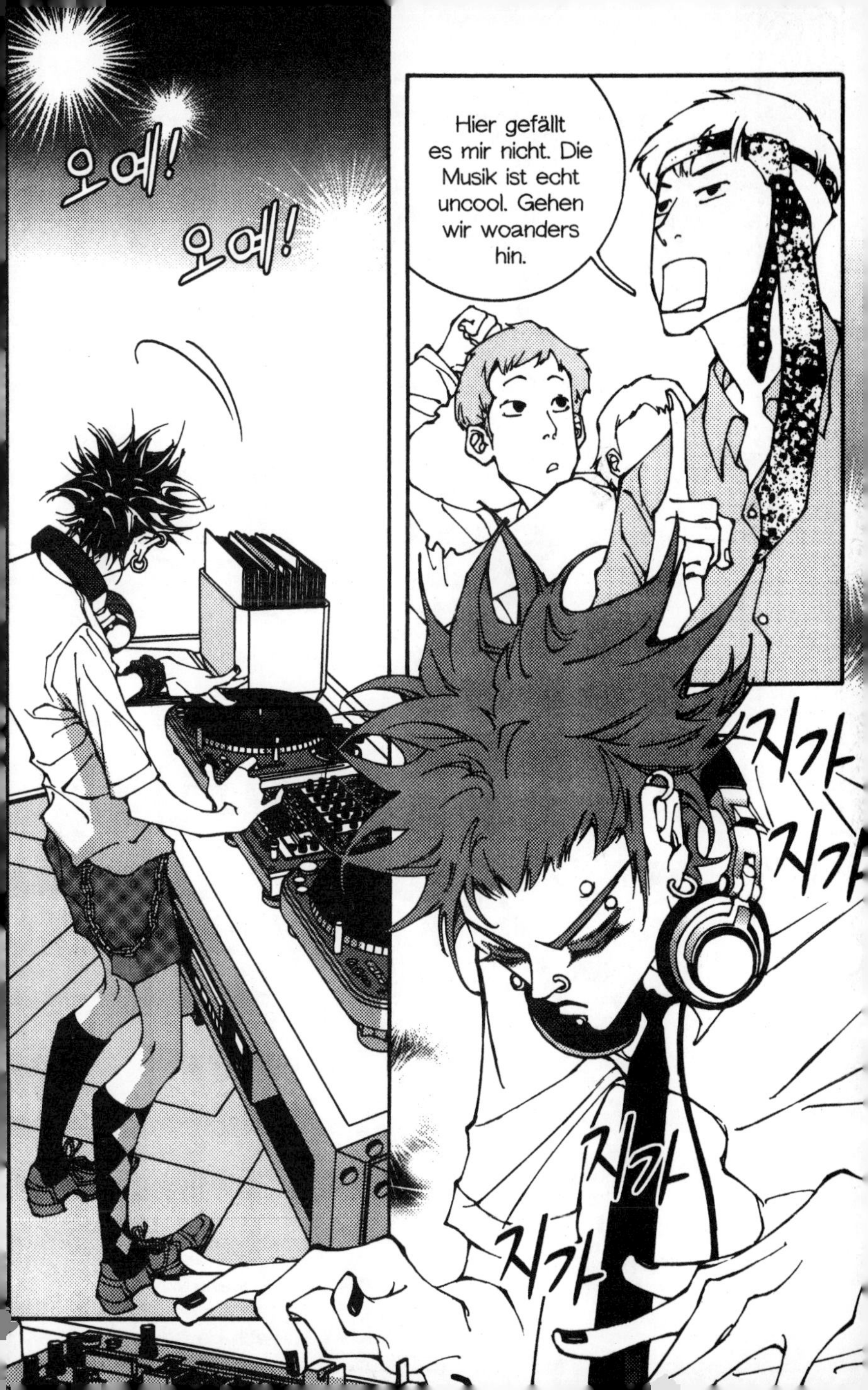
오예!
오예!
Hier gefällt es mir nicht. Die Musik ist echt uncool. Gehen wir woanders hin.
지가
지가
지가
지가

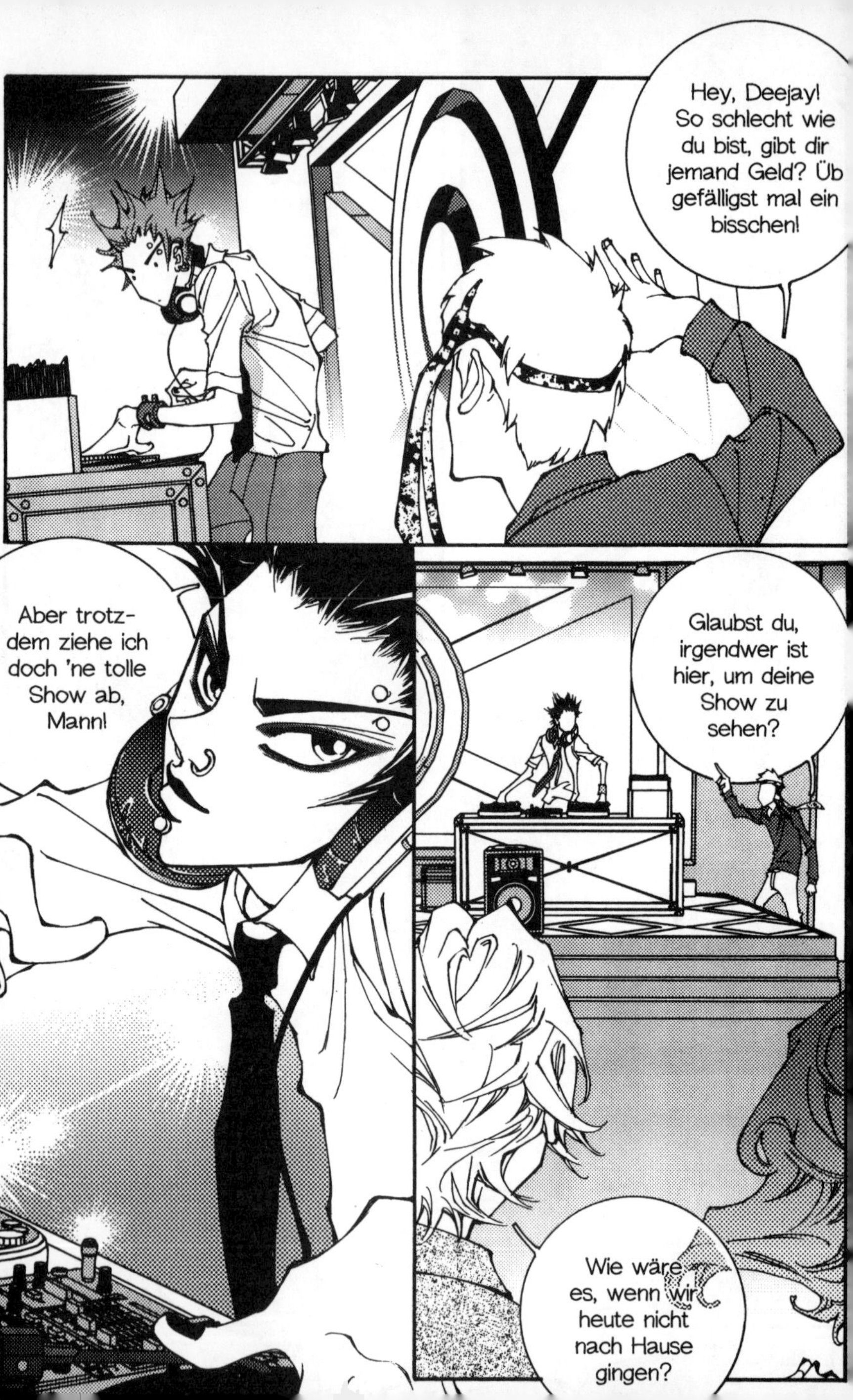
Hey, Deejay! So schlecht wie du bist, gibt dir jemand Geld? Üb gefälligst mal ein bisschen!
Aber trotzdem ziehe ich doch 'ne tolle Show ab, Mann!
Glaubst du, irgendwer ist hier, um deine Show zu sehen?
Wie wäre es, wenn wir heute nicht nach Hause gingen?

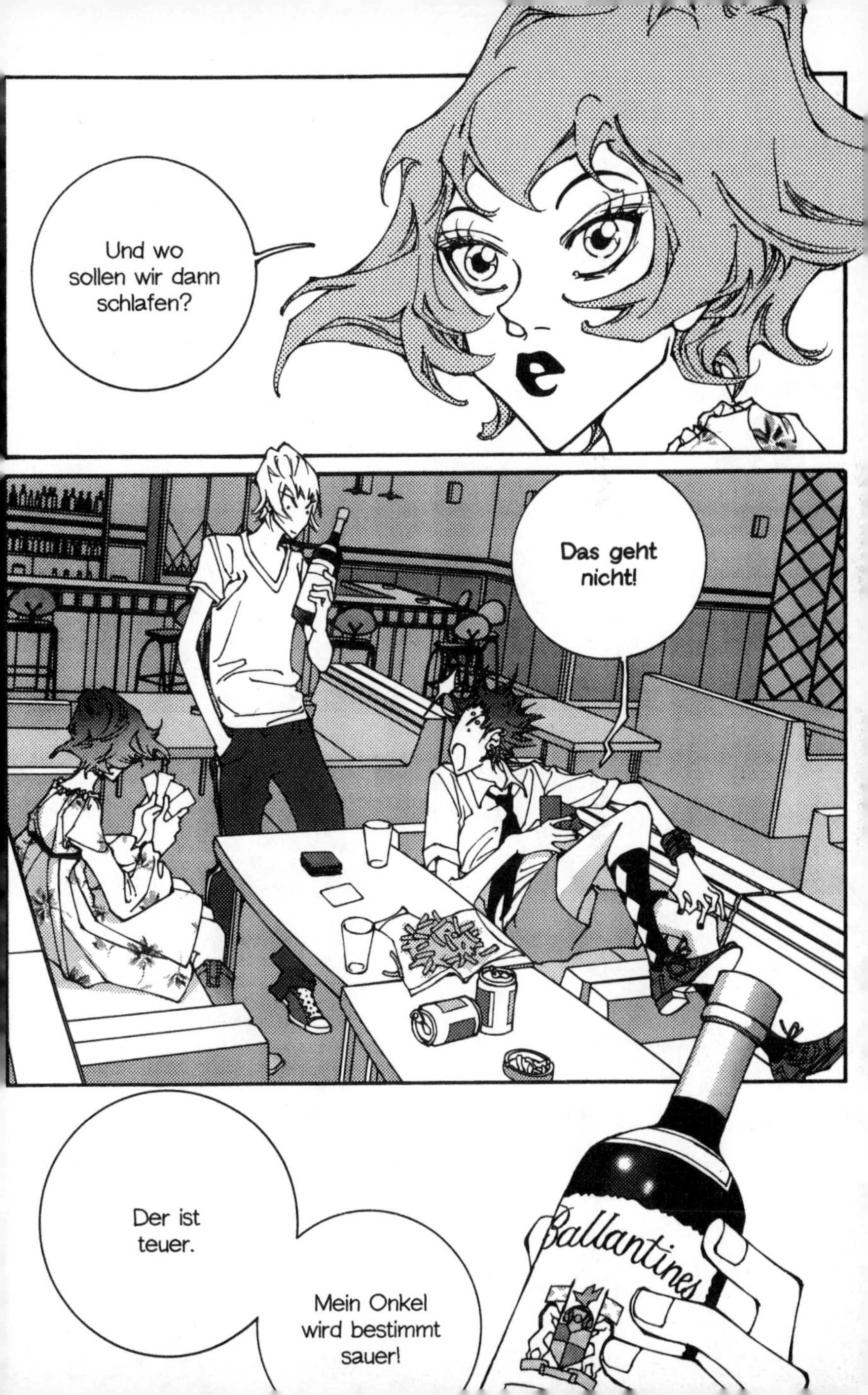
Und wo sollen wir dann schlafen?
Das geht nicht!
Der ist teuer.
Mein Onkel wird bestimmt sauer!
Ballantines

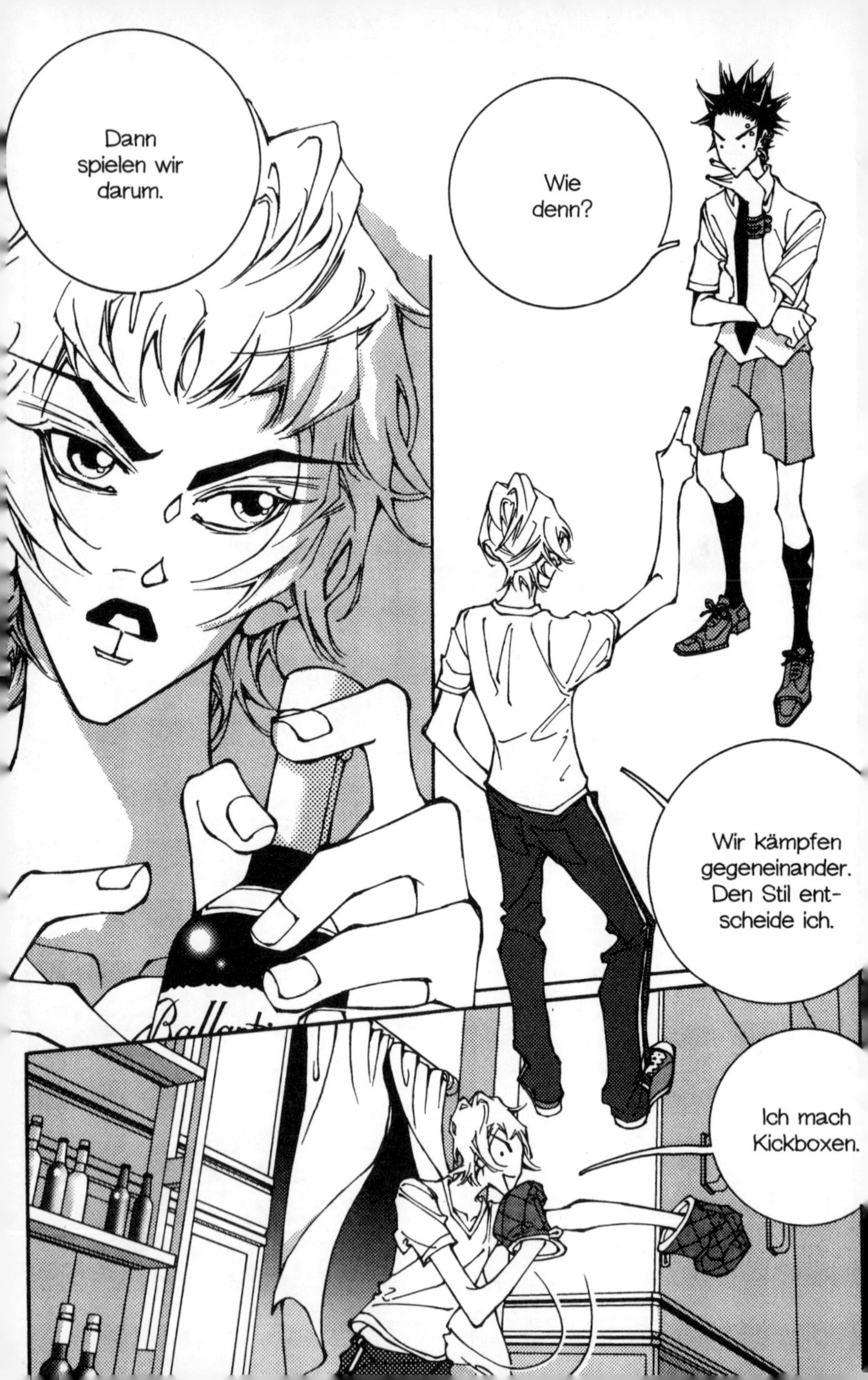
Dann spielen wir darum.
Wie denn?
Wir kämpfen gegeneinander. Den Stil entscheide ich.
Ich mach Kickboxen.

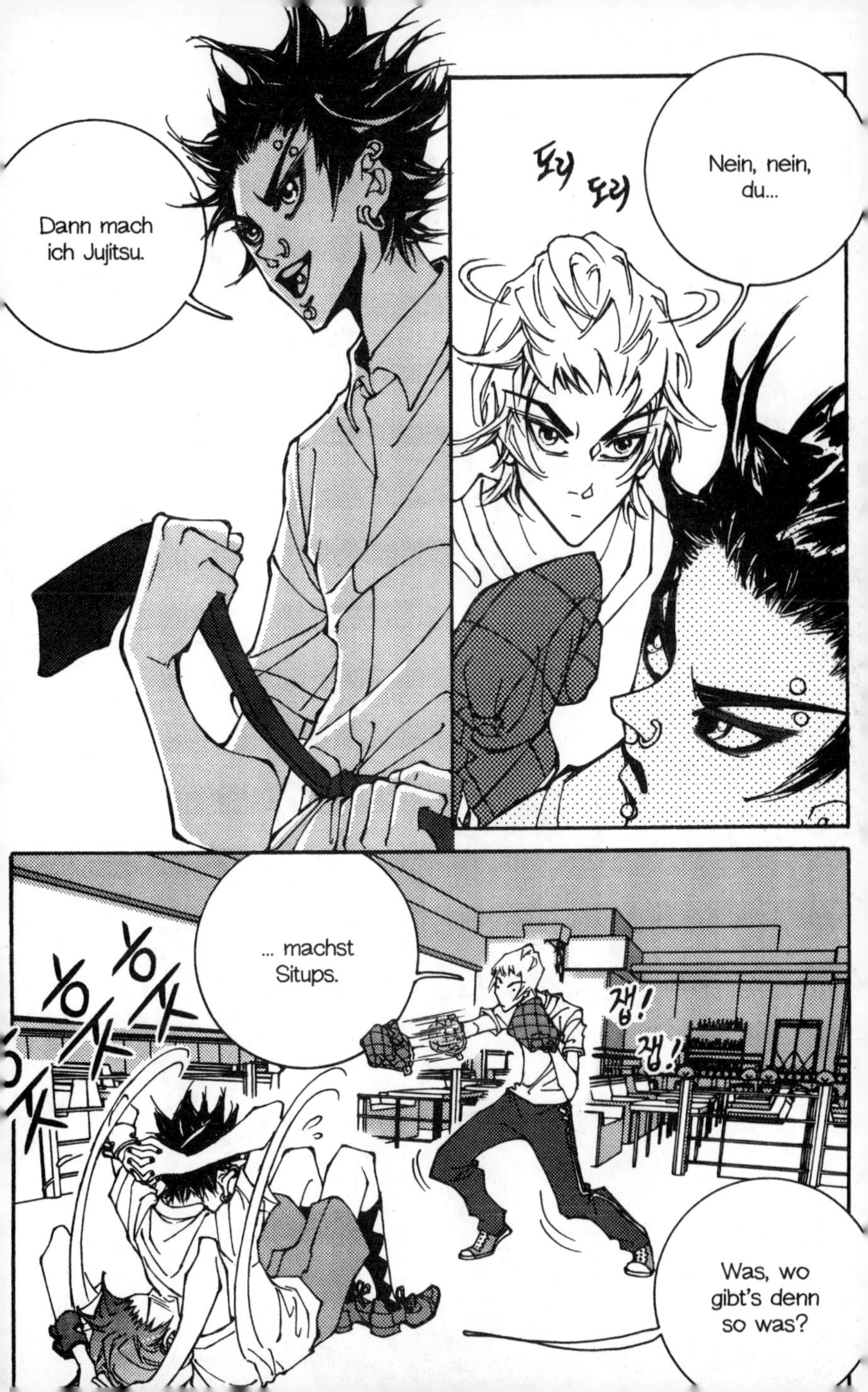

Dann mach ich Jujitsu.
Nein, nein, du...
도리 도리
... machst Situps.
잽! 잽!
Was, wo gibt's denn so was?

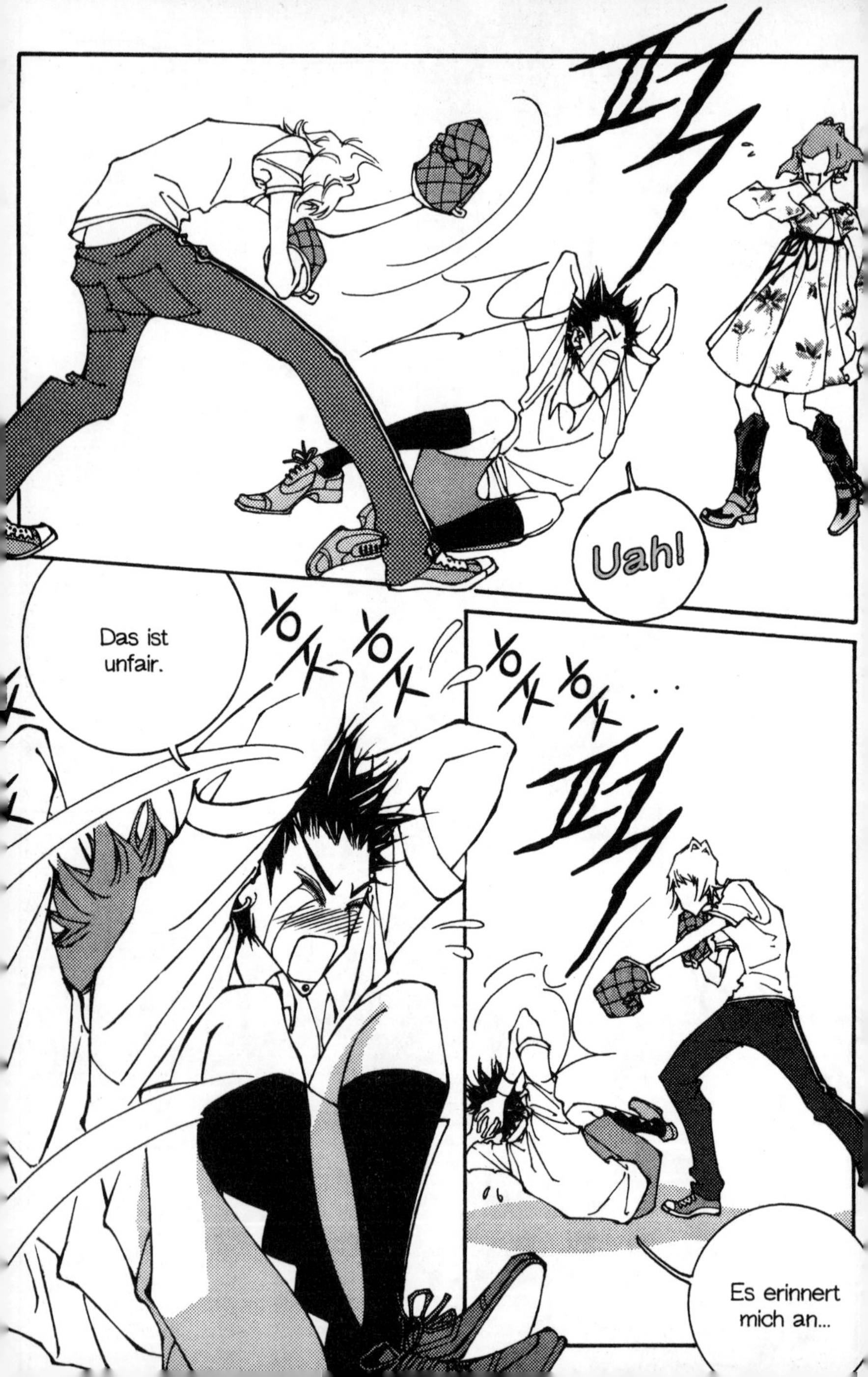
Uah!
Es erinnert mich an...
Das ist unfair.

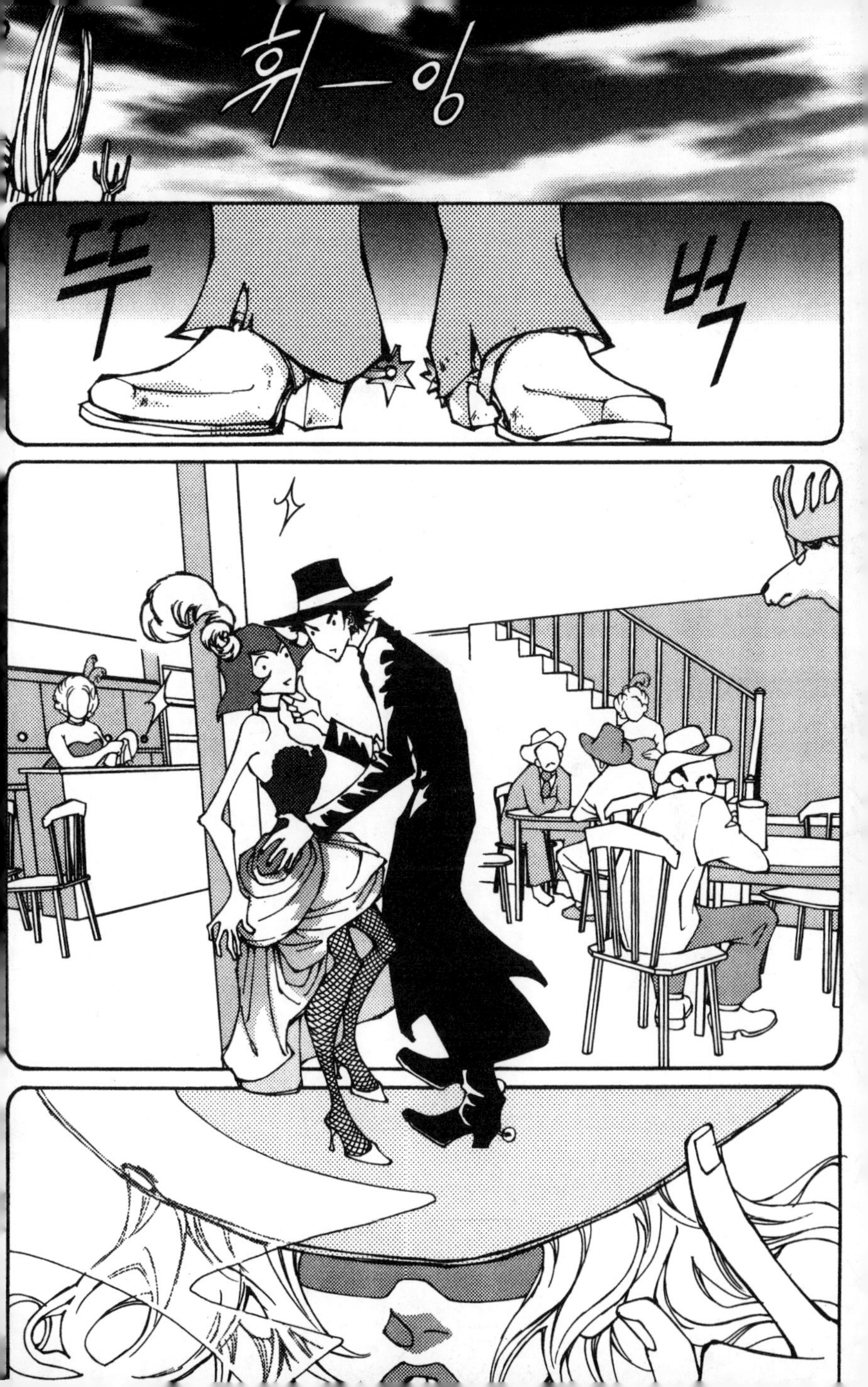
휘-잉
뚜
벅

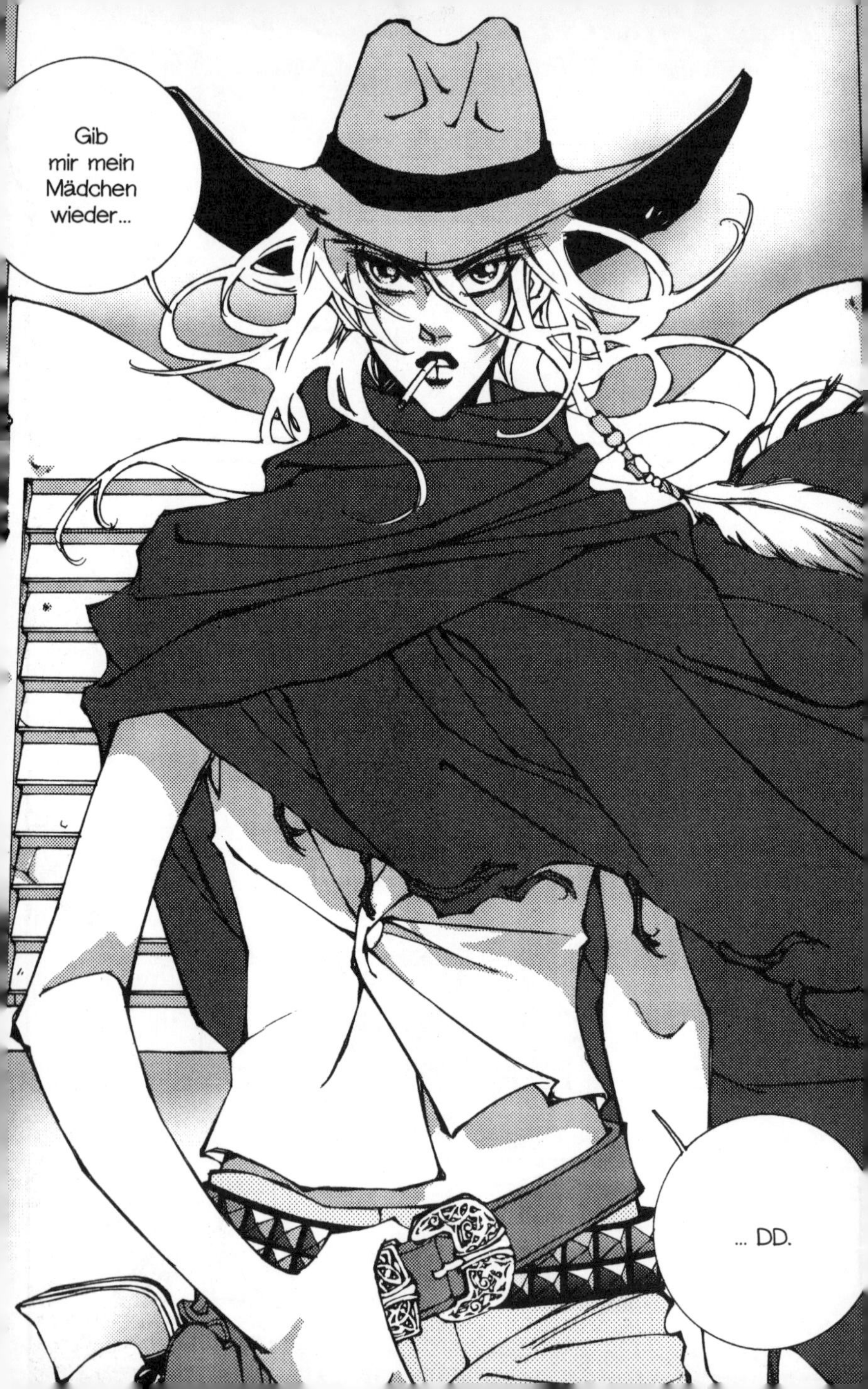
Gib mir mein Mädchen wieder...
... DD.

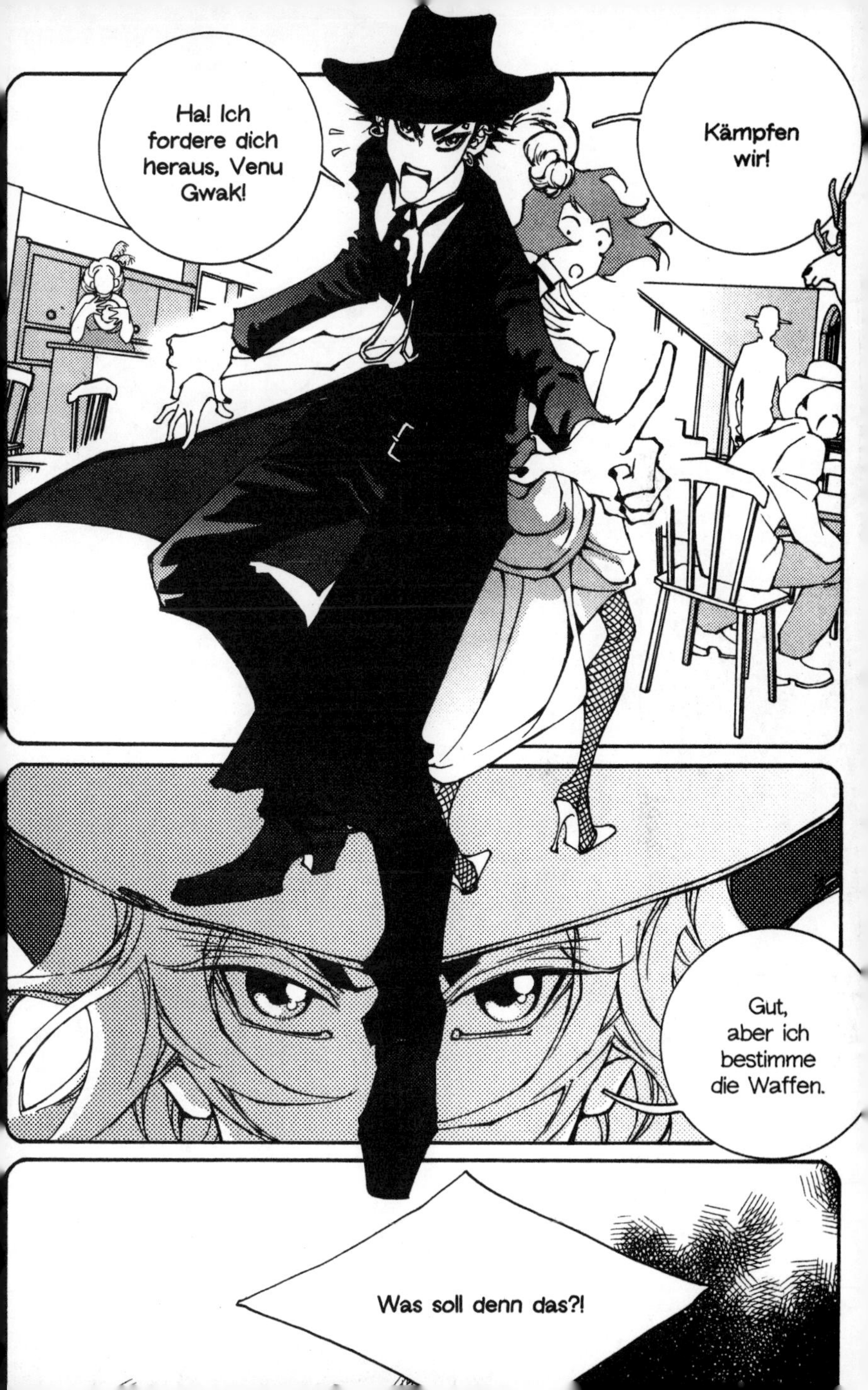
Ha! Ich fordere dich heraus, Venu Gwak!
Kämpfen wir!
Gut, aber ich bestimme die Waffen.
Was soll denn das?!

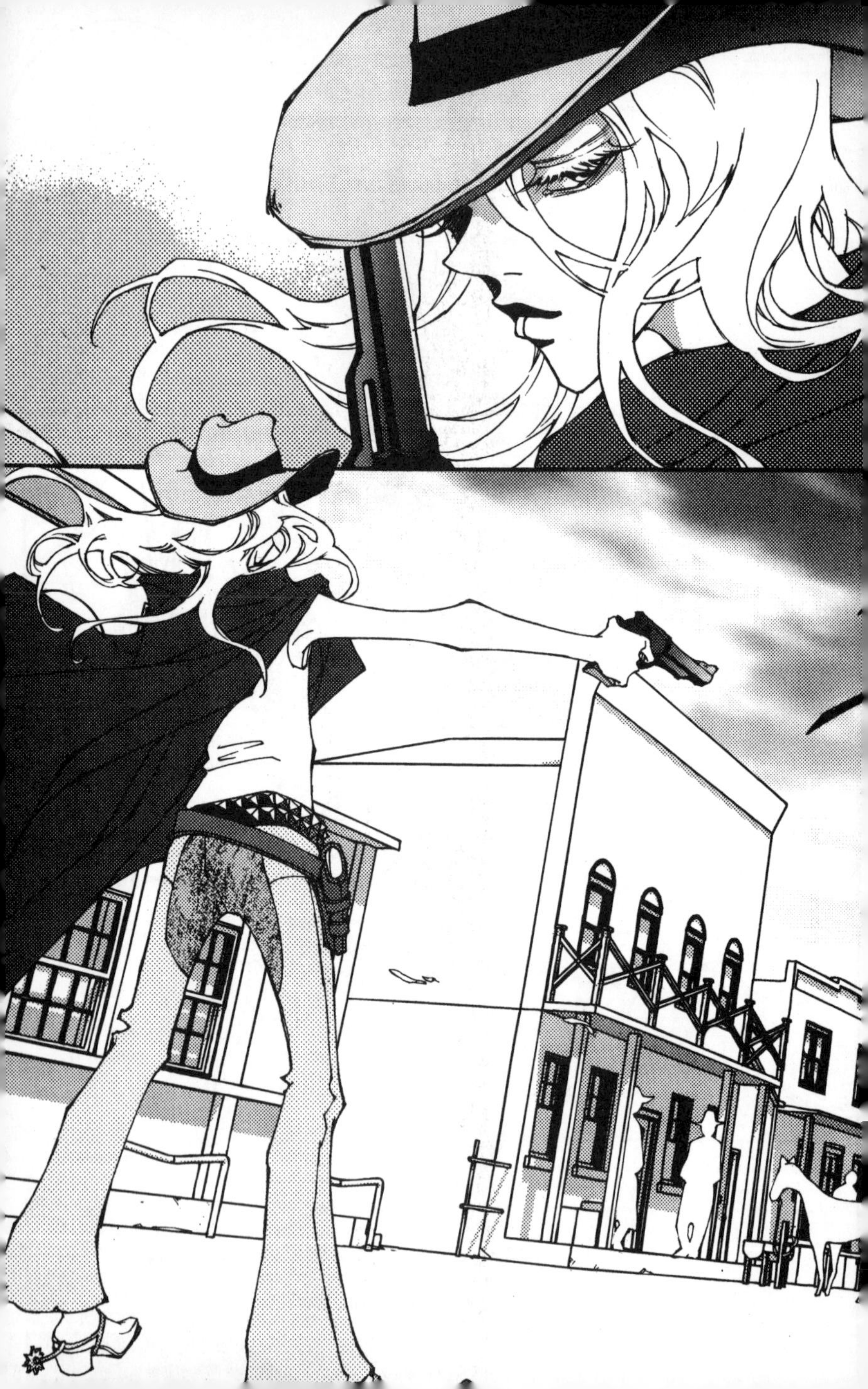

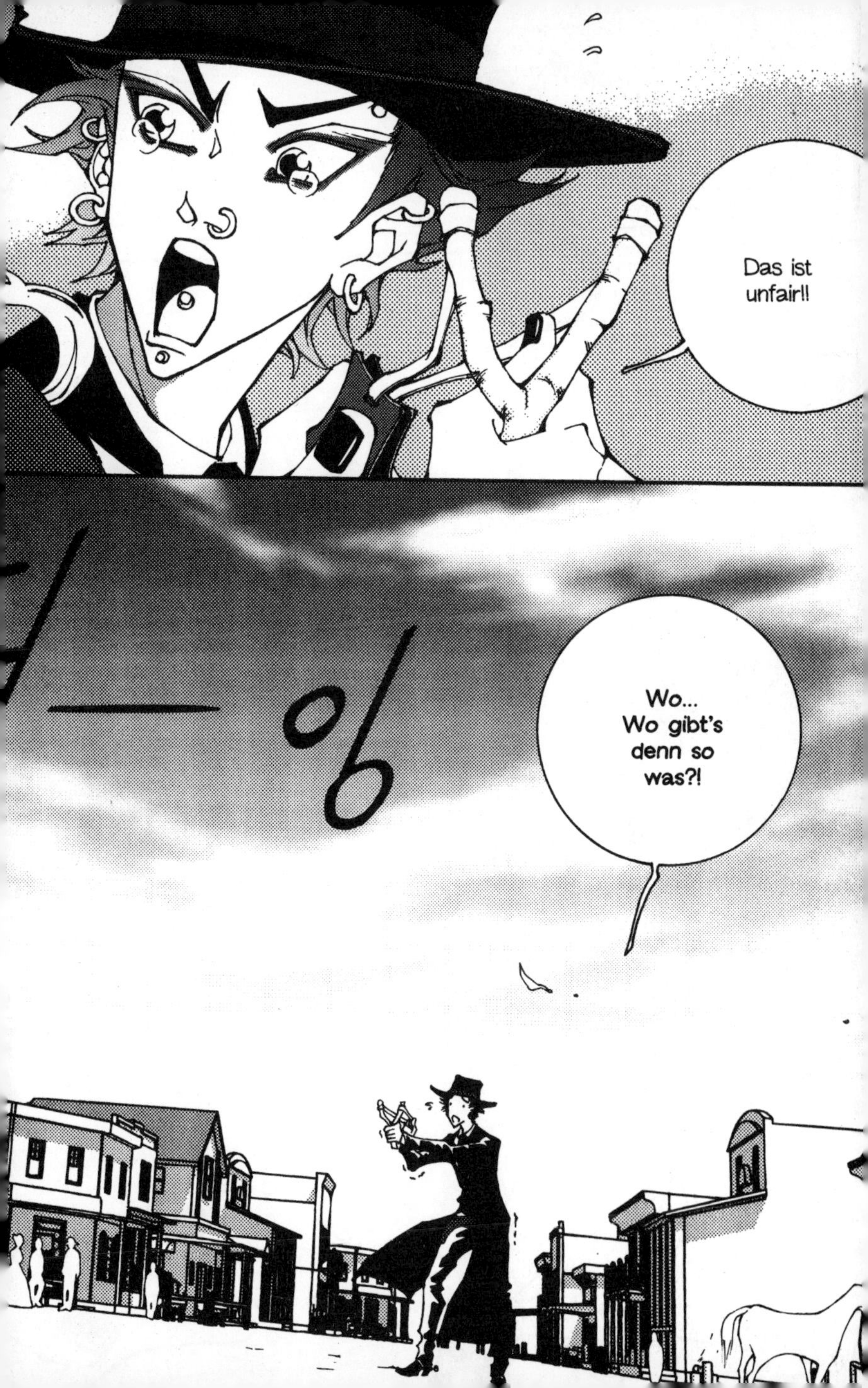
Das ist unfair!!
Wo... Wo gibt's denn so was?!

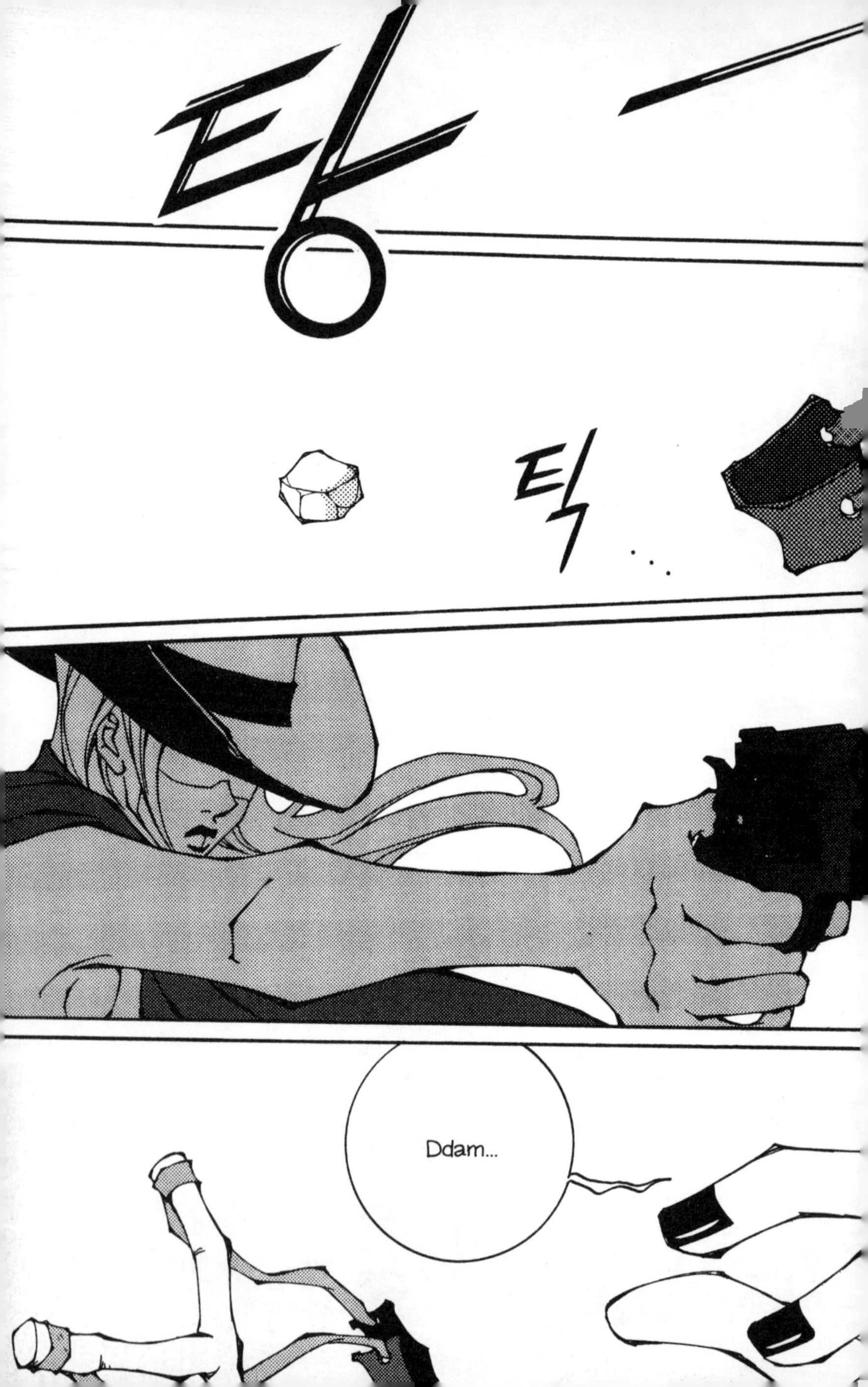
탕
Ddam...

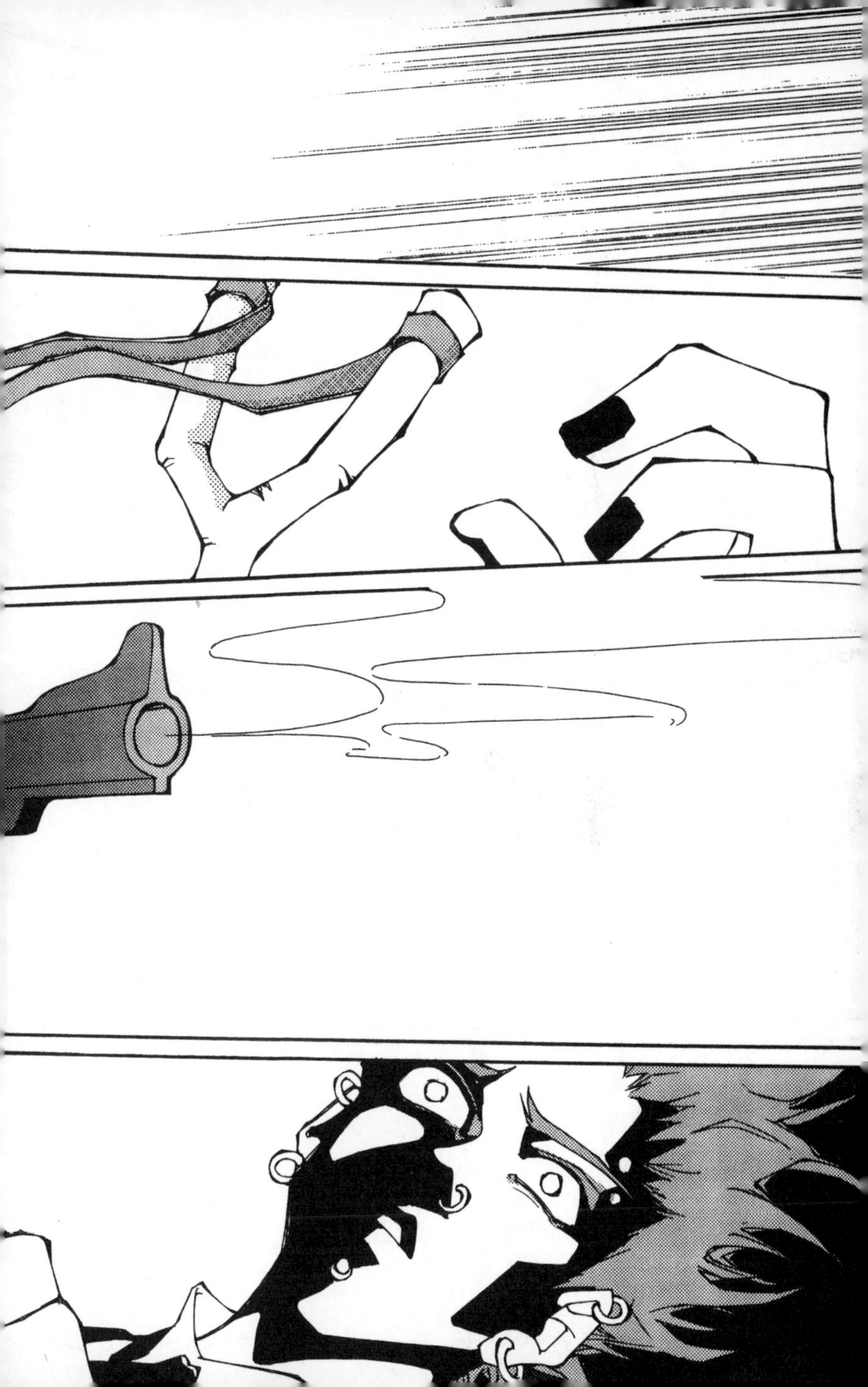

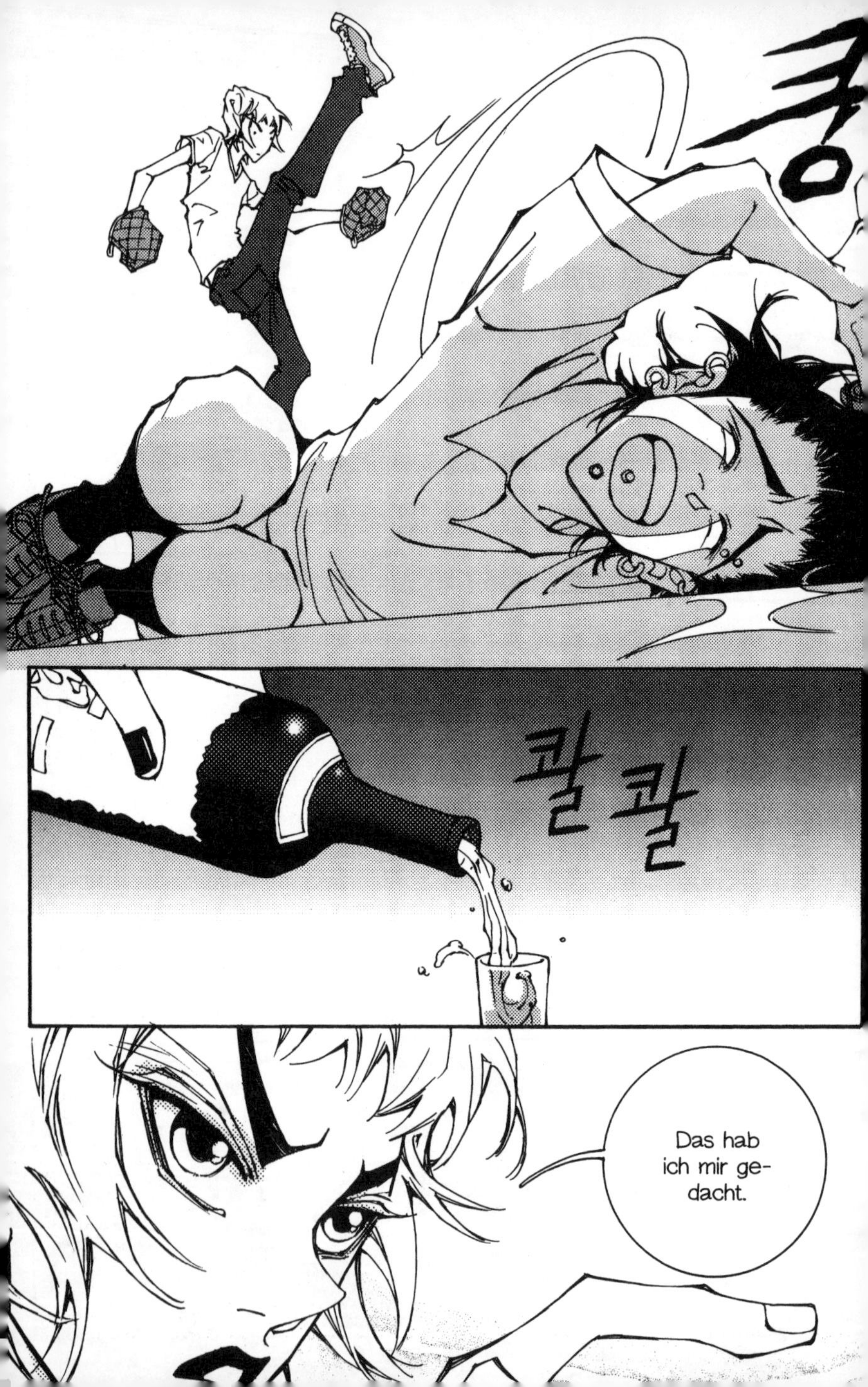
콸콸
Das hab ich mir gedacht.

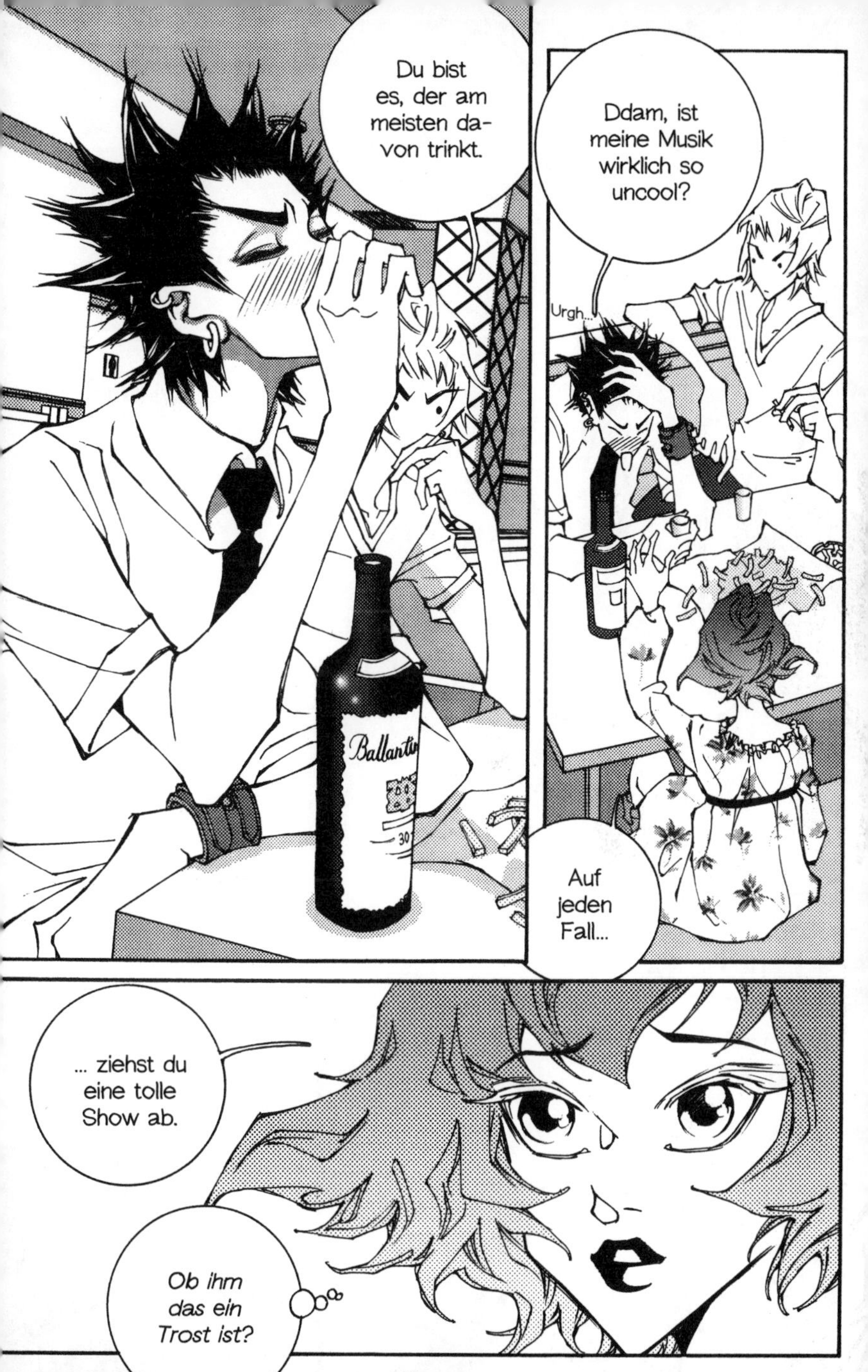
Du bist es, der am meisten davon trinkt.
Ballantin
Ddam, ist meine Musik wirklich so uncool?
Urgh...
Auf jeden Fall...
... ziehst du eine tolle Show ab.
Ob ihm das ein Trost ist?

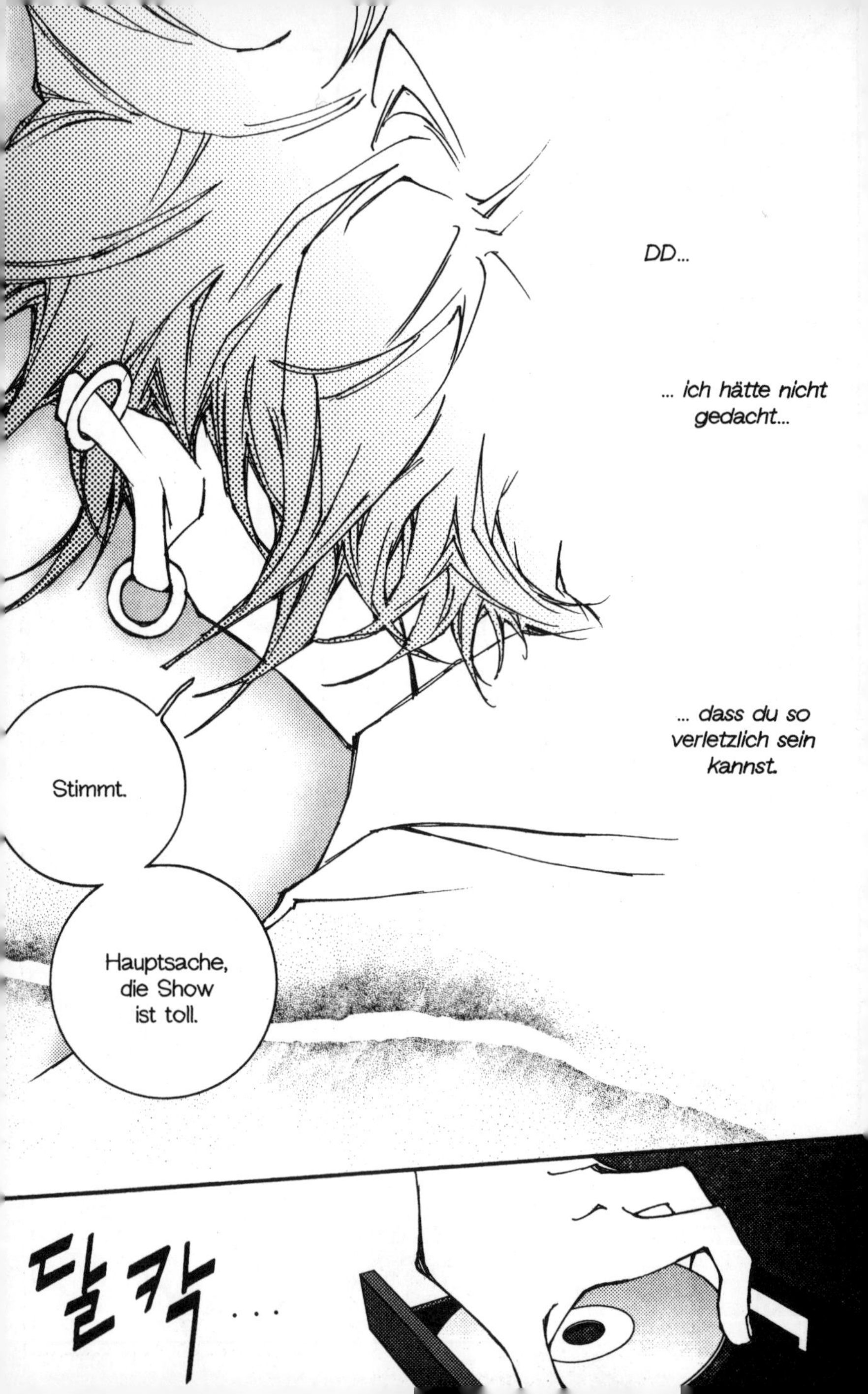
DD...
... ich hätte nicht gedacht...
... dass du so verletzlich sein kannst.
Stimmt.
Hauptsache, die Show ist toll.
달칵 ...

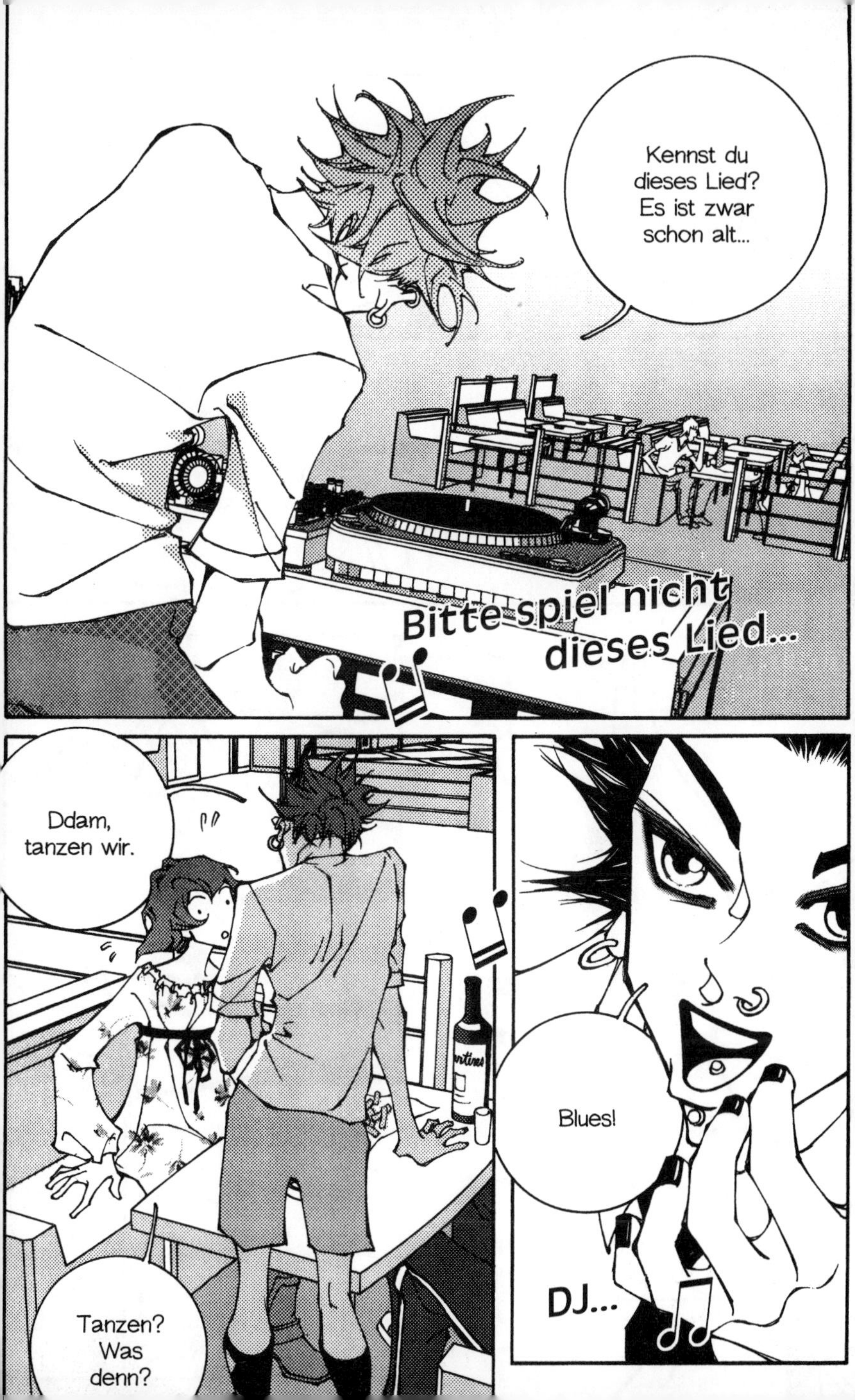
Kennst du dieses Lied? Es ist zwar schon alt...
Bitte spiel nicht dieses Lied...
Ddam, tanzen wir.
Tanzen? Was denn?
Blues!
DJ...

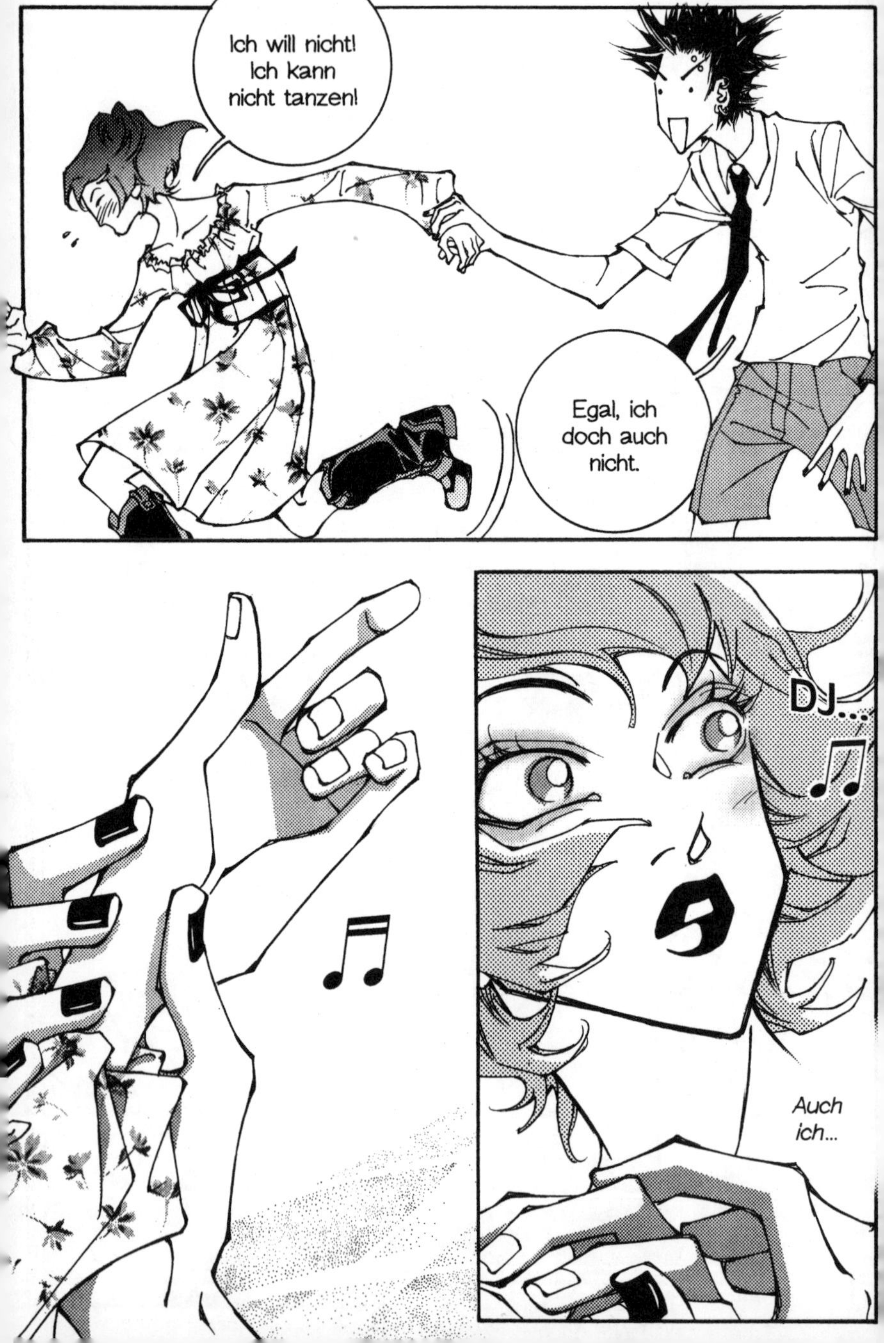
Ich will nicht! Ich kann nicht tanzen!
Egal, ich doch auch nicht.
DJ...
Auch ich...

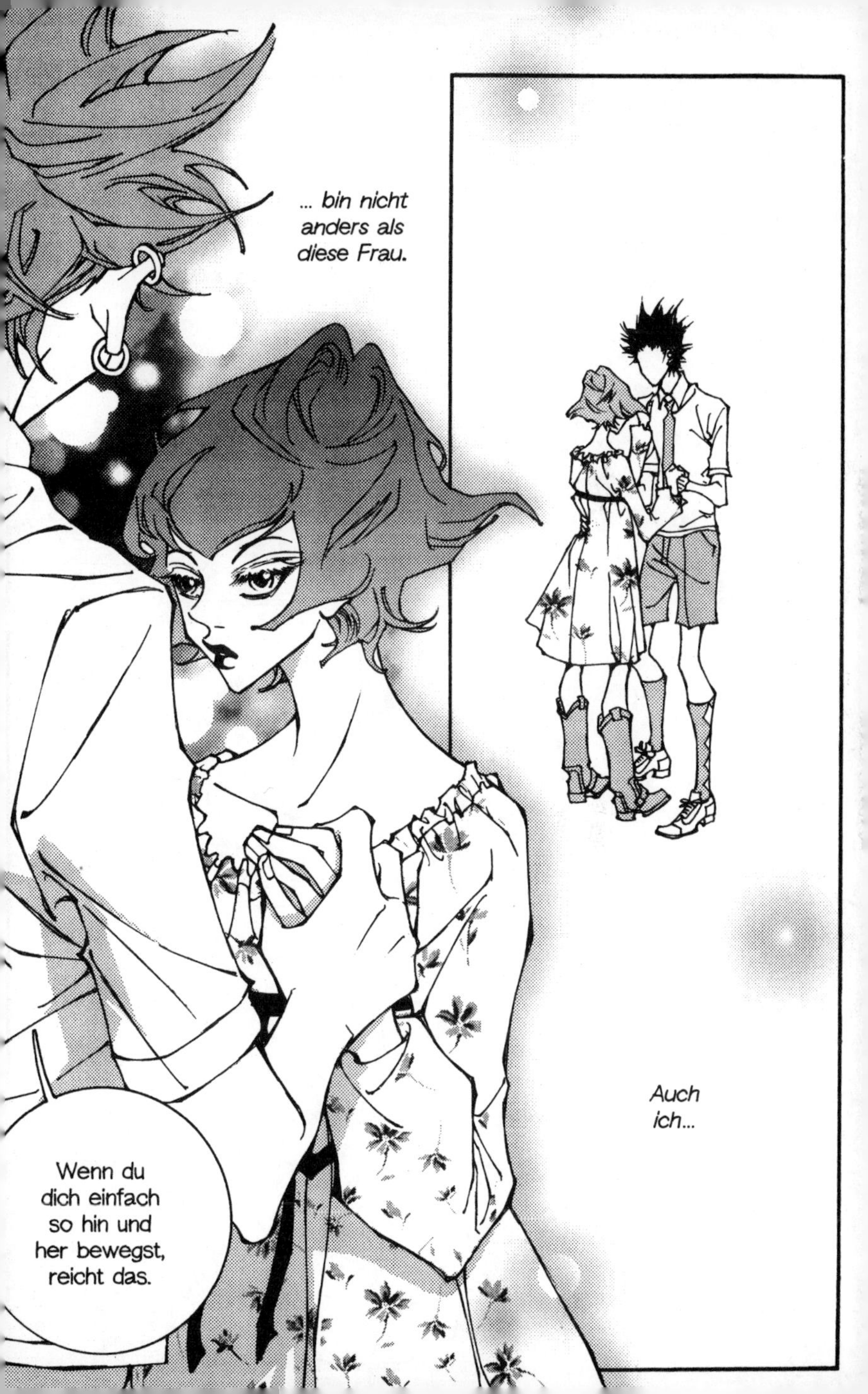
Auch ich...
... bin nicht anders als diese Frau.
Wenn du dich einfach so hin und her bewegst, reicht das.

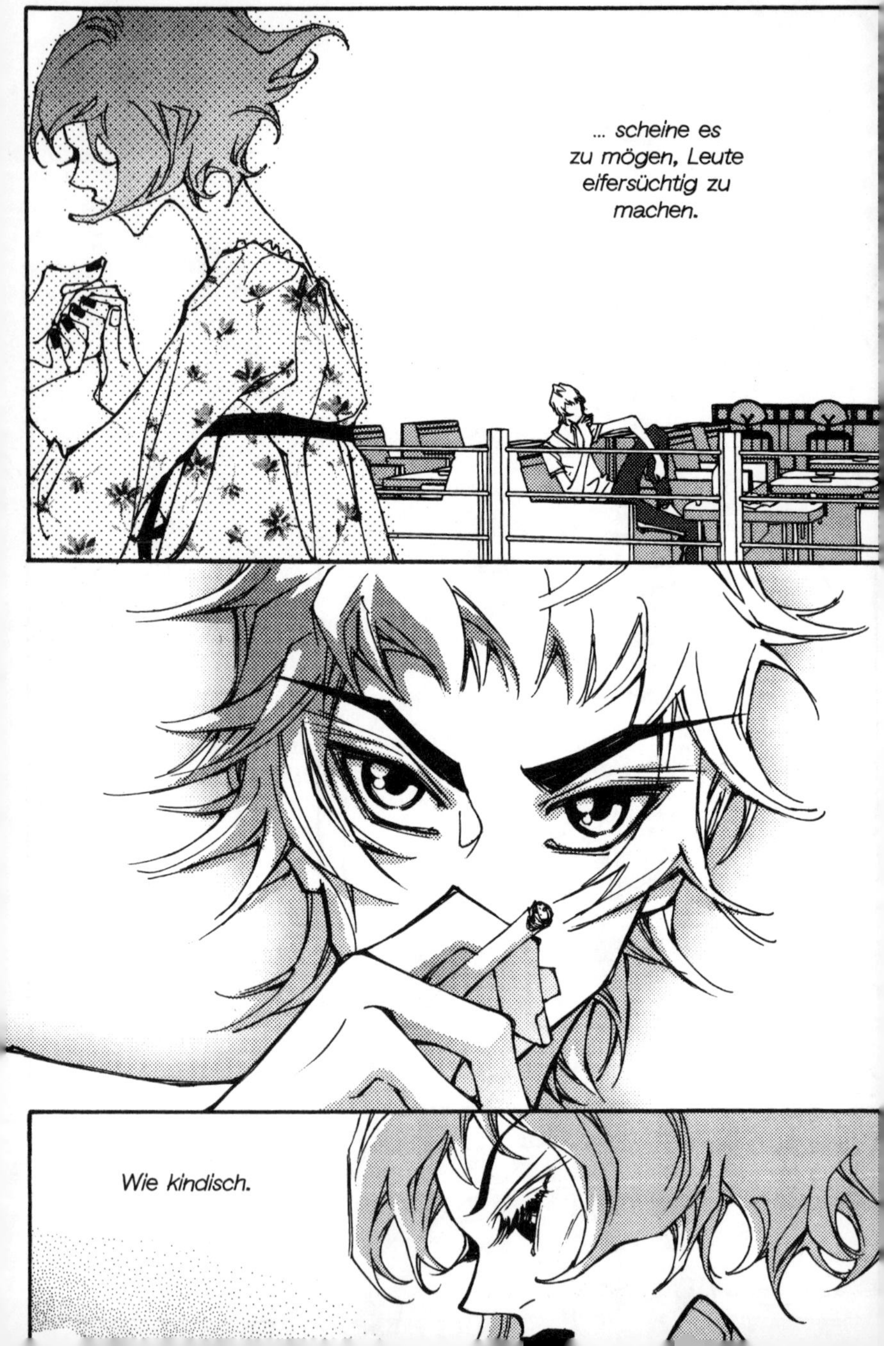
... scheine es zu mögen, Leute eifersüchtig zu machen.
Wie kindisch.

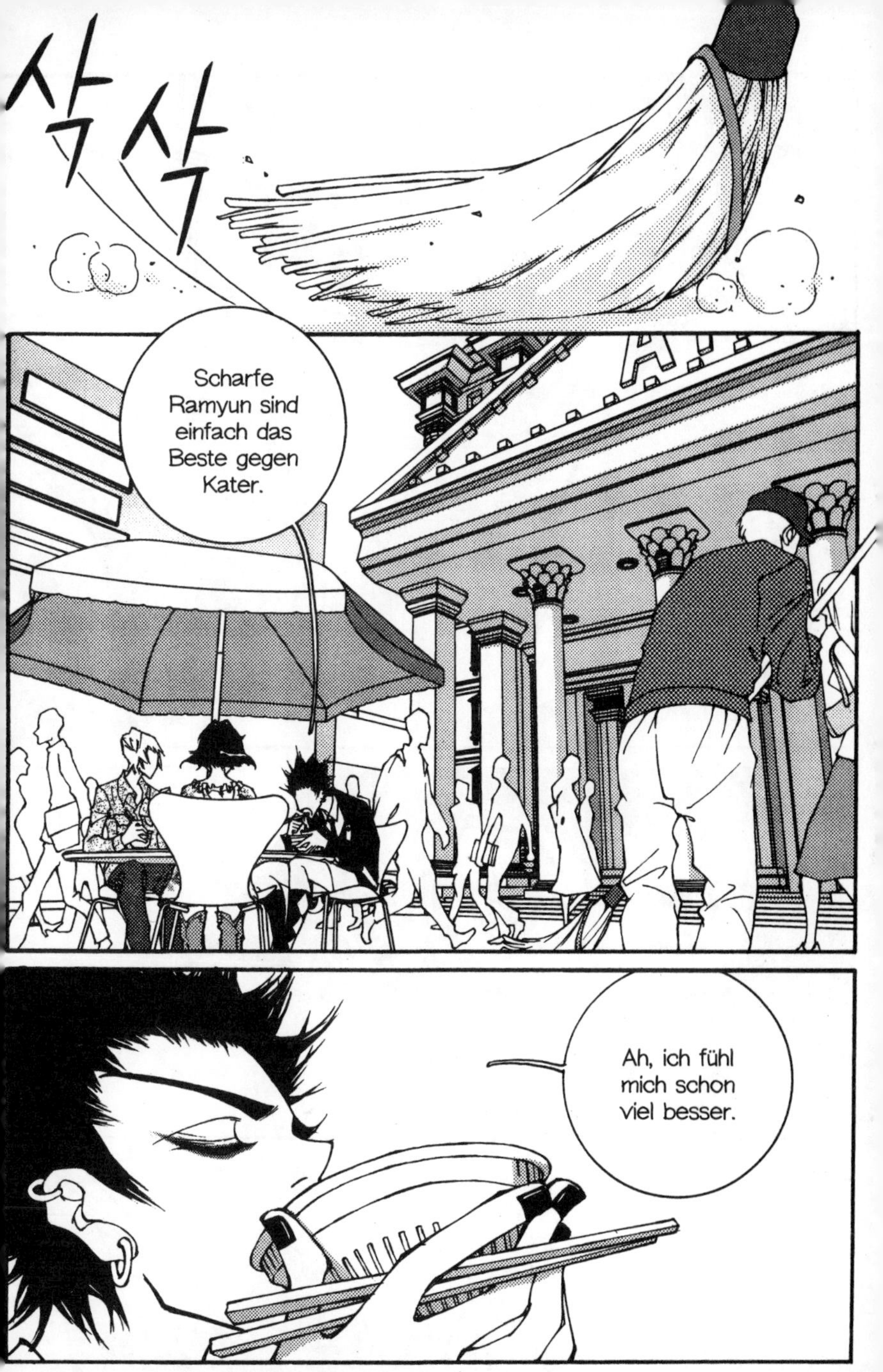
삭삭
Scharfe Ramyun sind einfach das Beste gegen Kater.
Ah, ich fühl mich schon viel besser.

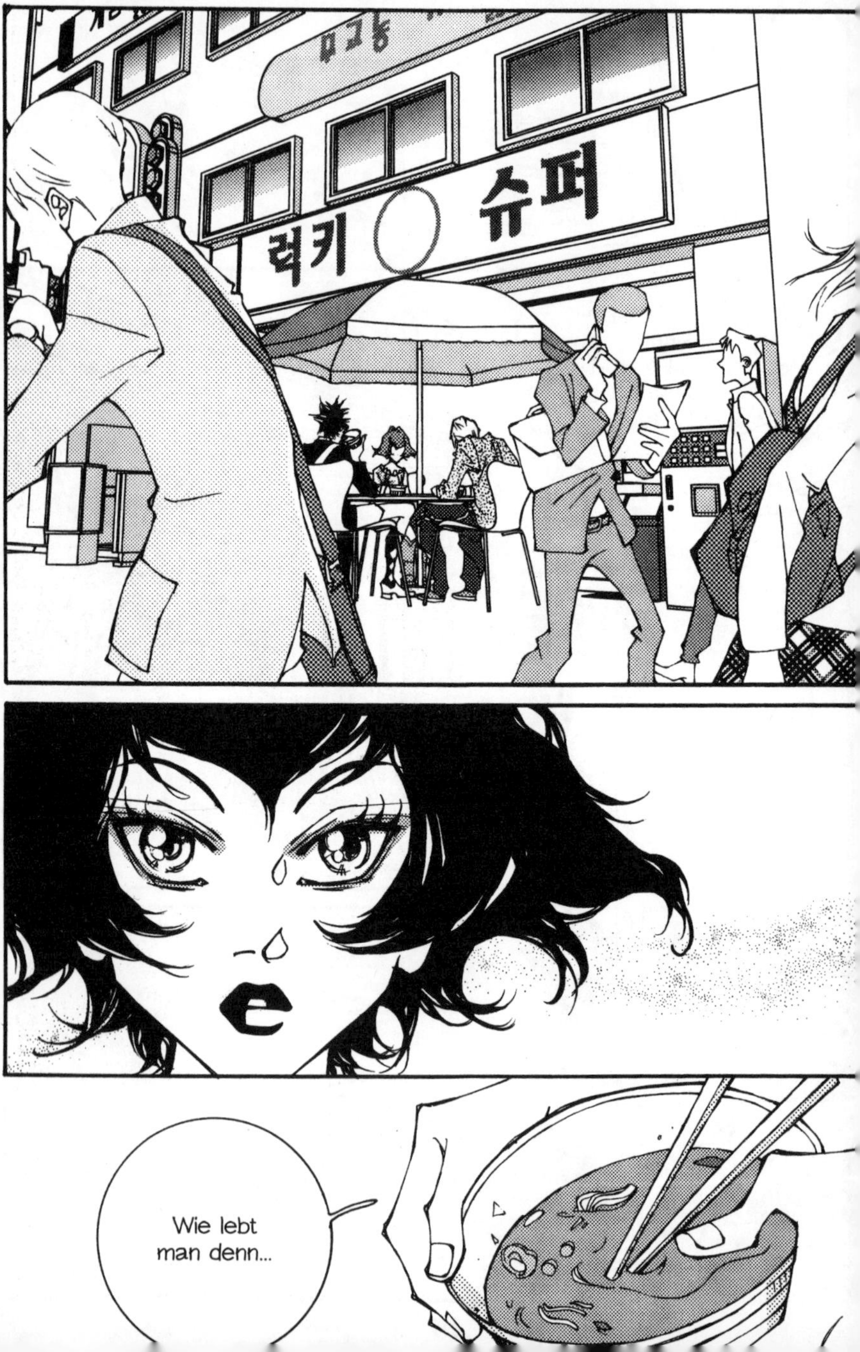
럭키 슈퍼
Wie lebt man denn...

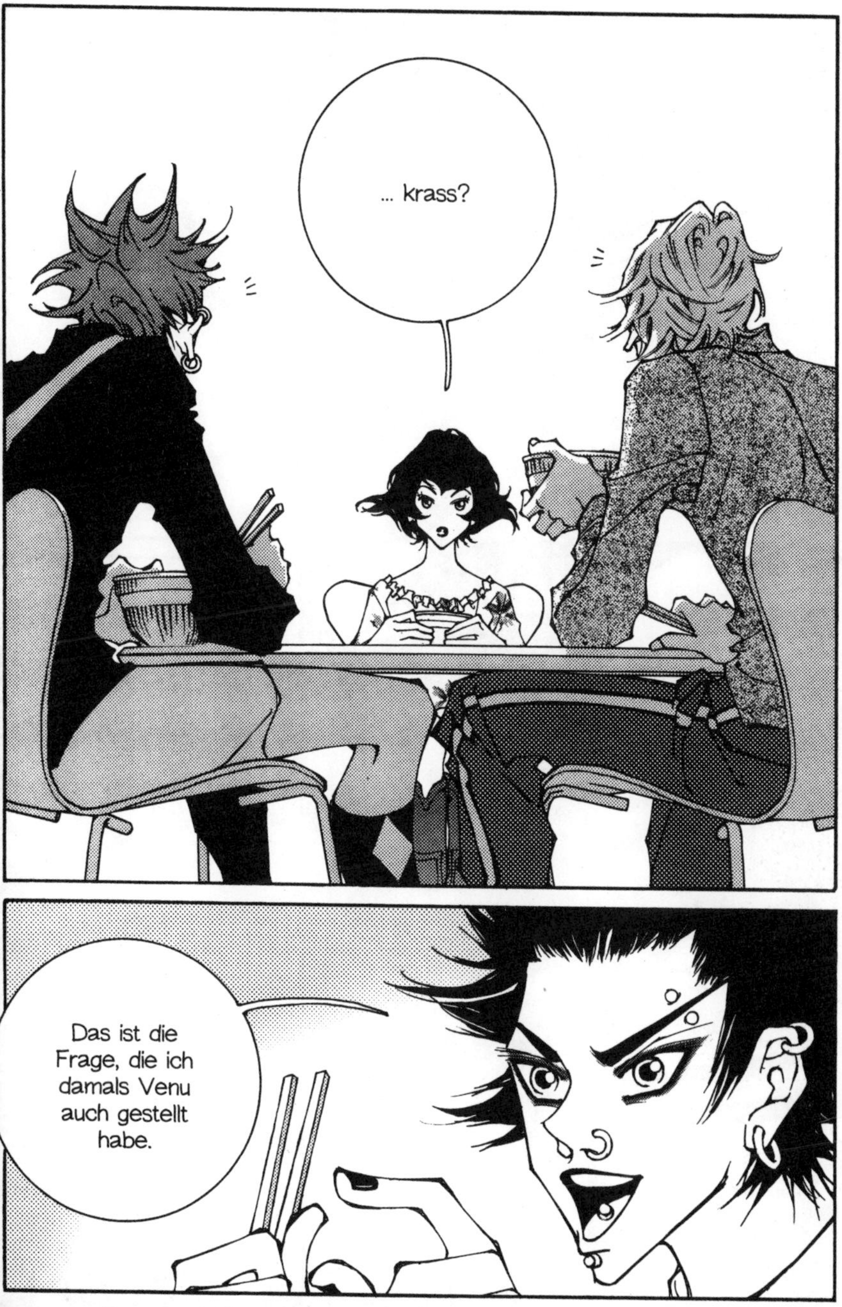
... krass?
Das ist die Frage, die ich damals Venu auch gestellt habe.

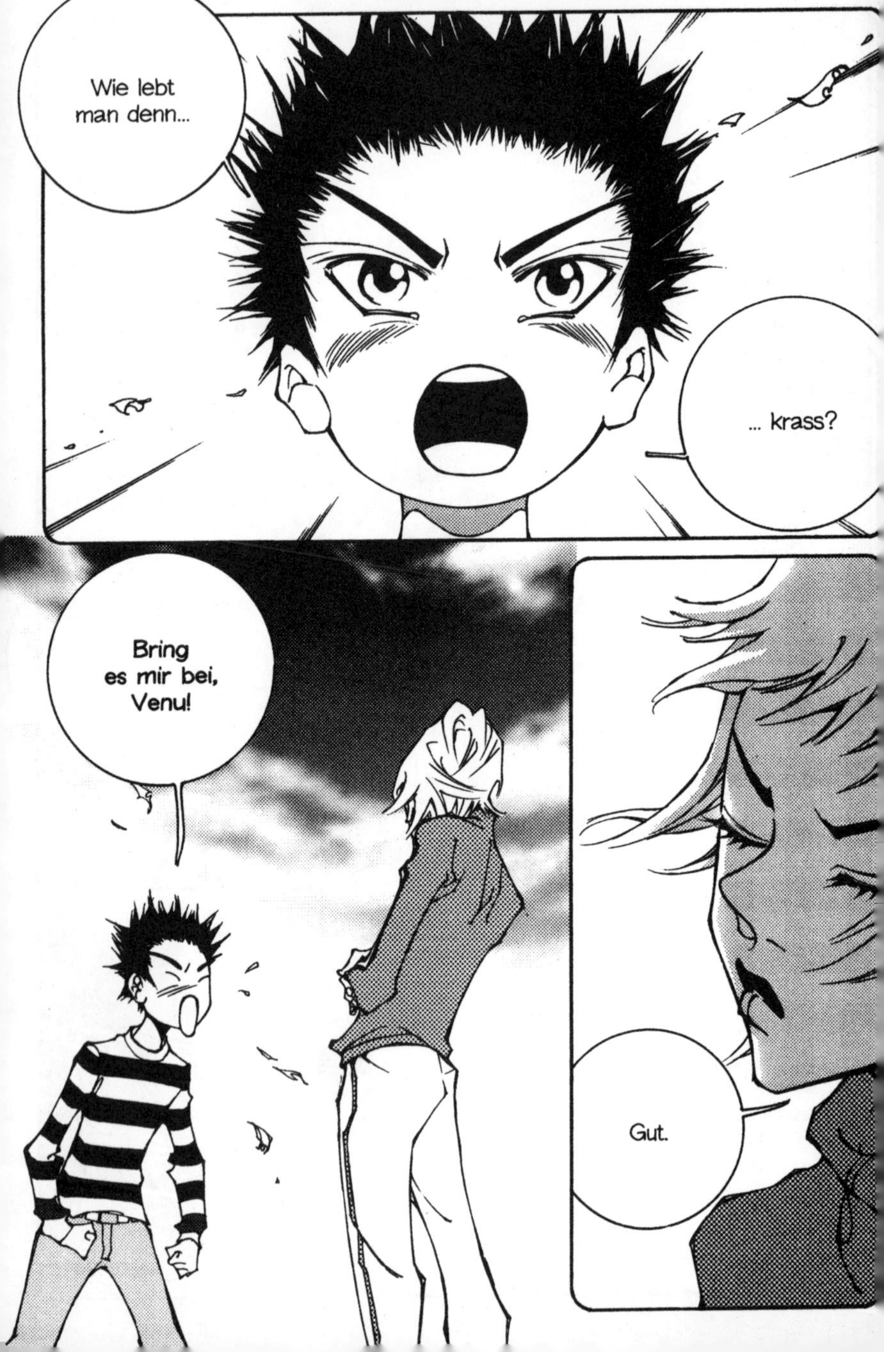
Wie lebt man denn...
... krass?
Bring es mir bei, Venu!
Gut.

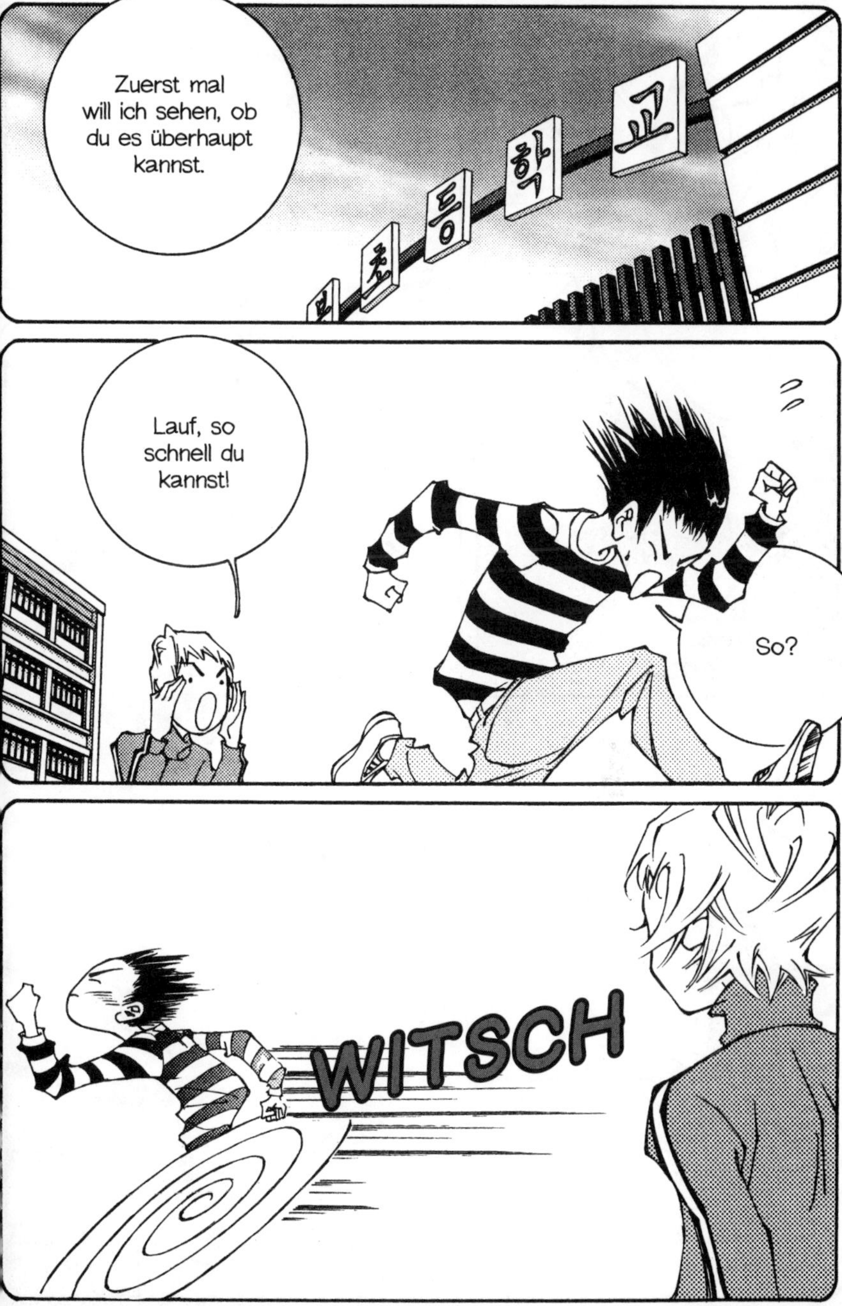
Zuerst mal will ich sehen, ob du es überhaupt kannst.
초등학교
Lauf, so schnell du kannst!
So?
WITSCH

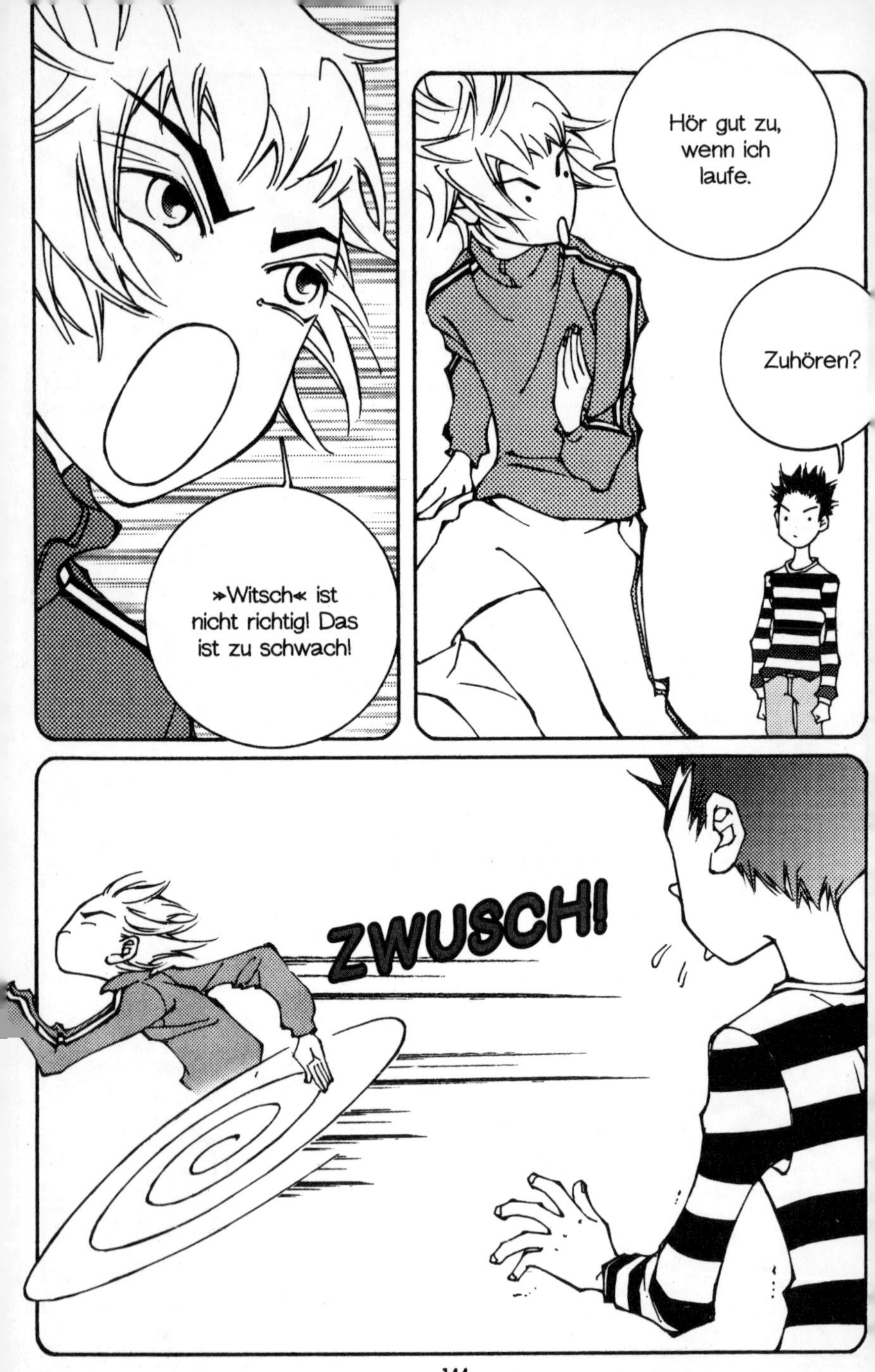
»Witsch« ist nicht richtig! Das ist zu schwach!
Hör gut zu, wenn ich laufe.
Zuhören?
ZWUSCH!

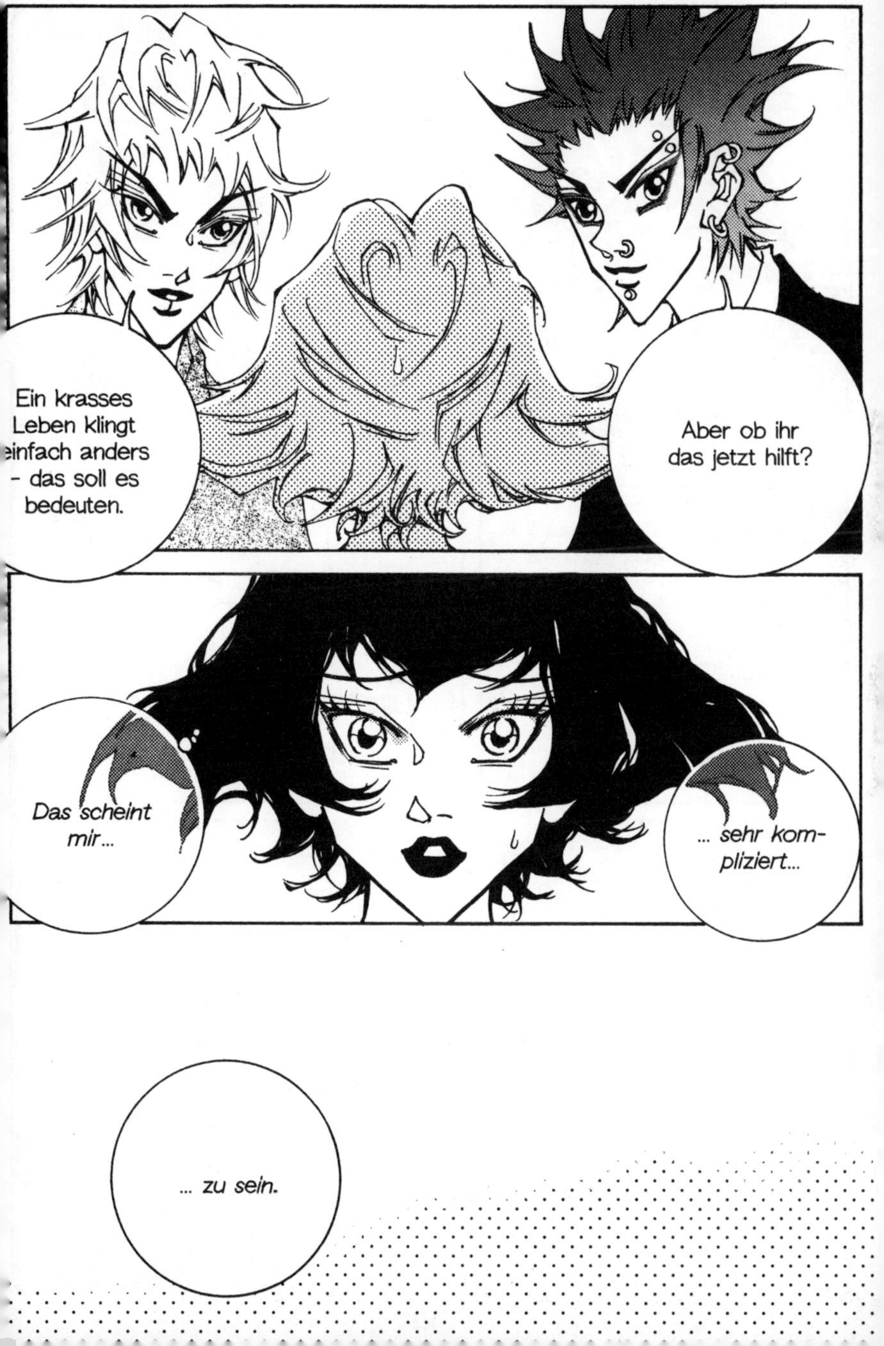
Ein krasses Leben klingt einfach anders - das soll es bedeuten.
Aber ob ihr das jetzt hilft?
Das scheint mir...
... sehr kompliziert...
... zu sein.

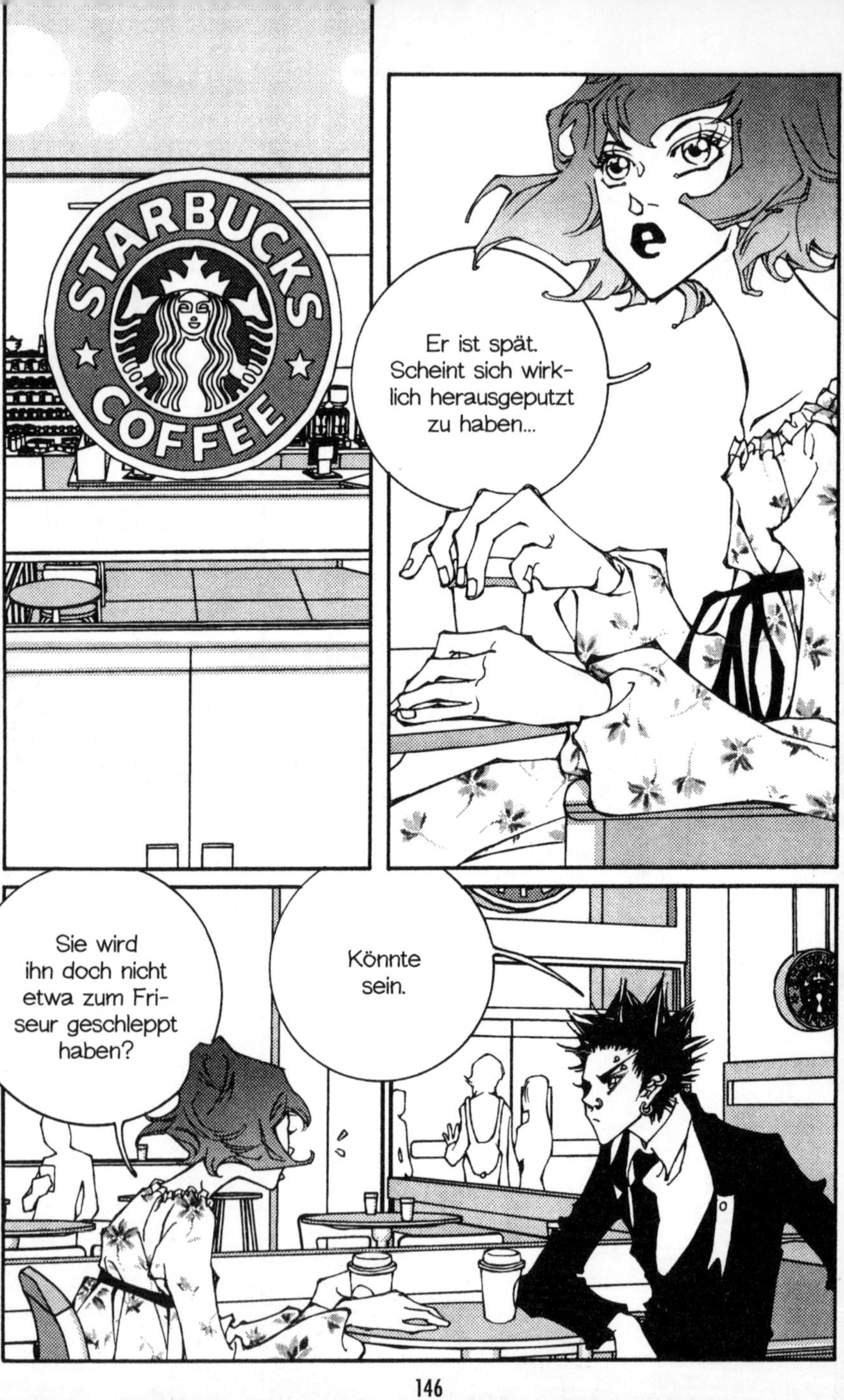
STARBUCKS COFFEE
Er ist spät. Scheint sich wirklich herausgeputzt zu haben...
Sie wird ihn doch nicht etwa zum Friseur geschleppt haben?
Könnte sein.

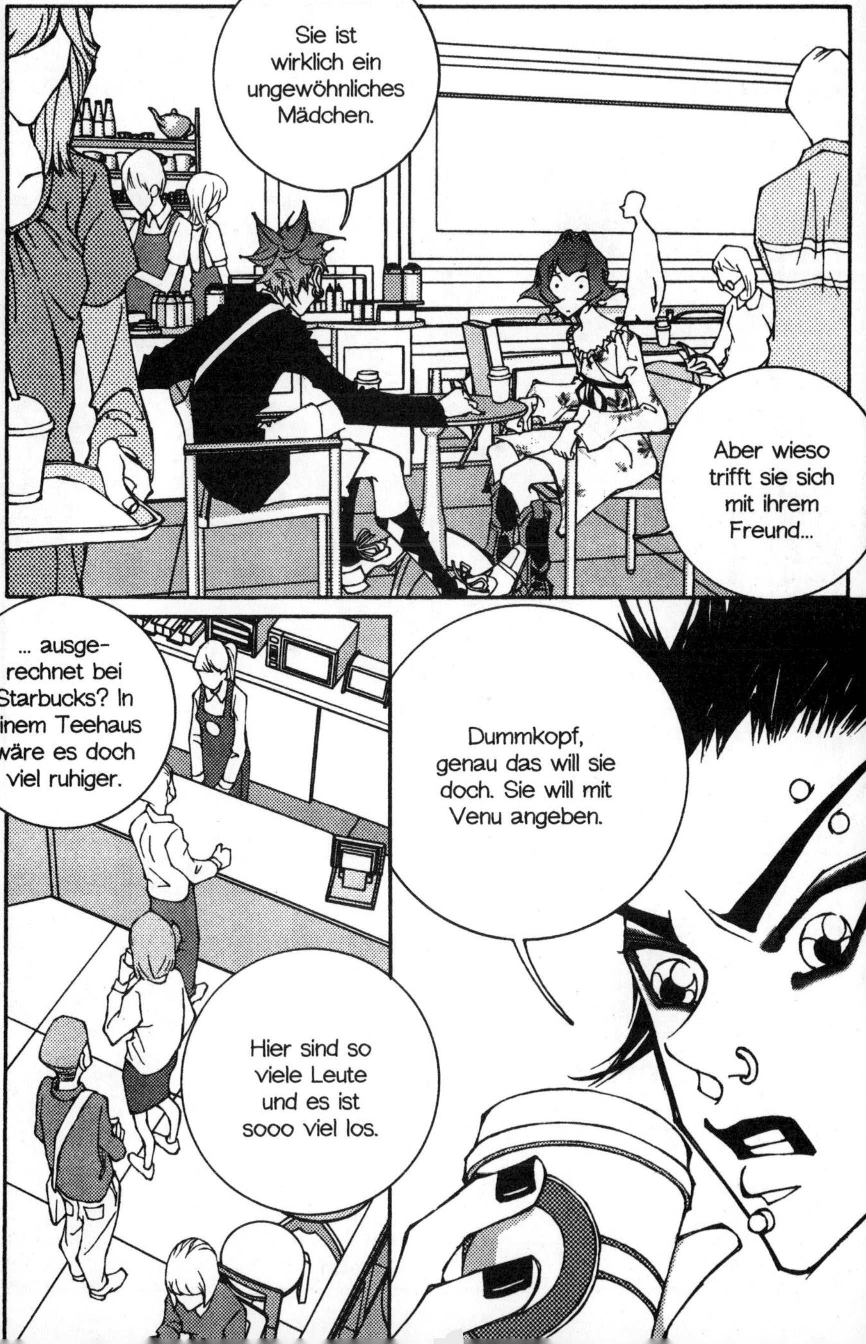
Sie ist wirklich ein ungewöhnliches Mädchen.
Aber wieso trifft sie sich mit ihrem Freund...
... ausgerechnet bei Starbucks? In einem Teehaus wäre es doch viel ruhiger.
Hier sind so viele Leute und es ist sooo viel los.
Dummkopf, genau das will sie doch. Sie will mit Venu angeben.

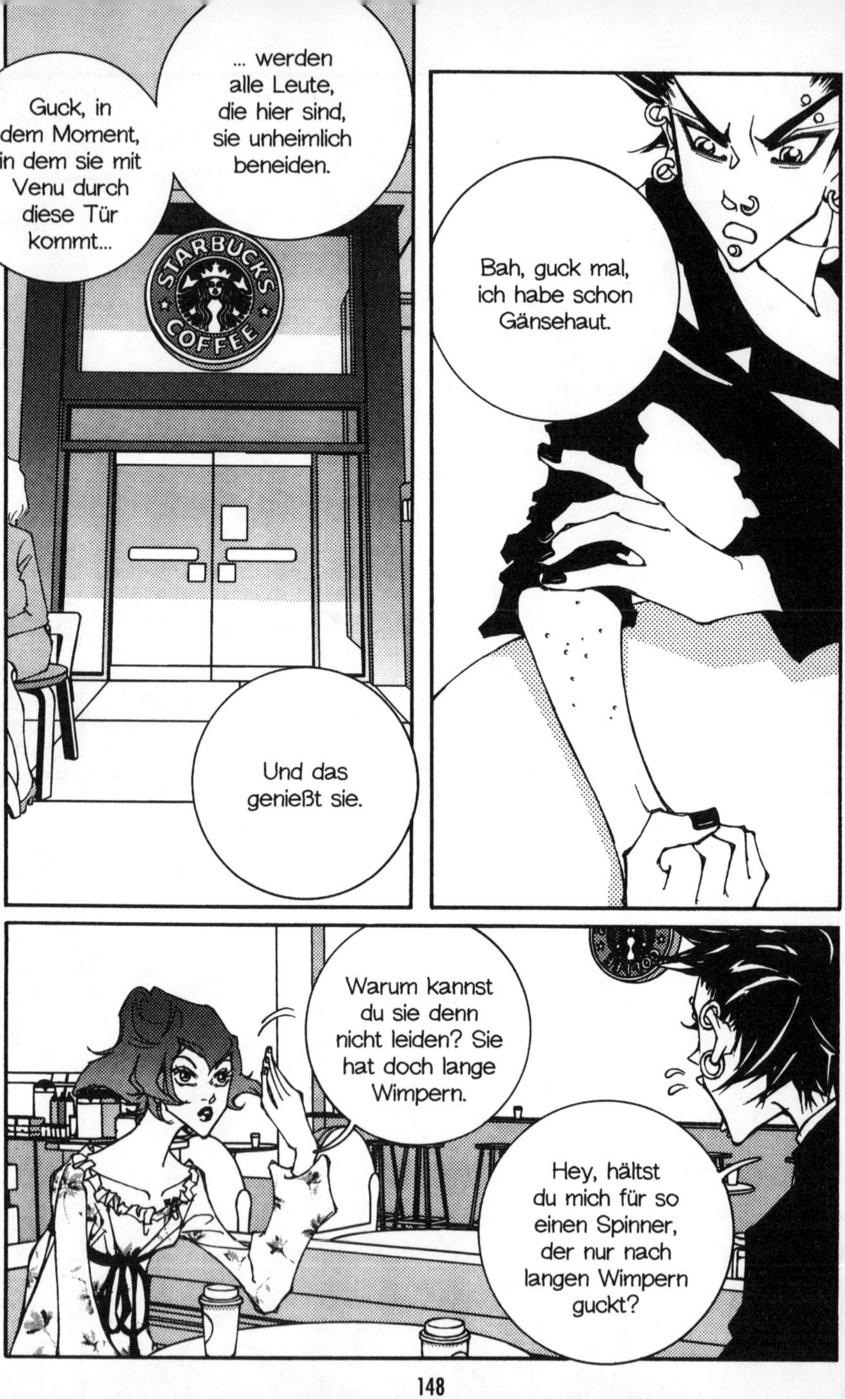
Guck, in dem Moment, in dem sie mit Venu durch diese Tür kommt...
... werden alle Leute, die hier sind, sie unheimlich beneiden.
STARBUCKS COFFEE
Und das genießt sie.
Bah, guck mal, ich habe schon Gänsehaut.
Warum kannst du sie denn nicht leiden? Sie hat doch lange Wimpern.
Hey, hältst du mich für so einen Spinner, der nur nach langen Wimpern guckt?

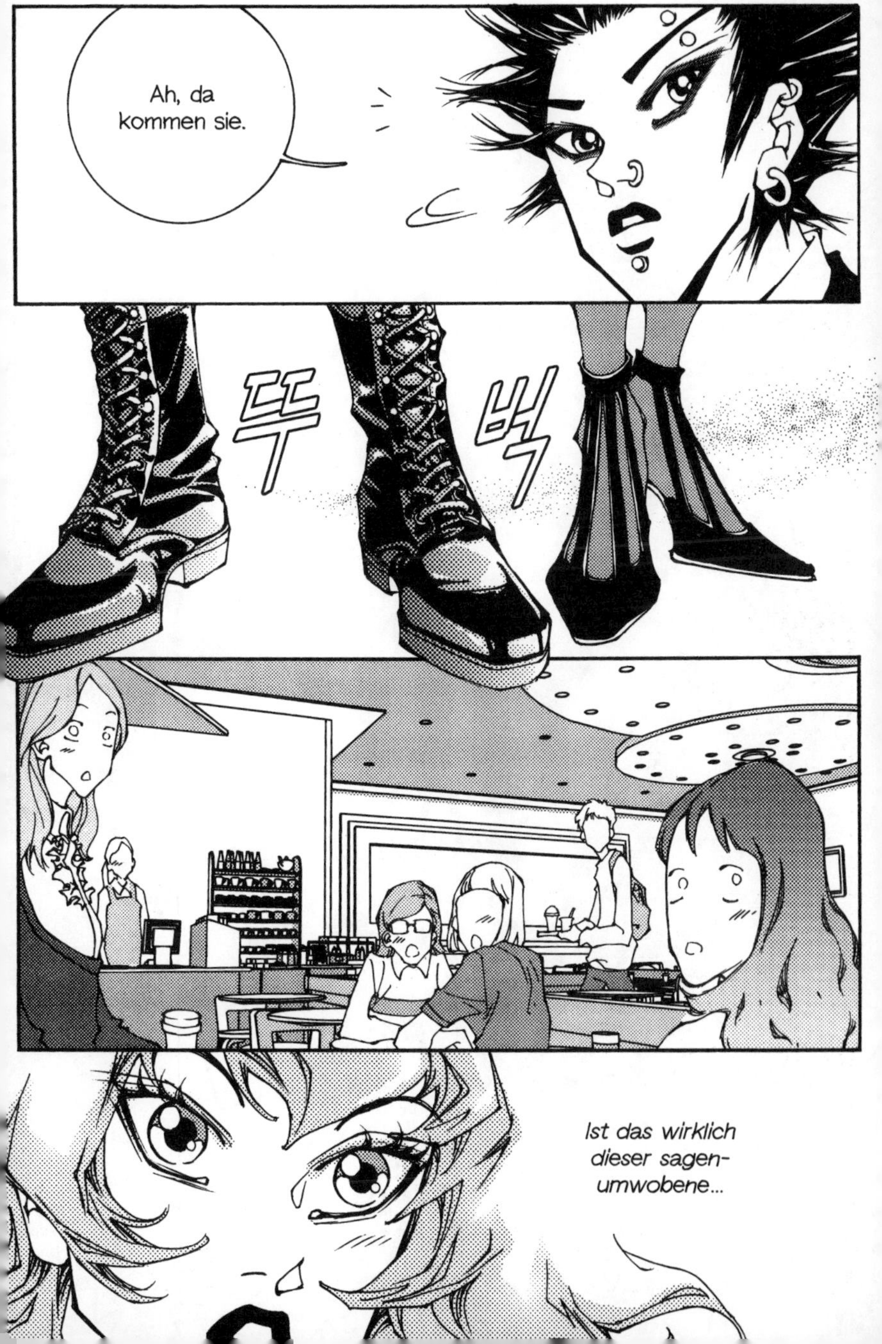
Ah, da
kommen sie.
뚜
벅
Ist das wirklich
dieser sagen-
umwobene...

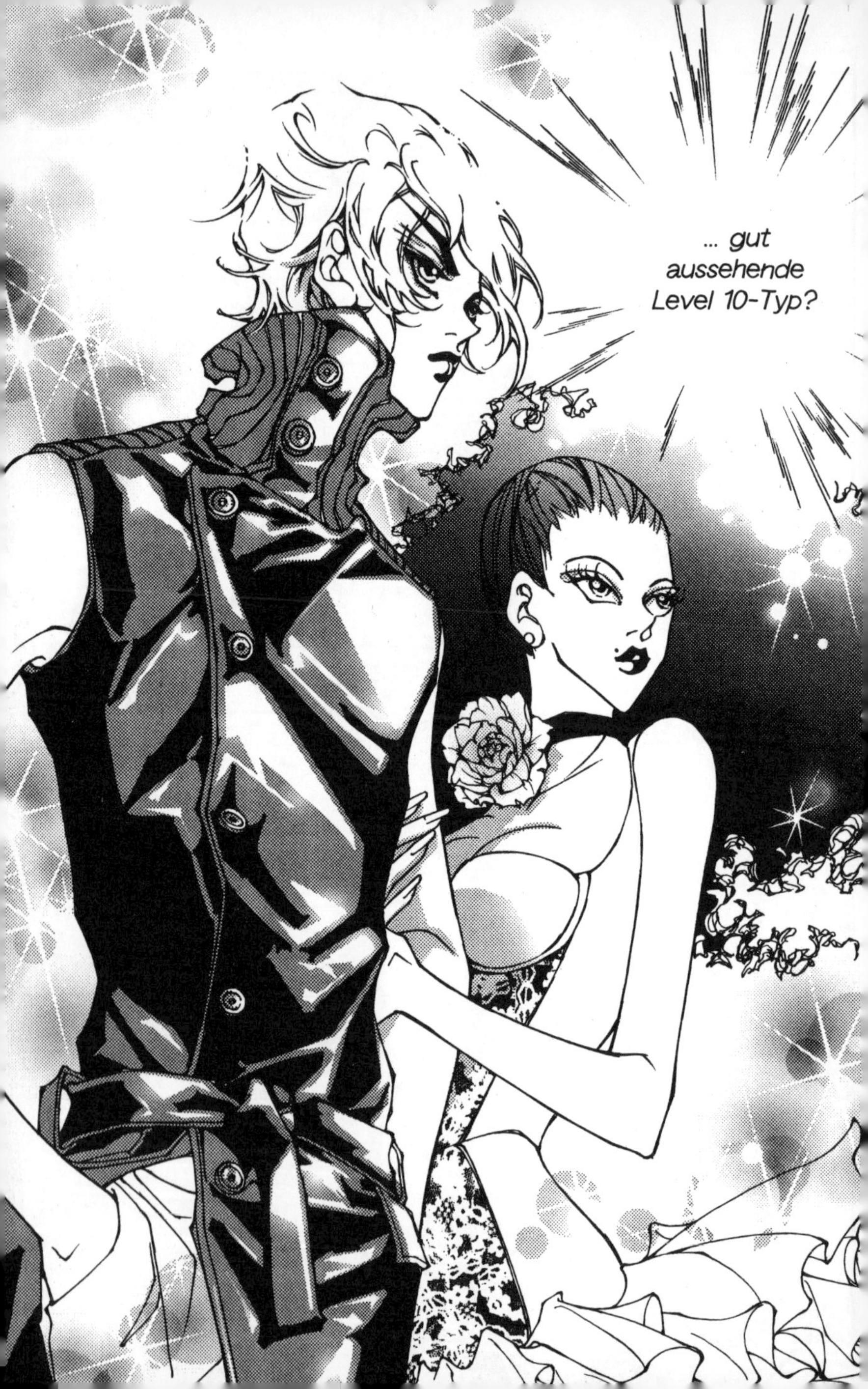
... gut
aussehende
Level 10-Typ?

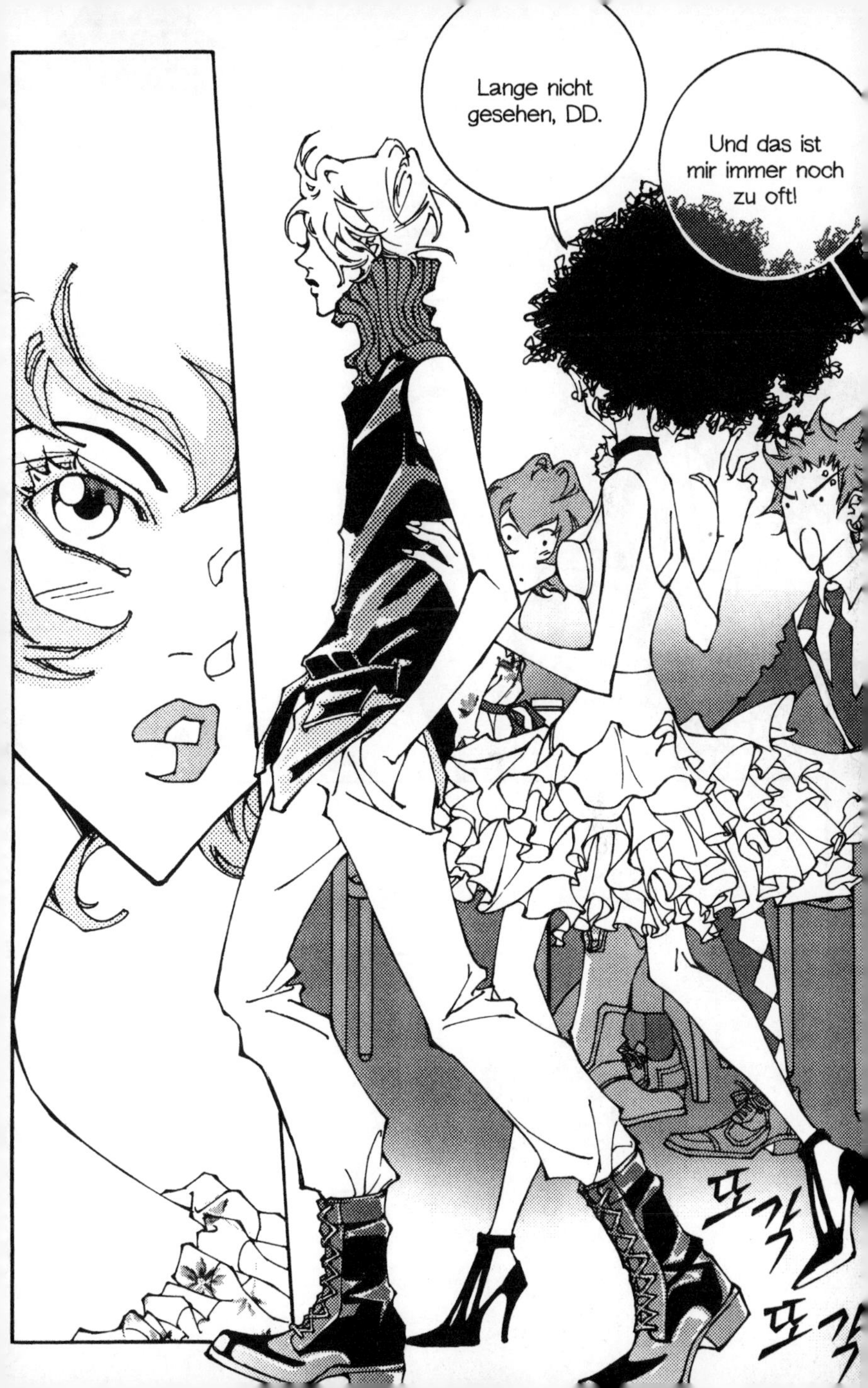
Lange nicht gesehen, DD.
Und das ist mir immer noch zu oft!
또각
또각

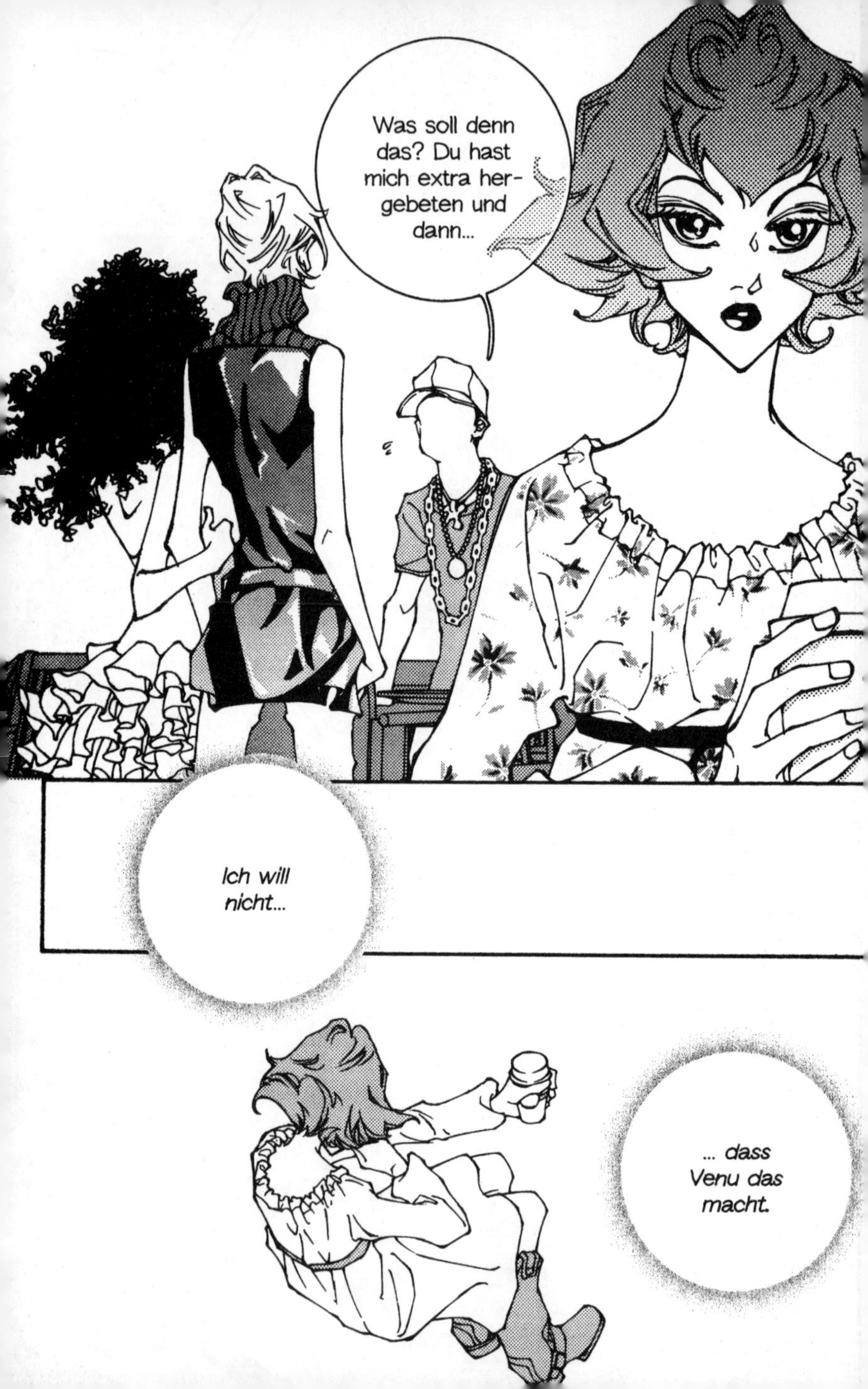
Was soll denn das? Du hast mich extra her-gebeten und dann...
Ich will nicht...
... dass Venu das macht.

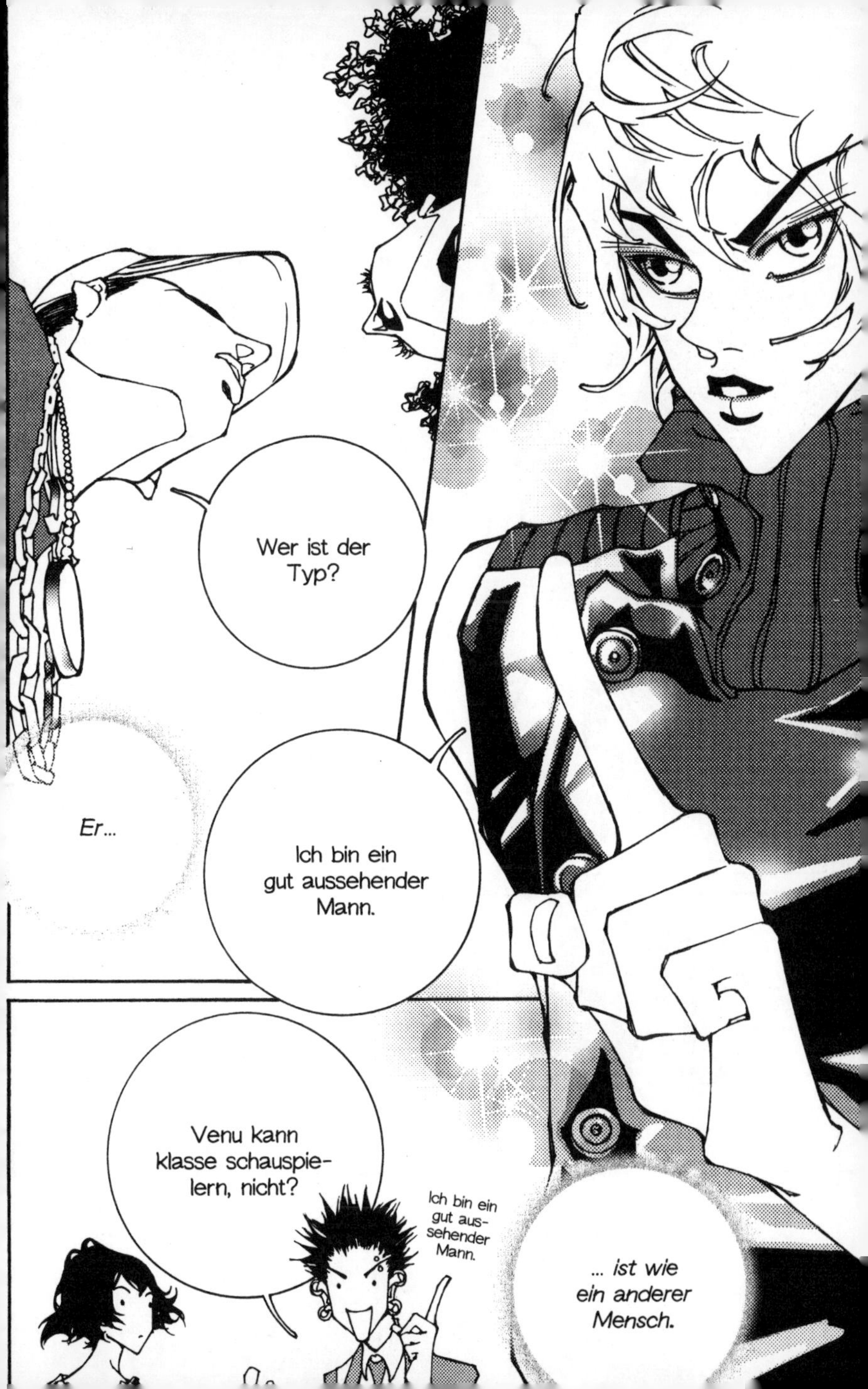
Wer ist der Typ?
Er...
Ich bin ein gut aussehender Mann.
Venu kann klasse schauspielern, nicht?
Ich bin ein gut aus-sehender Mann.
... ist wie ein anderer Mensch.

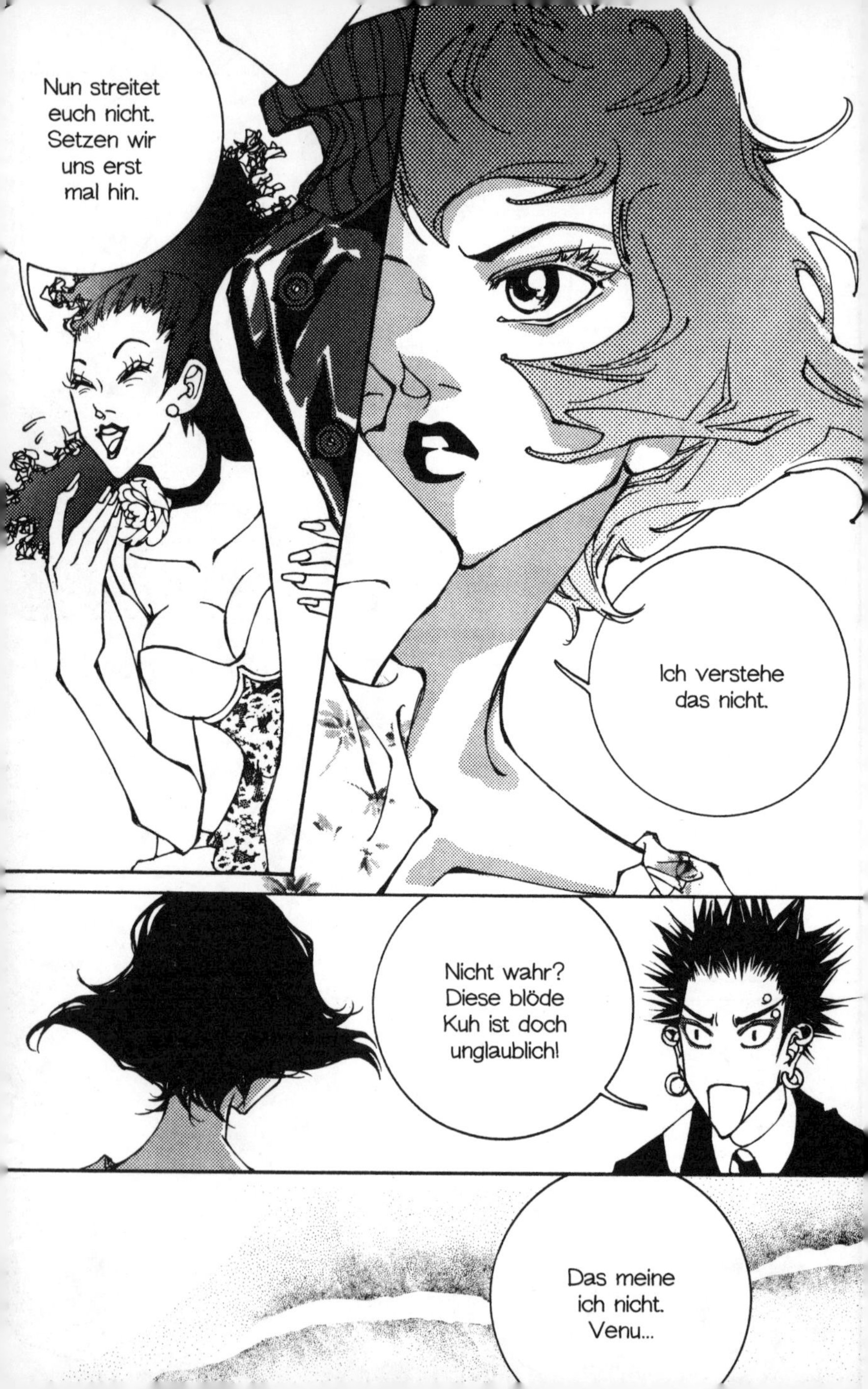
Nun streitet euch nicht. Setzen wir uns erst mal hin.
Ich verstehe das nicht.
Nicht wahr? Diese blöde Kuh ist doch unglaublich!
Das meine ich nicht. Venu...

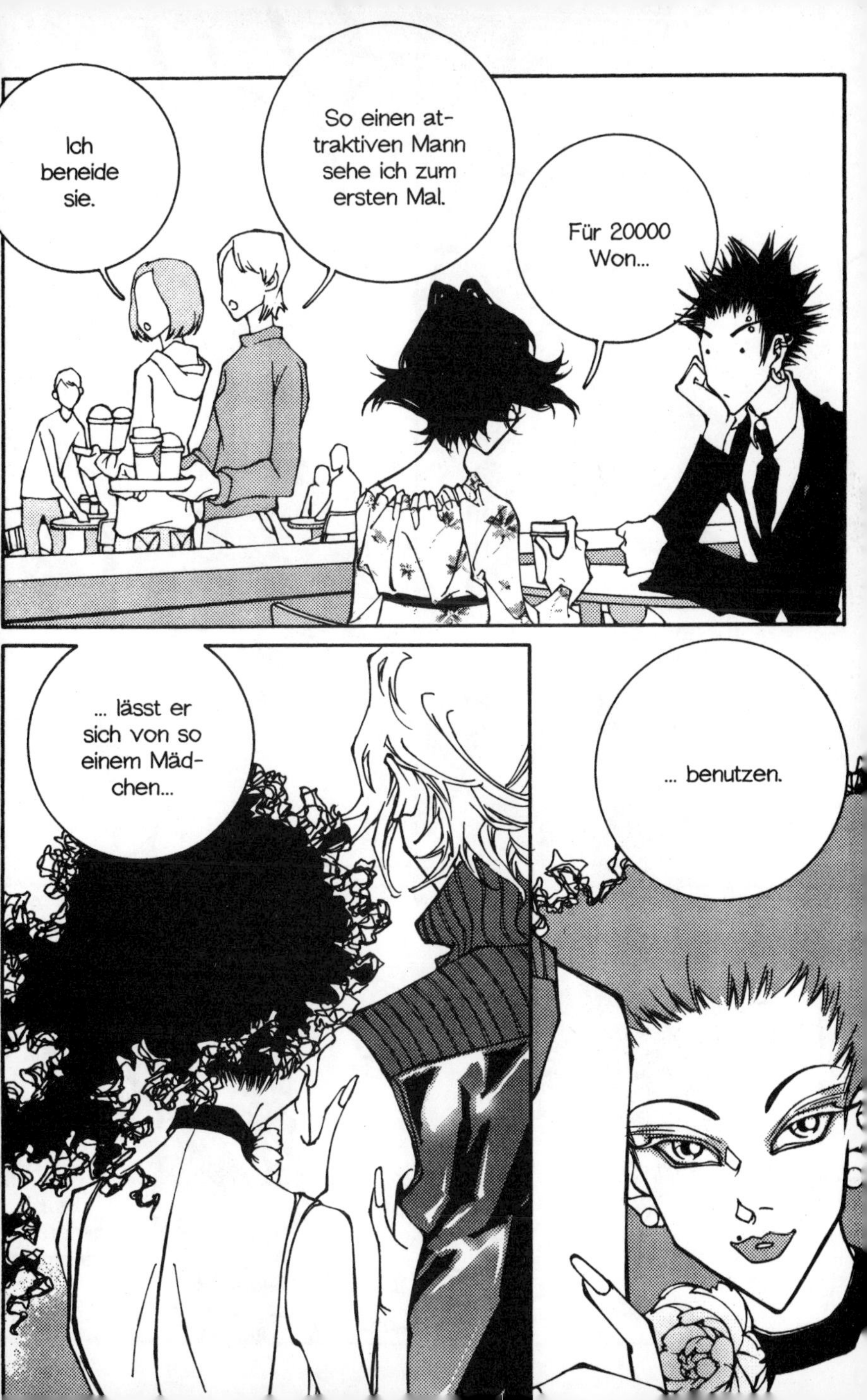

So einen attraktiven Mann sehe ich zum ersten Mal.
Ich beneide sie.
Für 20000 Won...
... benutzen.
... lässt er sich von so einem Mädchen...

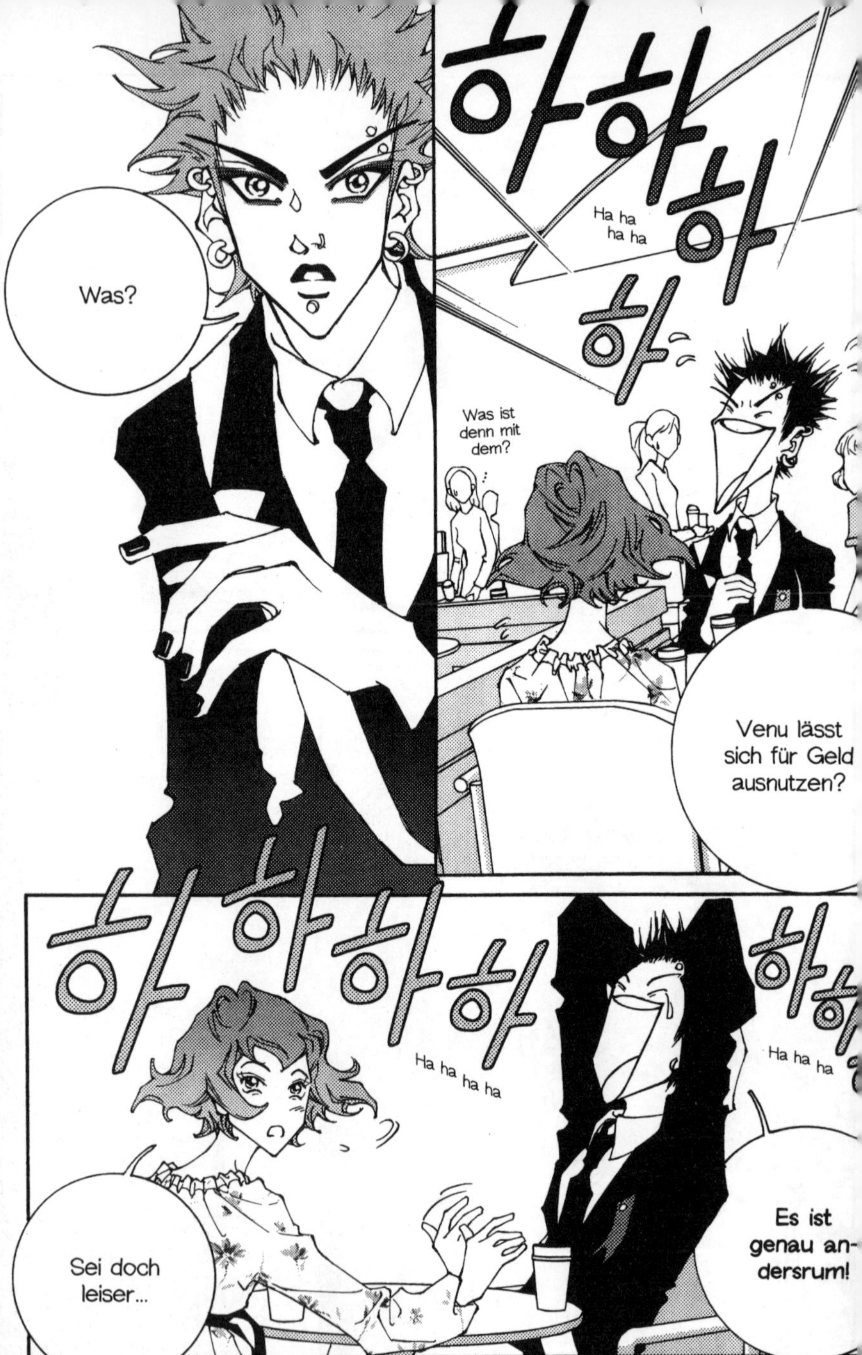
Was?
하하하하
Ha ha ha ha
Was ist denn mit dem?
Venu lässt sich für Geld ausnutzen?
하하하하
Ha ha ha ha
하하
Ha ha ha
Sei doch leiser...
Es ist genau andersrum!

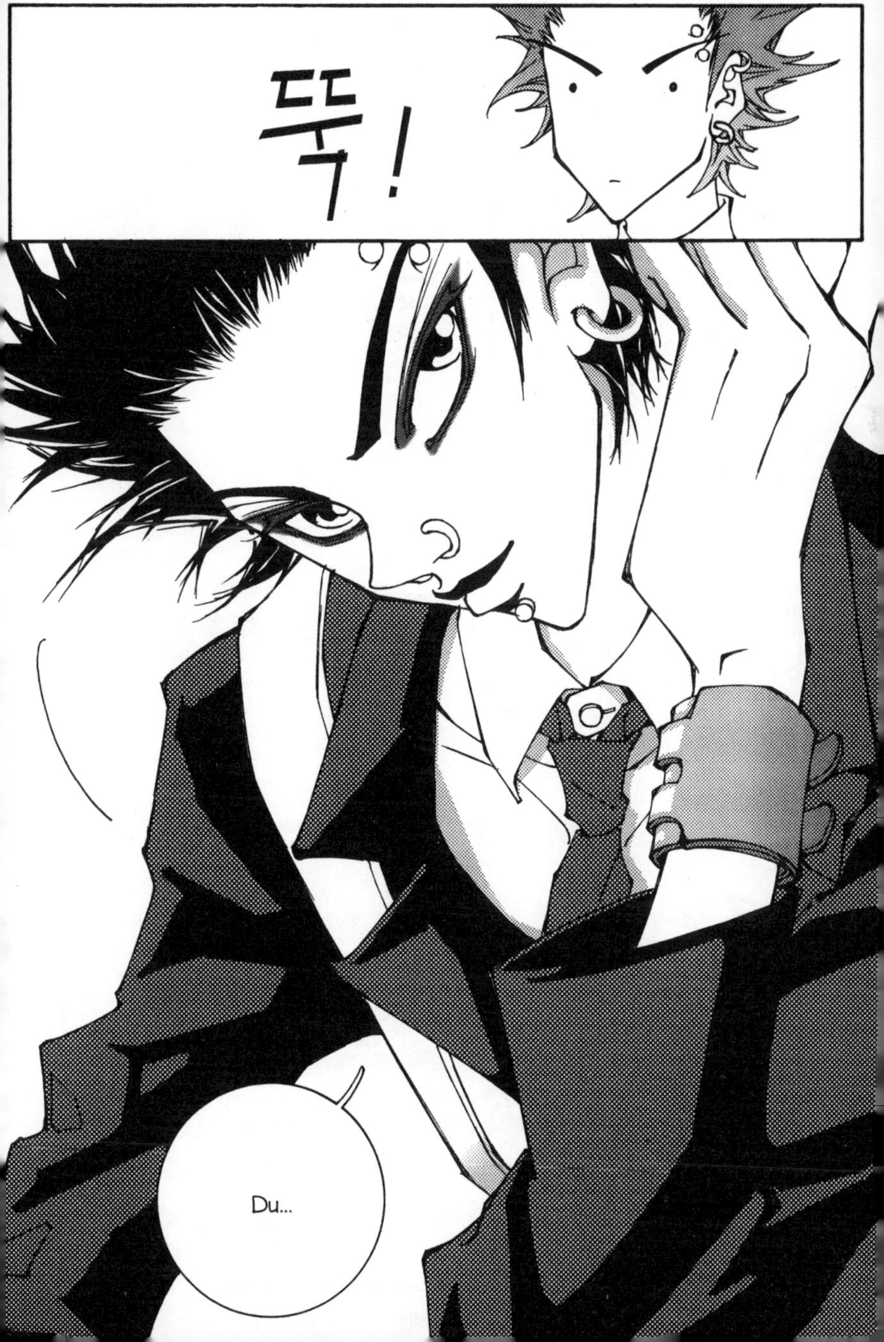
뚝!
Du...

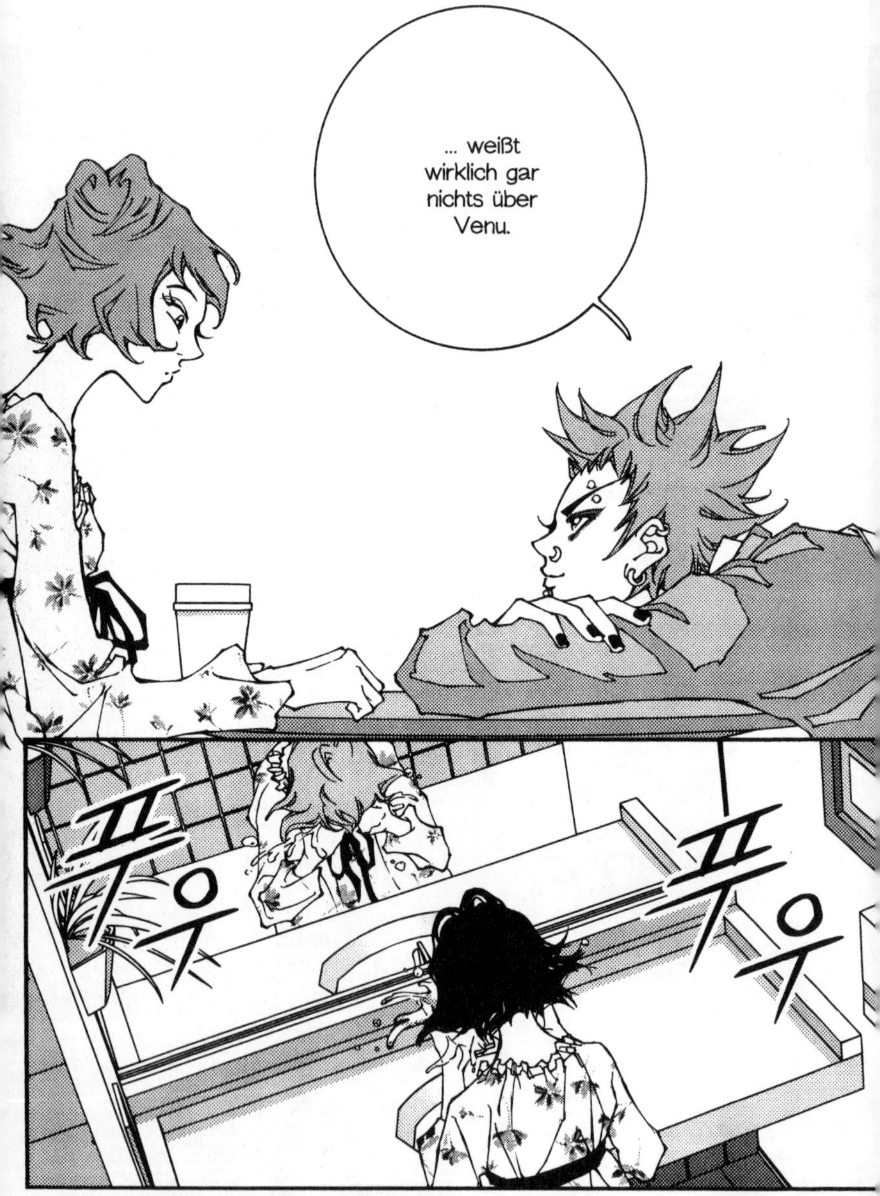
... weißt wirklich gar nichts über Venu.

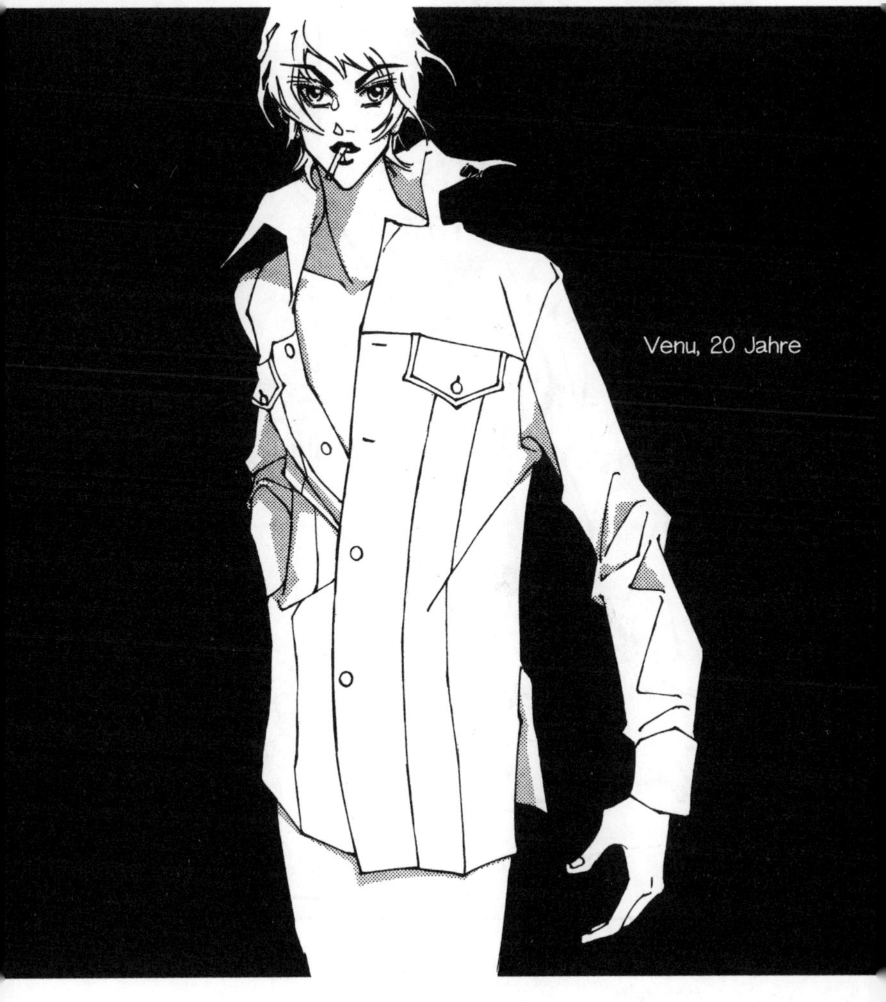
Venu, 20 Jahre

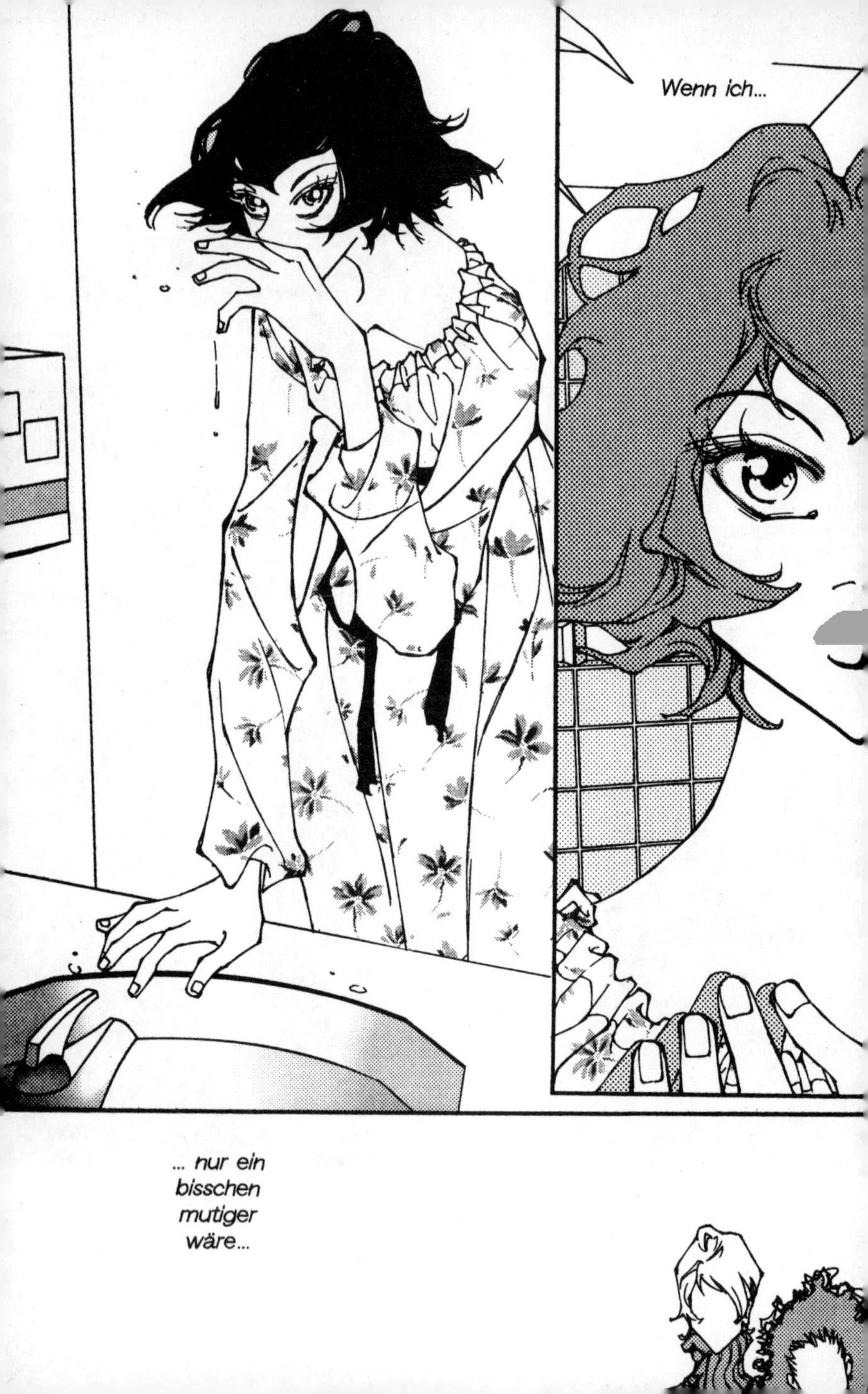
Wenn ich...
... nur ein bisschen mutiger wäre...

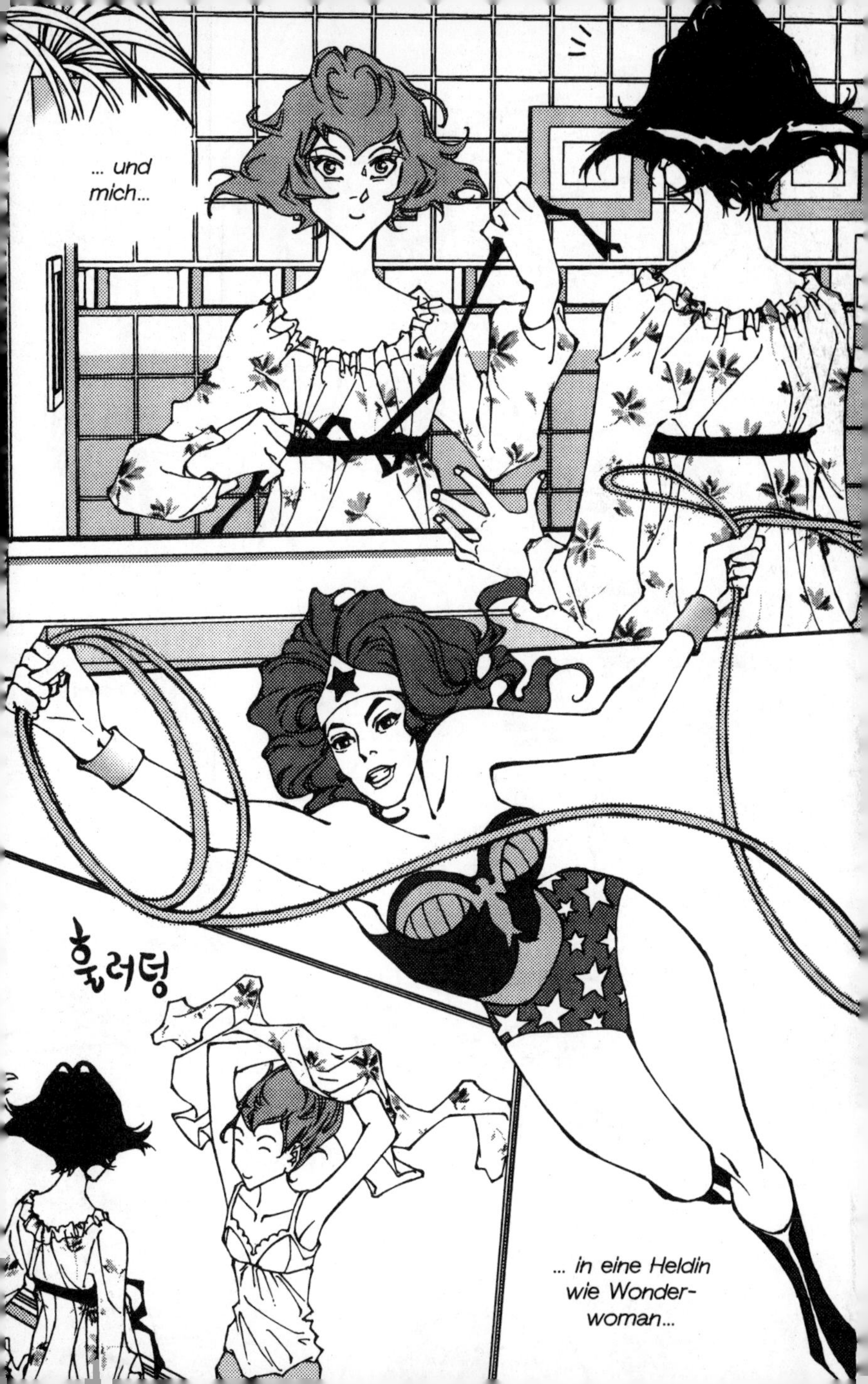
... und mich...
홀러덩
... in eine Heldin wie Wonder-woman...

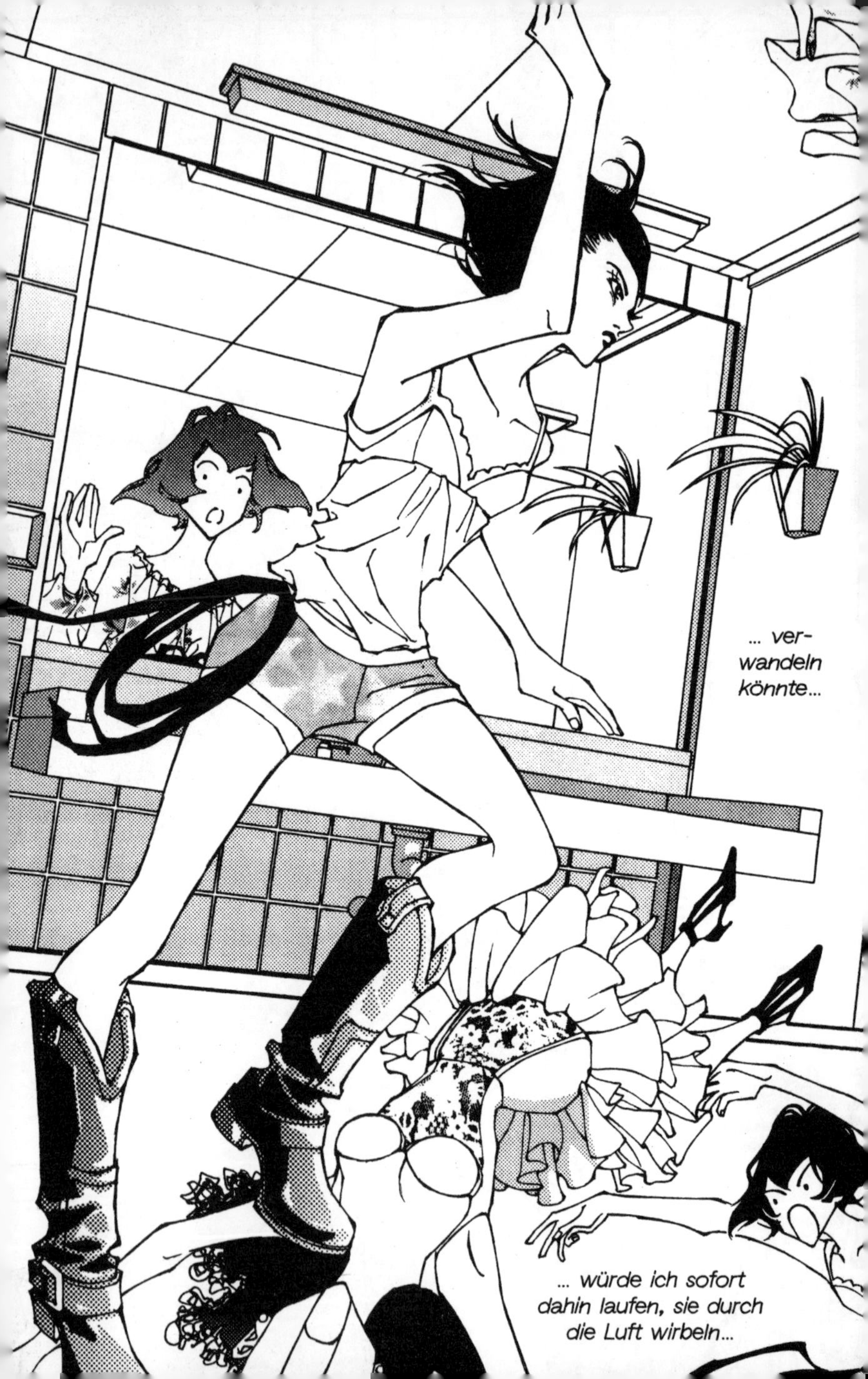

... ver-
wandeln
könnte...
... würde ich sofort
dahin laufen, sie durch
die Luft wirbeln...

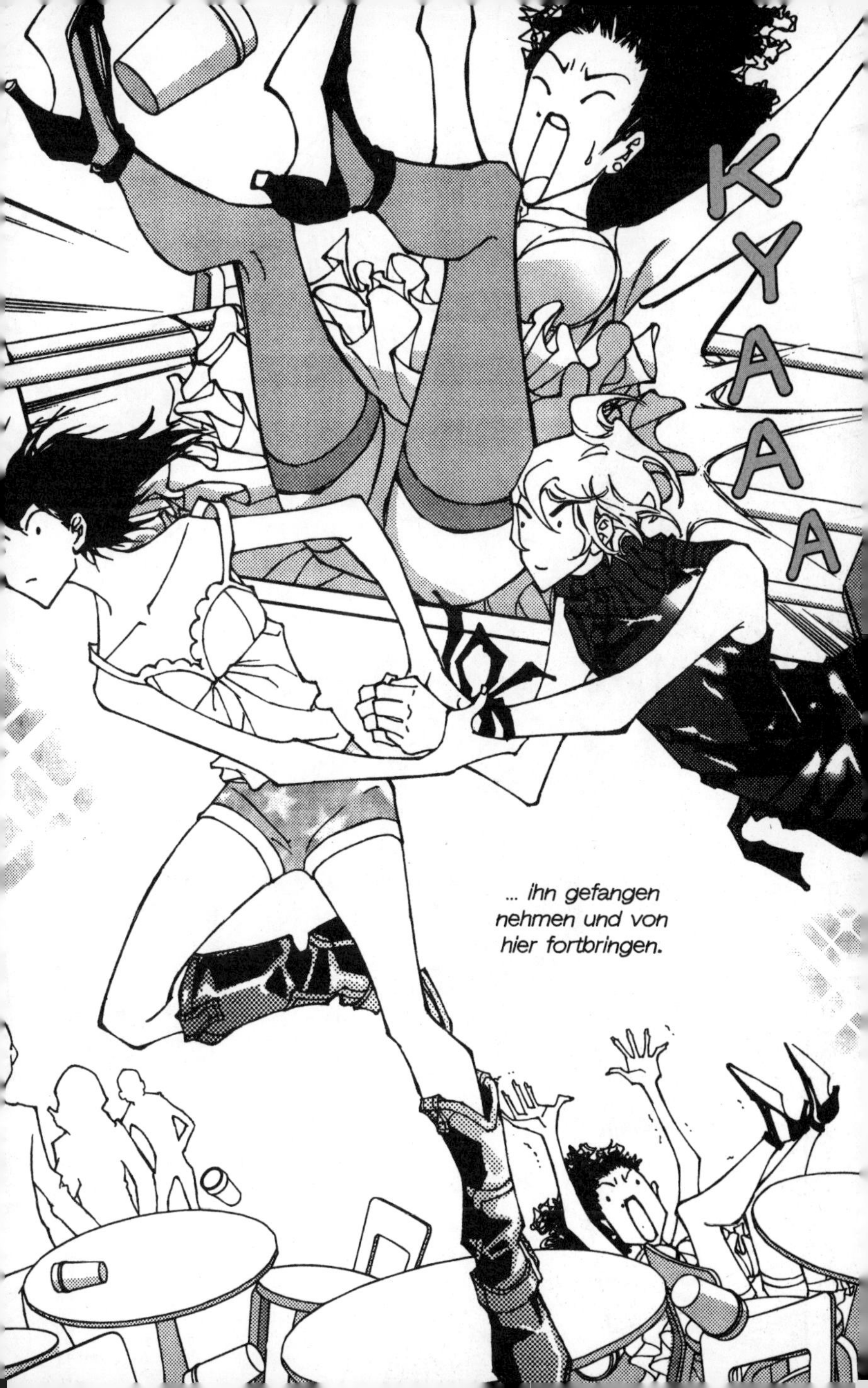
KYAAAA
... ihn gefangen
nehmen und von
hier fortbringen.

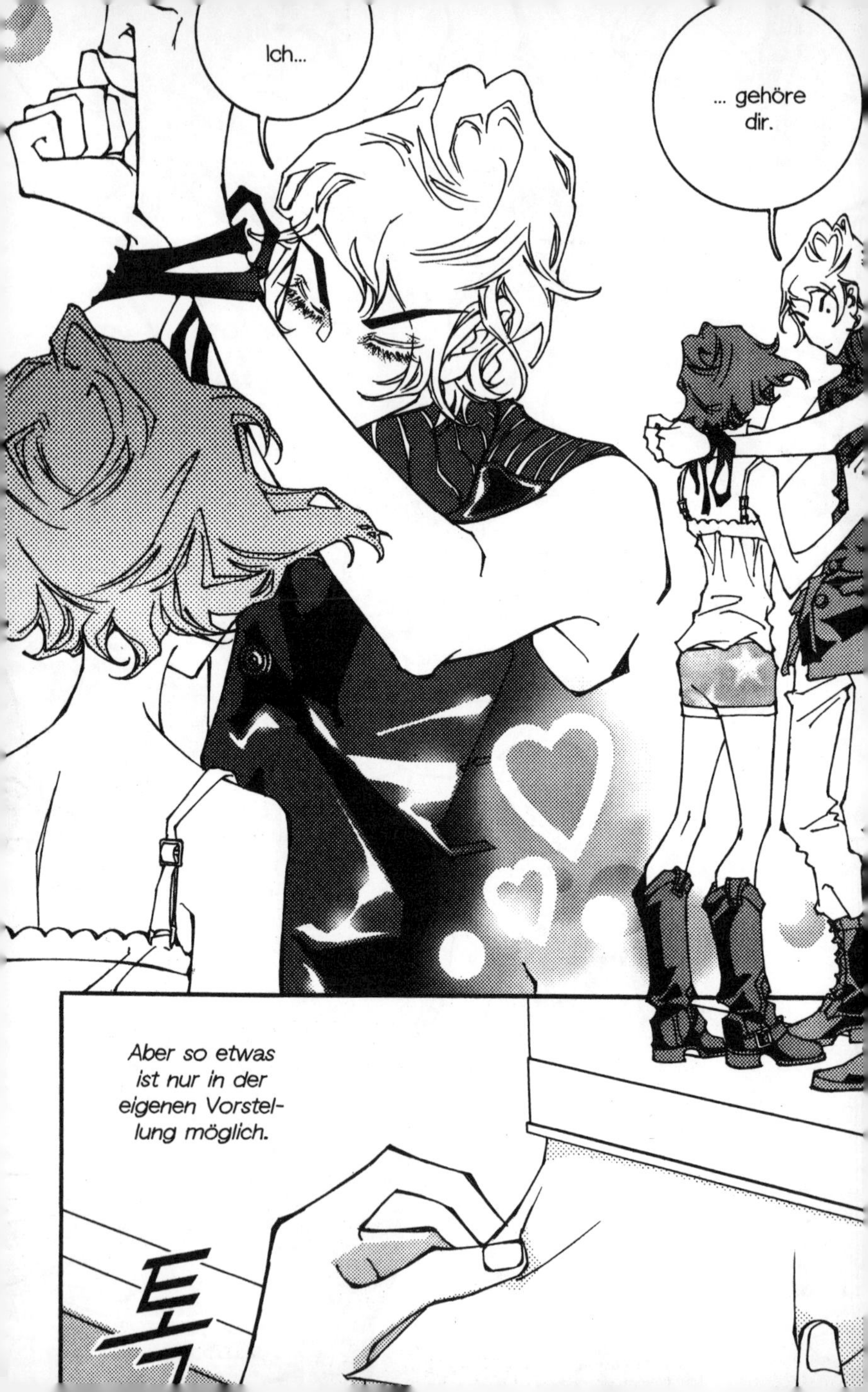
Ich...
... gehöre dir.
Aber so etwas ist nur in der eigenen Vorstellung möglich.

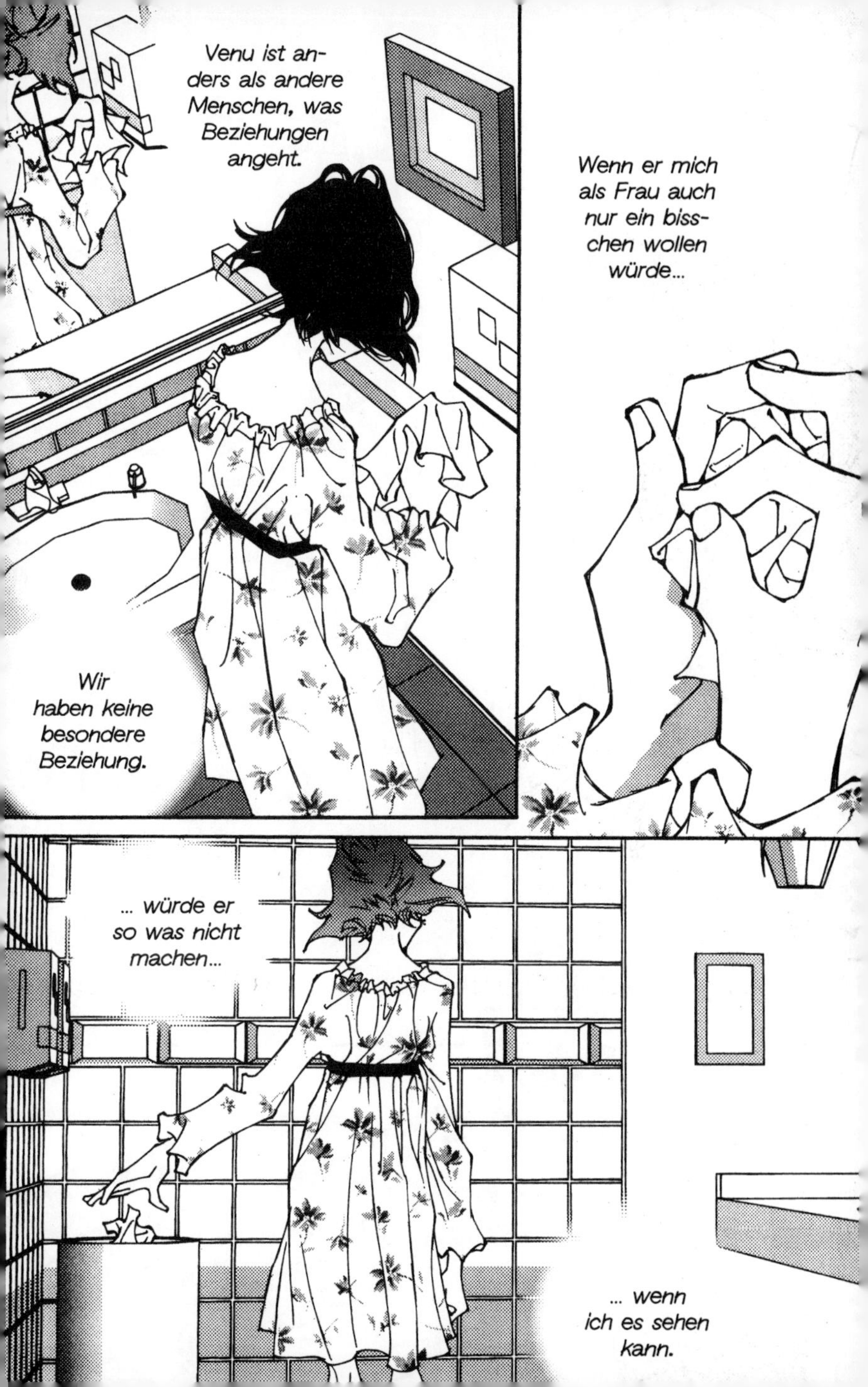
Venu ist anders als andere Menschen, was Beziehungen angeht.
Wir haben keine besondere Beziehung.
Wenn er mich als Frau auch nur ein bisschen wollen würde...
... würde er so was nicht machen...
... wenn ich es sehen kann.

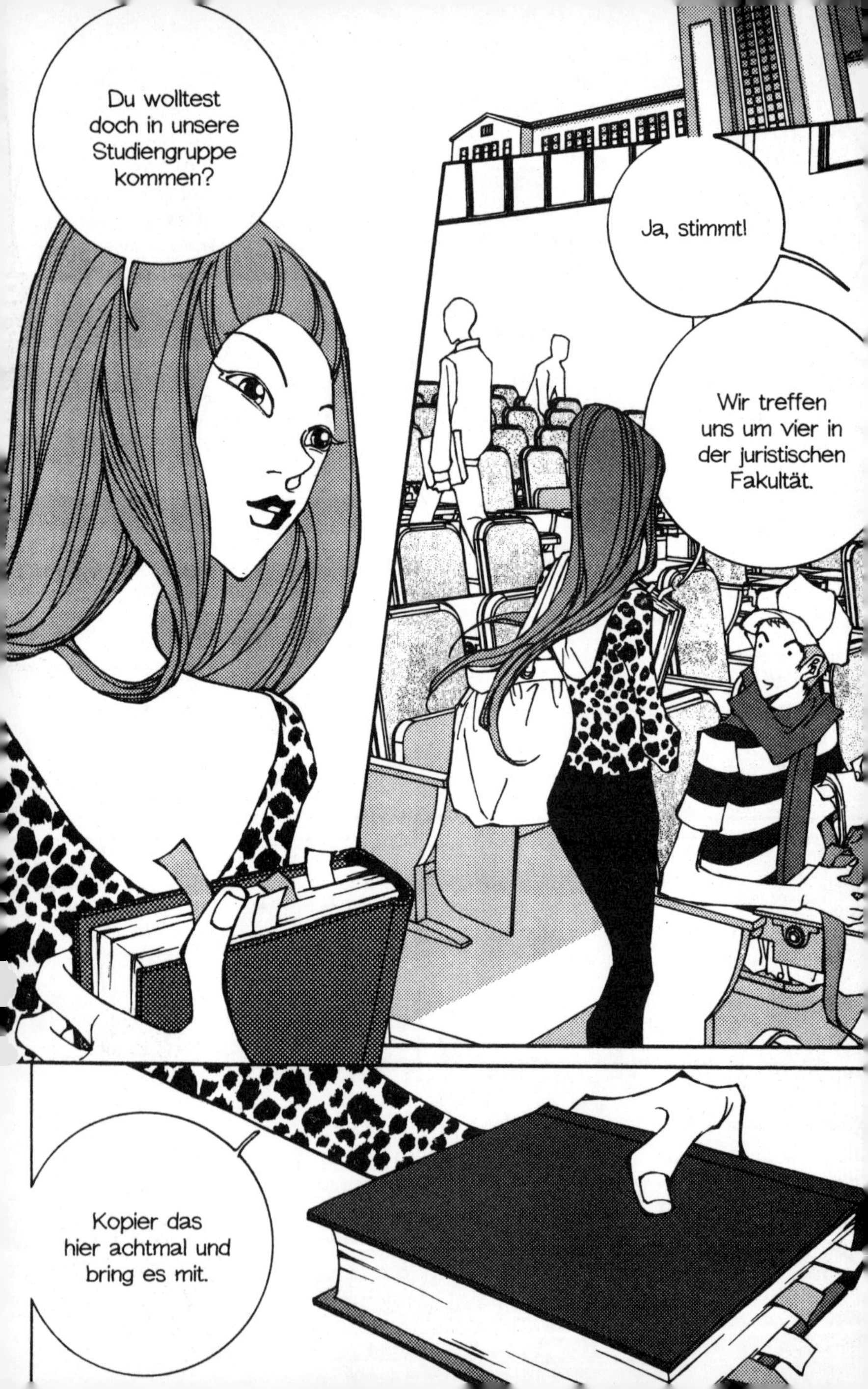
Du wolltest doch in unsere Studiengruppe kommen?
Ja, stimmt!
Wir treffen uns um vier in der juristischen Fakultät.
Kopier das hier achtmal und bring es mit.

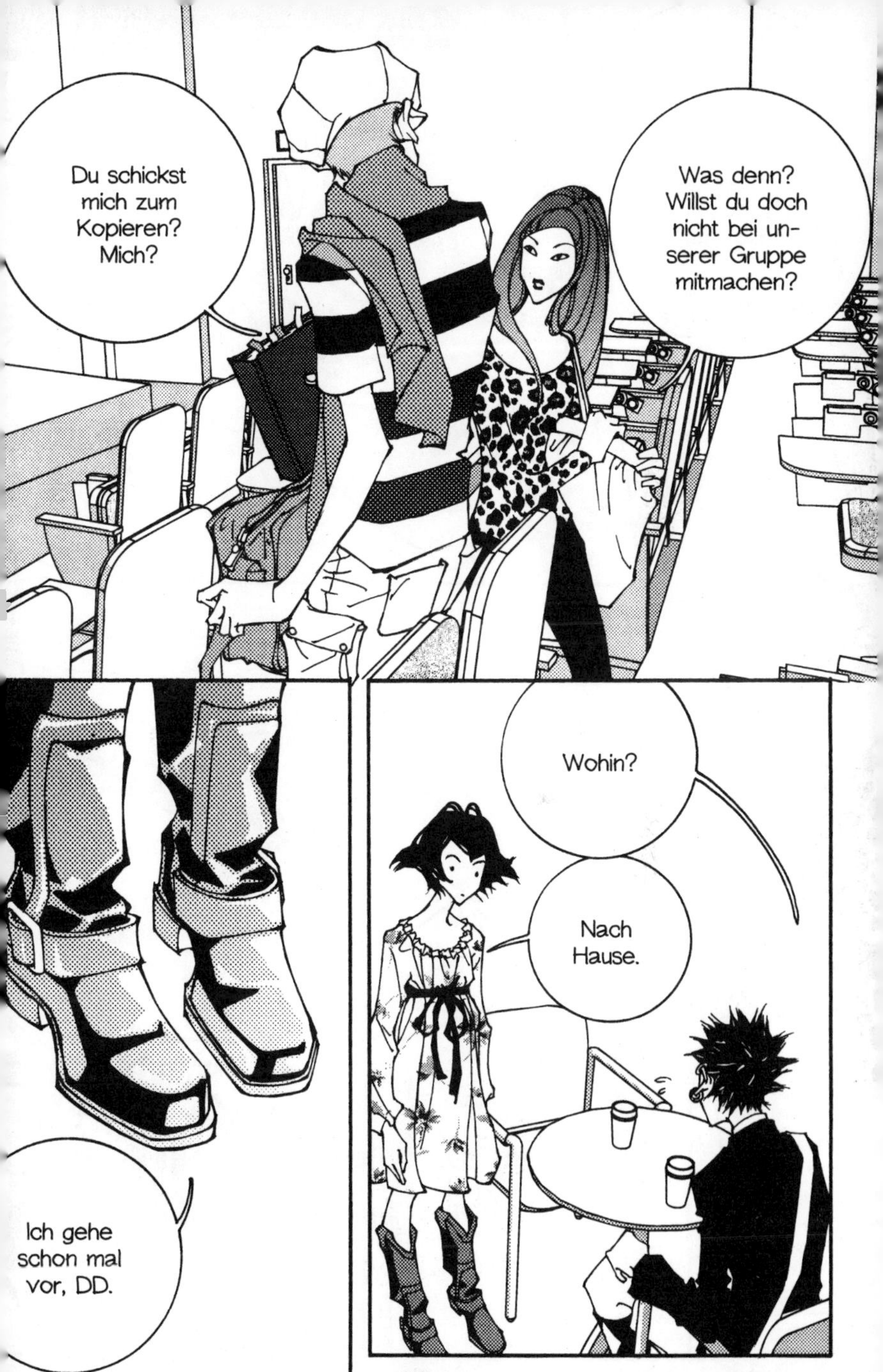

Du schickst mich zum Kopieren? Mich?
Was denn? Willst du doch nicht bei unserer Gruppe mitmachen?
Ich gehe schon mal vor, DD.
Wohin?
Nach Hause.

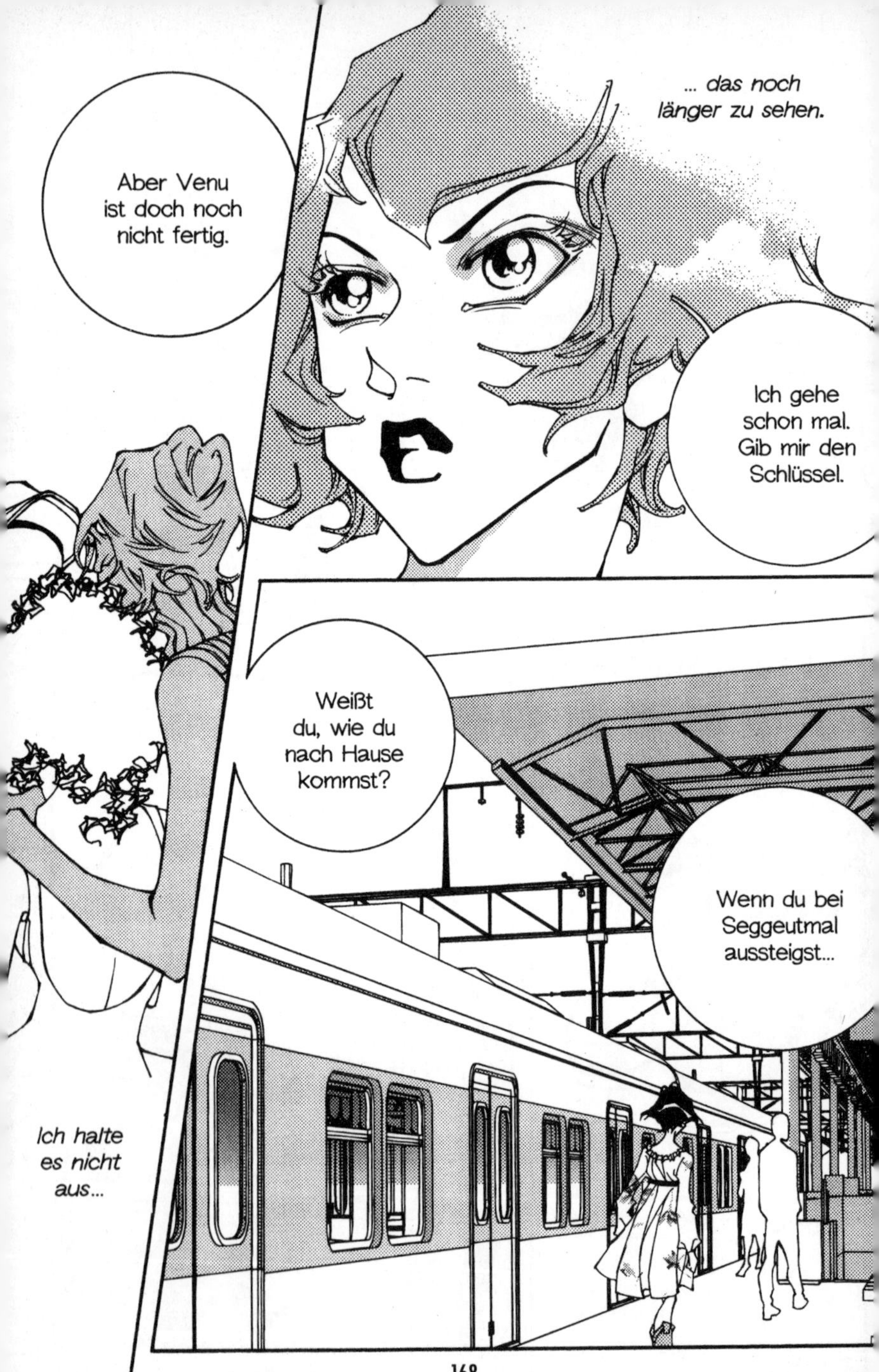
... das noch länger zu sehen.
Aber Venu ist doch noch nicht fertig.
Ich gehe schon mal. Gib mir den Schlüssel.
Ich halte es nicht aus...
Weißt du, wie du nach Hause kommst?
Wenn du bei Seggeutmal aussteigst...

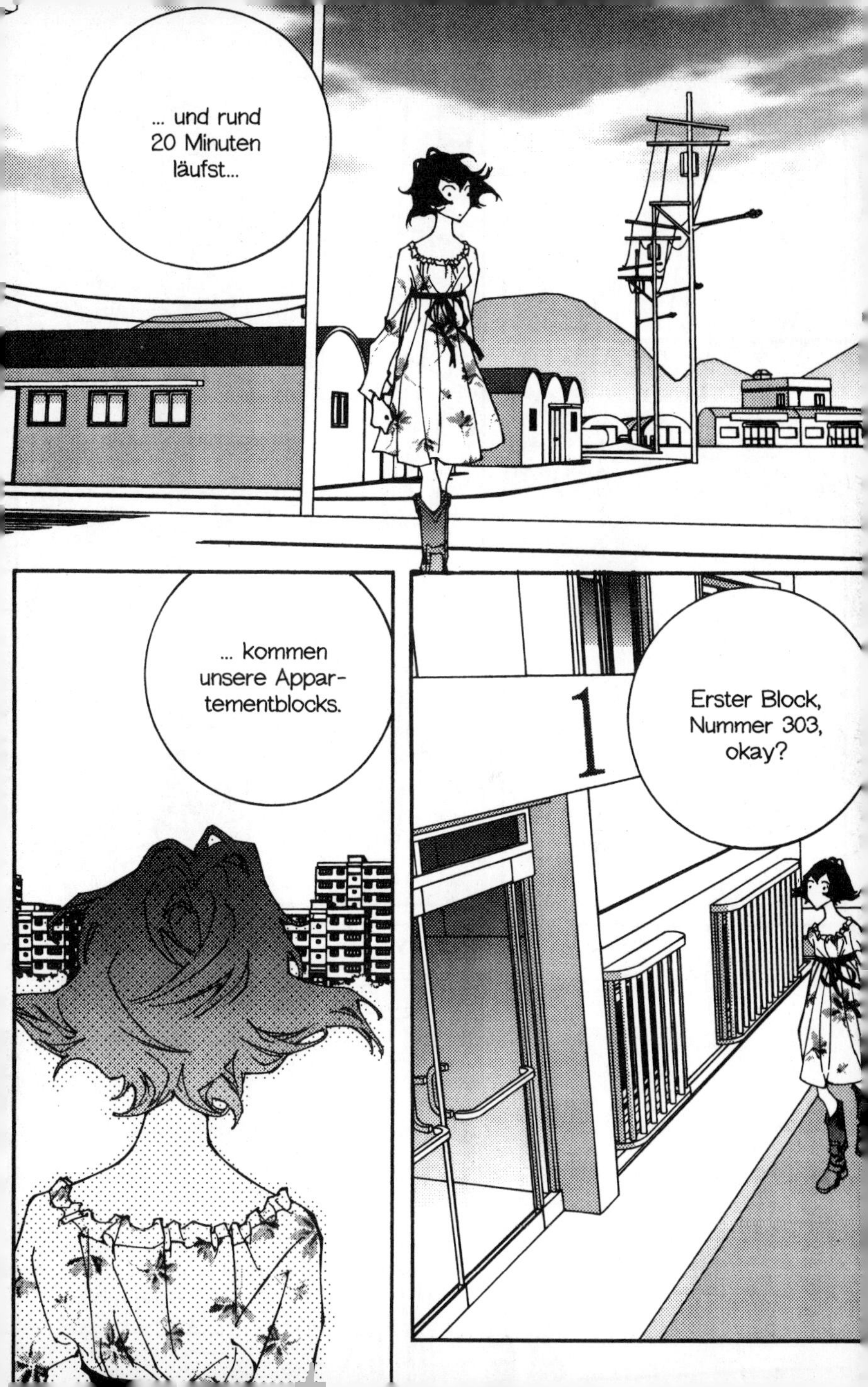
... und rund 20 Minuten läufst...
... kommen unsere Appar- tementblocks.
1
Erster Block, Nummer 303, okay?

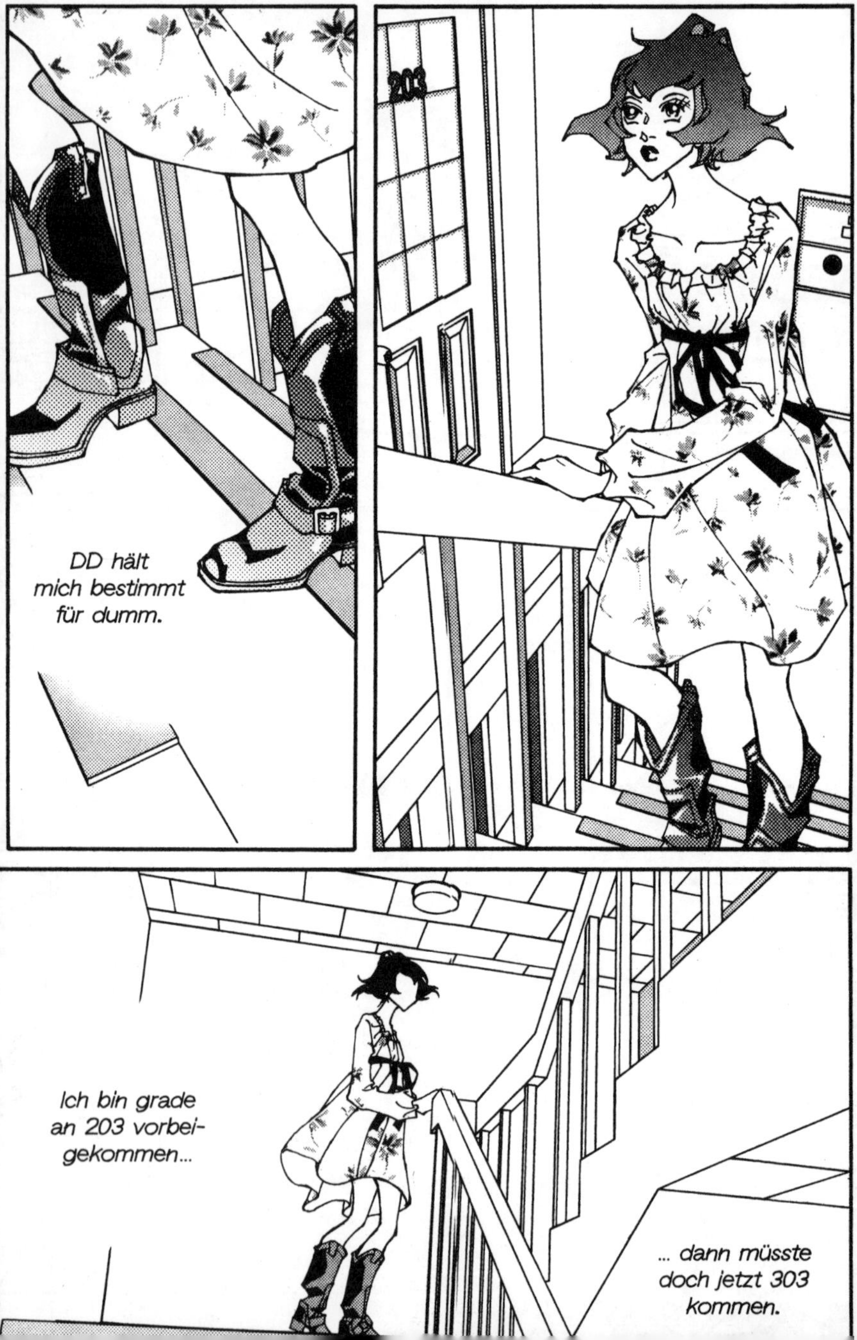
DD hält mich bestimmt für dumm.
Ich bin grade an 203 vorbeigekommen...
... dann müsste doch jetzt 303 kommen.
203

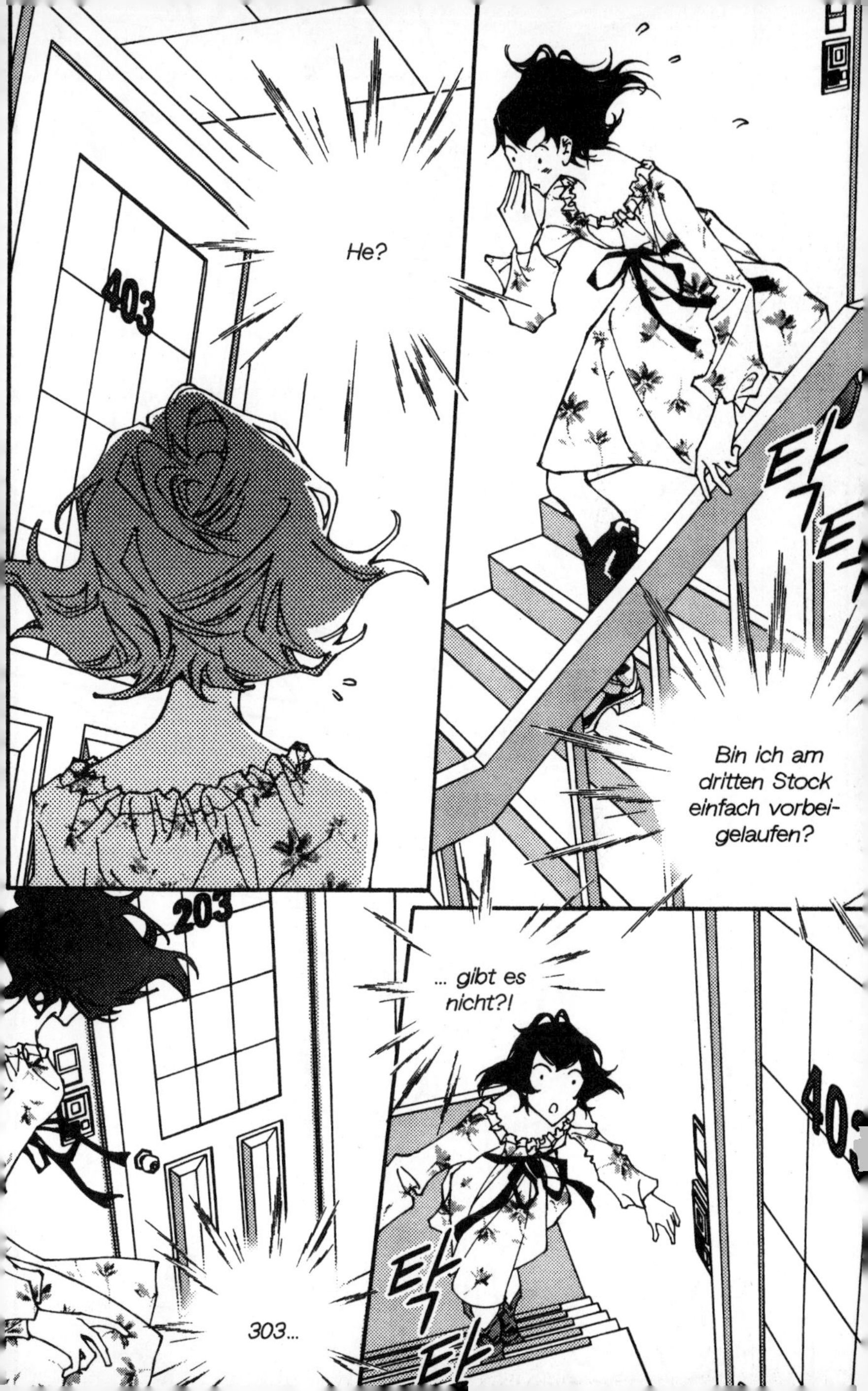

He?
Bin ich am dritten Stock einfach vorbeigelaufen?
303...
... gibt es nicht?!

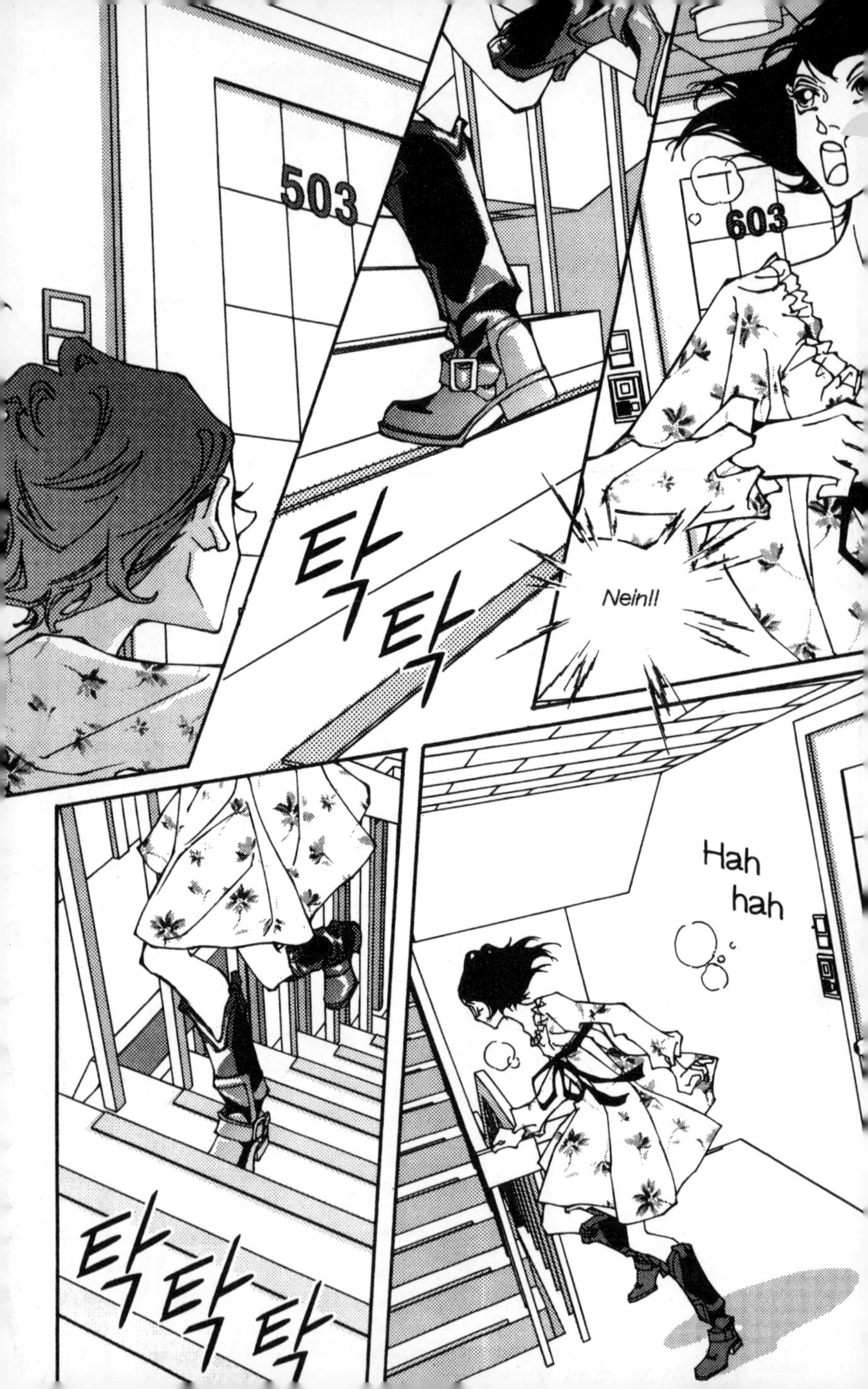
503
타
탁
탁
603
Nein!!
탁
탁
탁
탁
Hah
hah

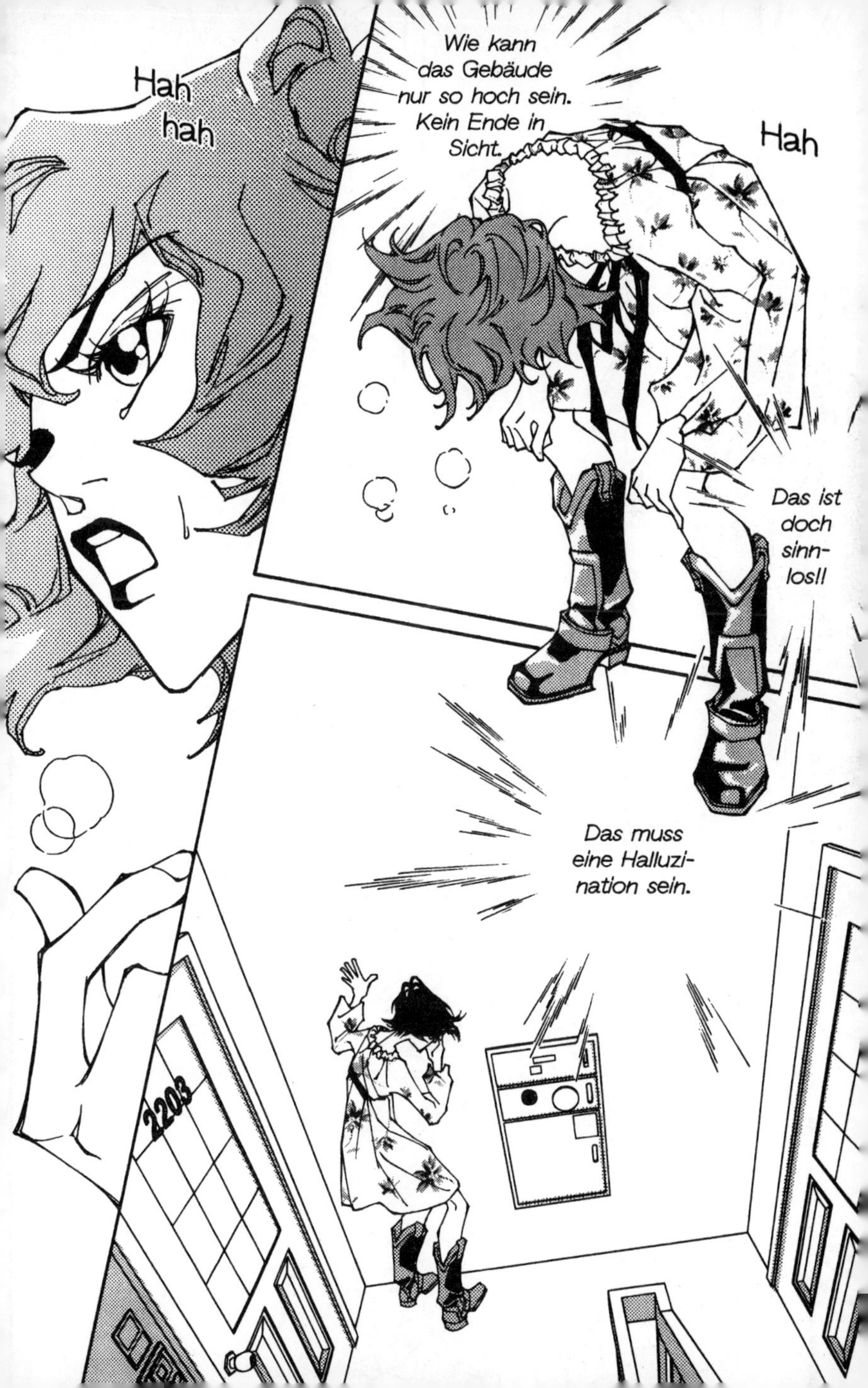
Wie kann das Gebäude nur so hoch sein. Kein Ende in Sicht.
Hah
Hah hah
Das ist doch sinn-los!!
Das muss eine Halluzi-nation sein.
2203

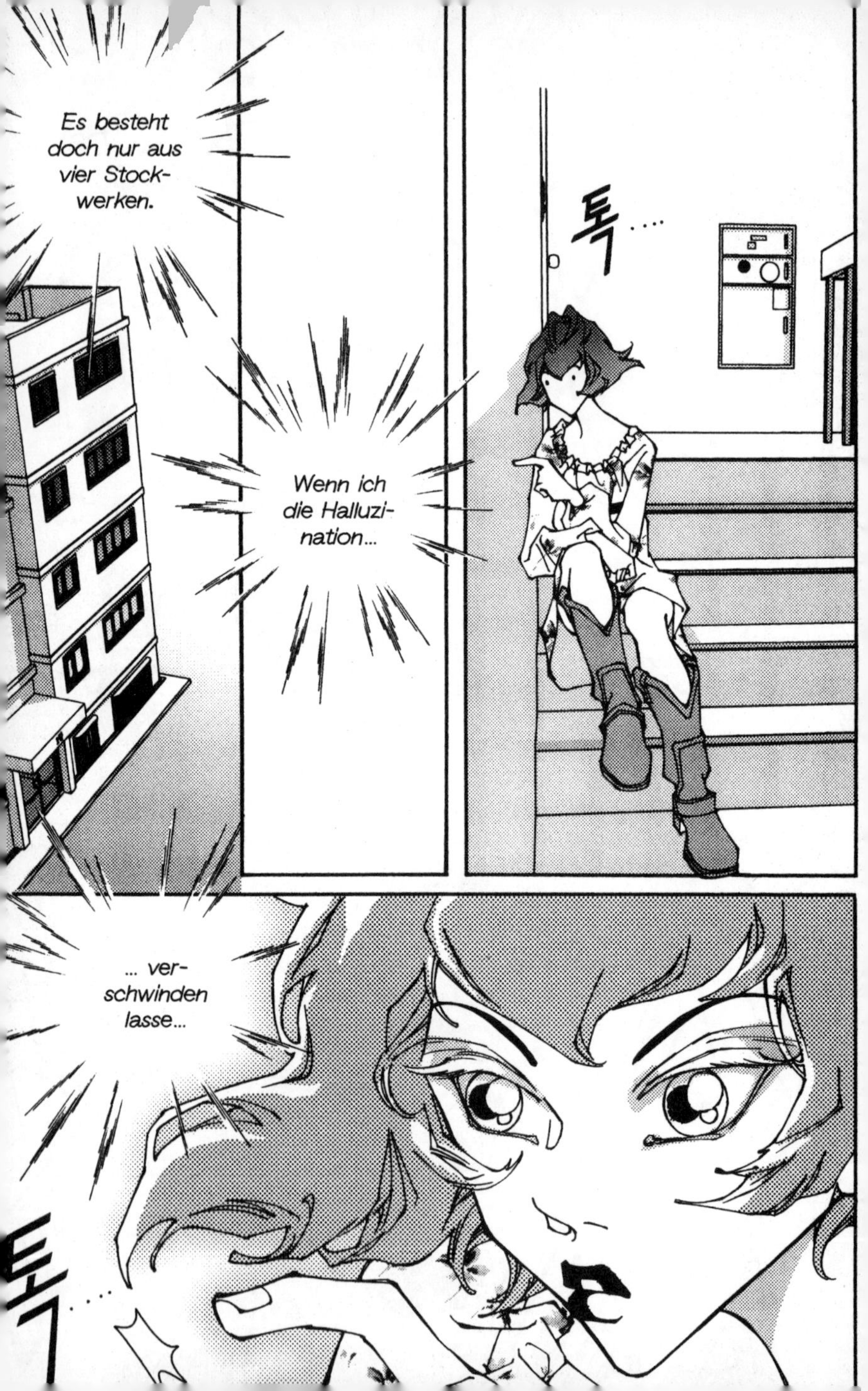
Es besteht doch nur aus vier Stock-werken.
Wenn ich die Halluzi-nation...
톡....
... ver-schwinden lasse...
톡....

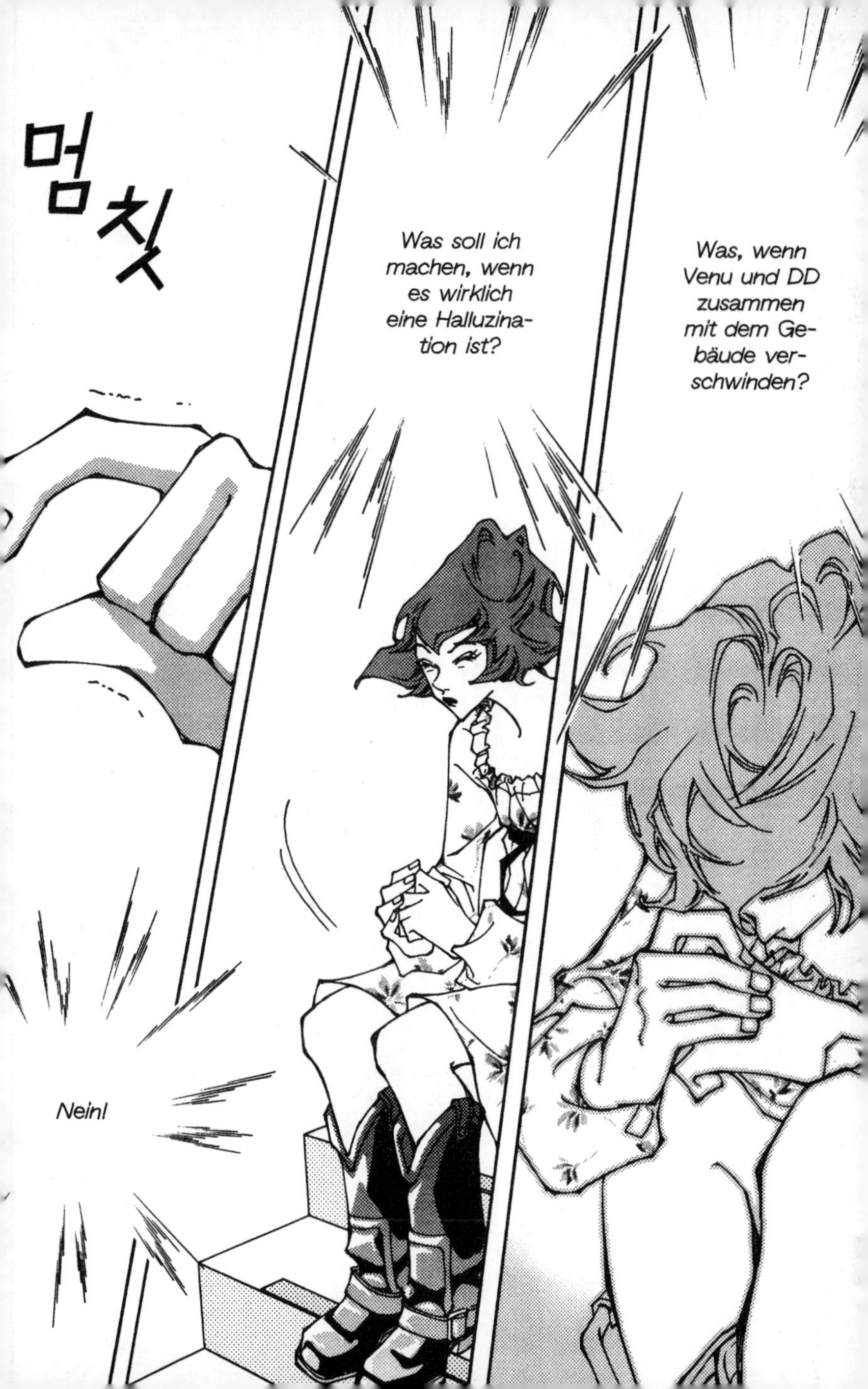
Was, wenn Venu und DD zusammen mit dem Gebäude verschwinden?
Was soll ich machen, wenn es wirklich eine Halluzination ist?
멈칫
Nein!

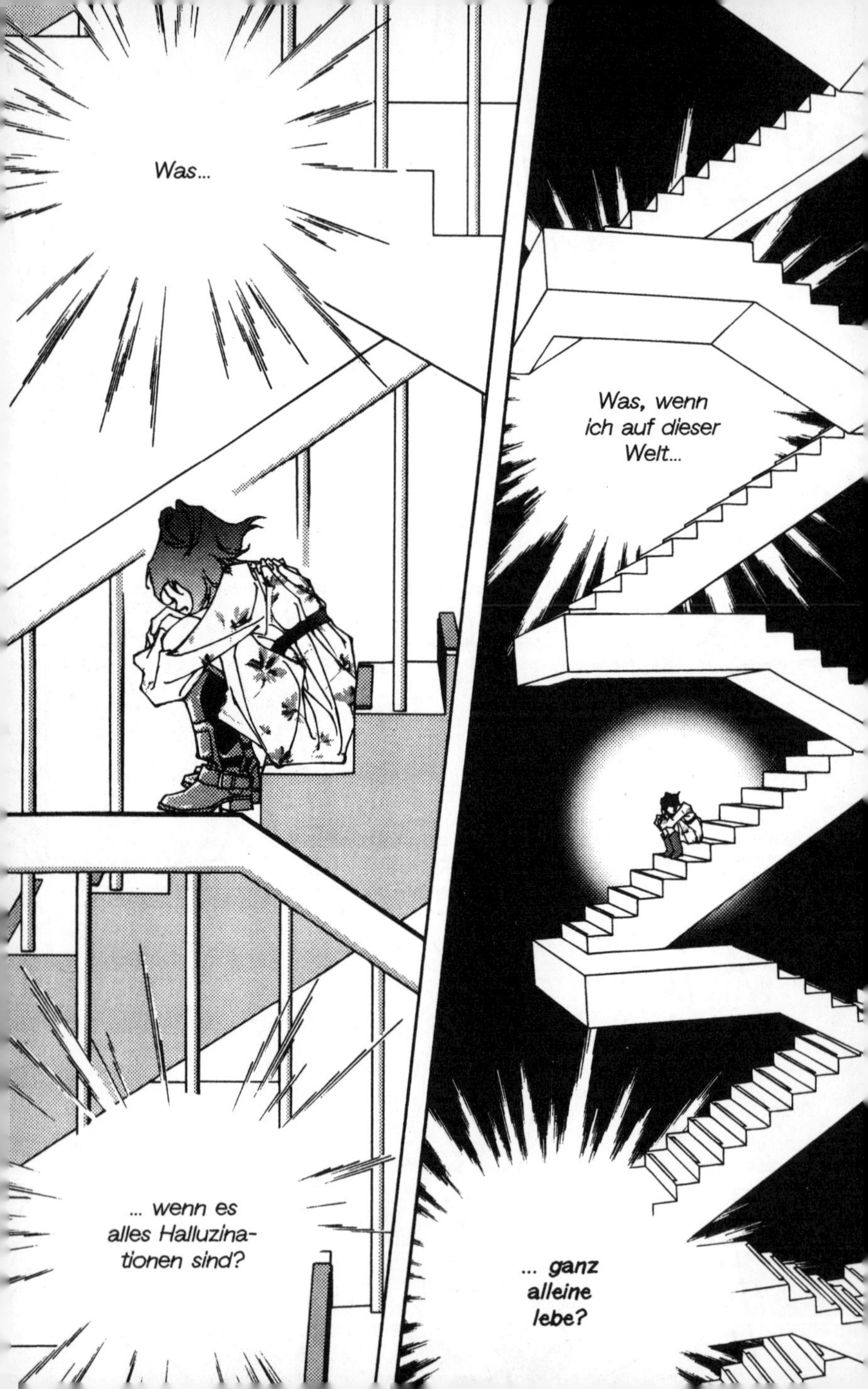
Was, wenn ich auf dieser Welt...
... ganz alleine lebe?
Was...
... wenn es alles Halluzinationen sind?

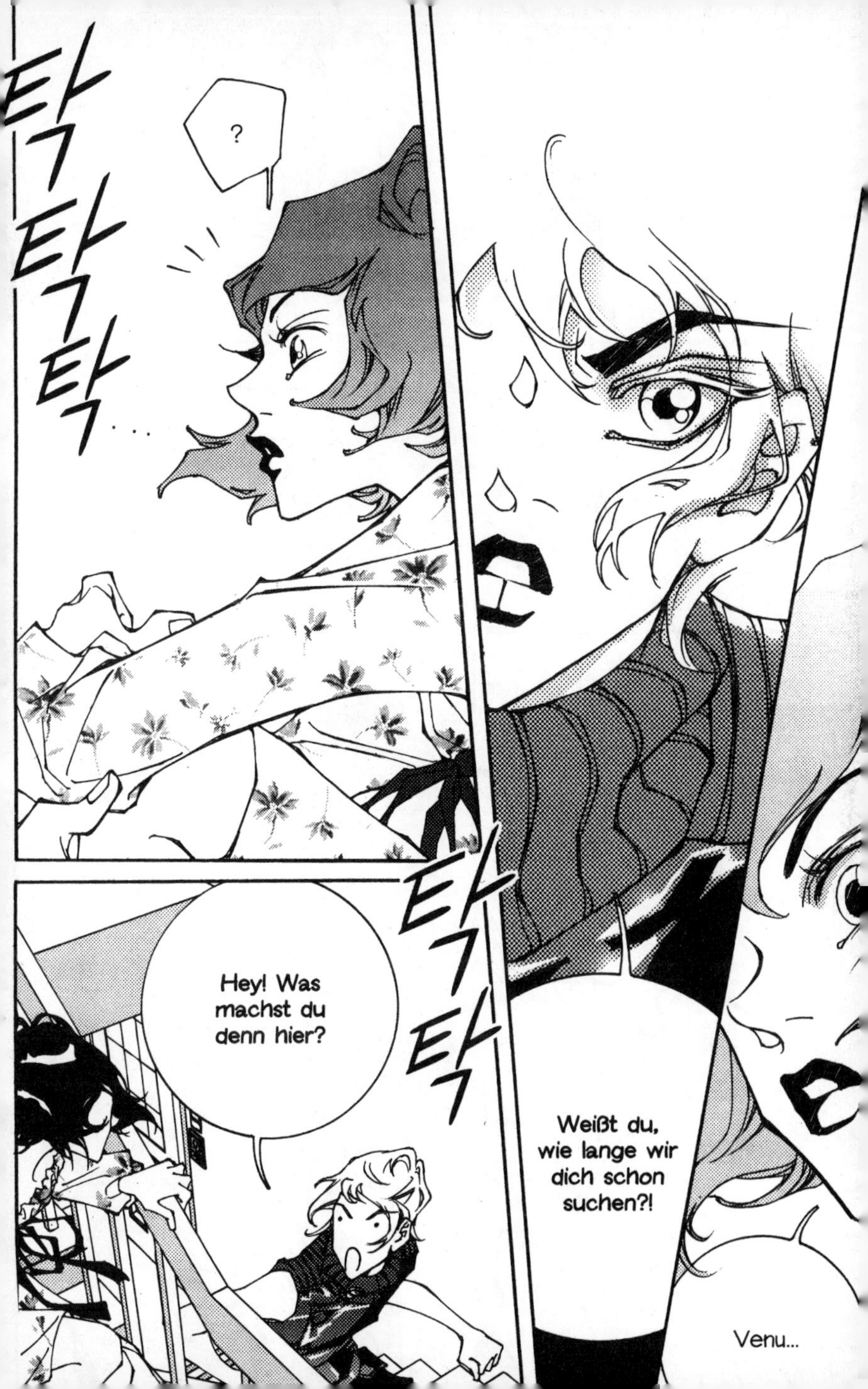
?
Hey! Was machst du denn hier?
Weißt du, wie lange wir dich schon suchen?!
Venu...

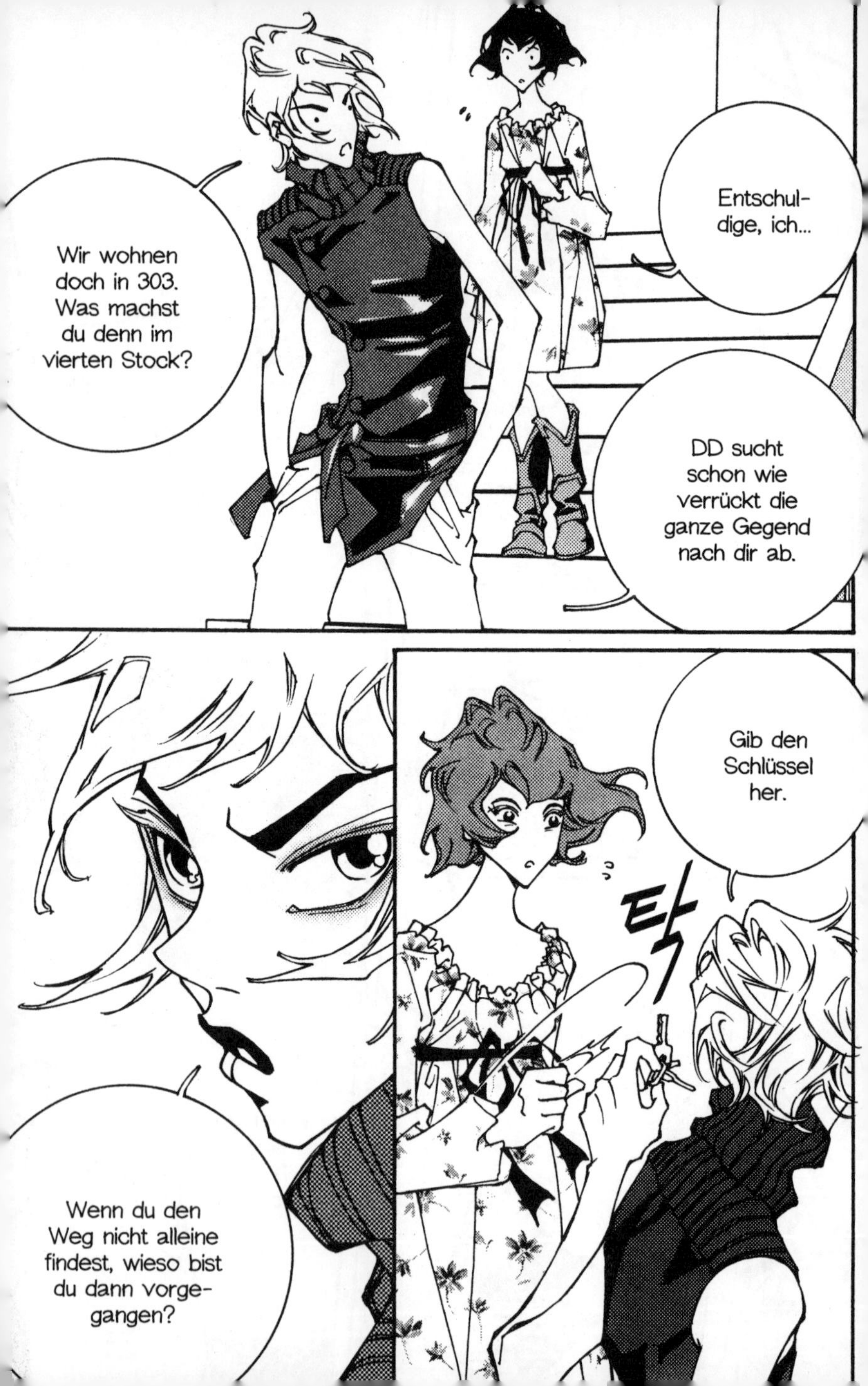
Wir wohnen doch in 303. Was machst du denn im vierten Stock?
Entschuldige, ich...
DD sucht schon wie verrückt die ganze Gegend nach dir ab.
Wenn du den Weg nicht alleine findest, wieso bist du dann vorgegangen?
Gib den Schlüssel her.

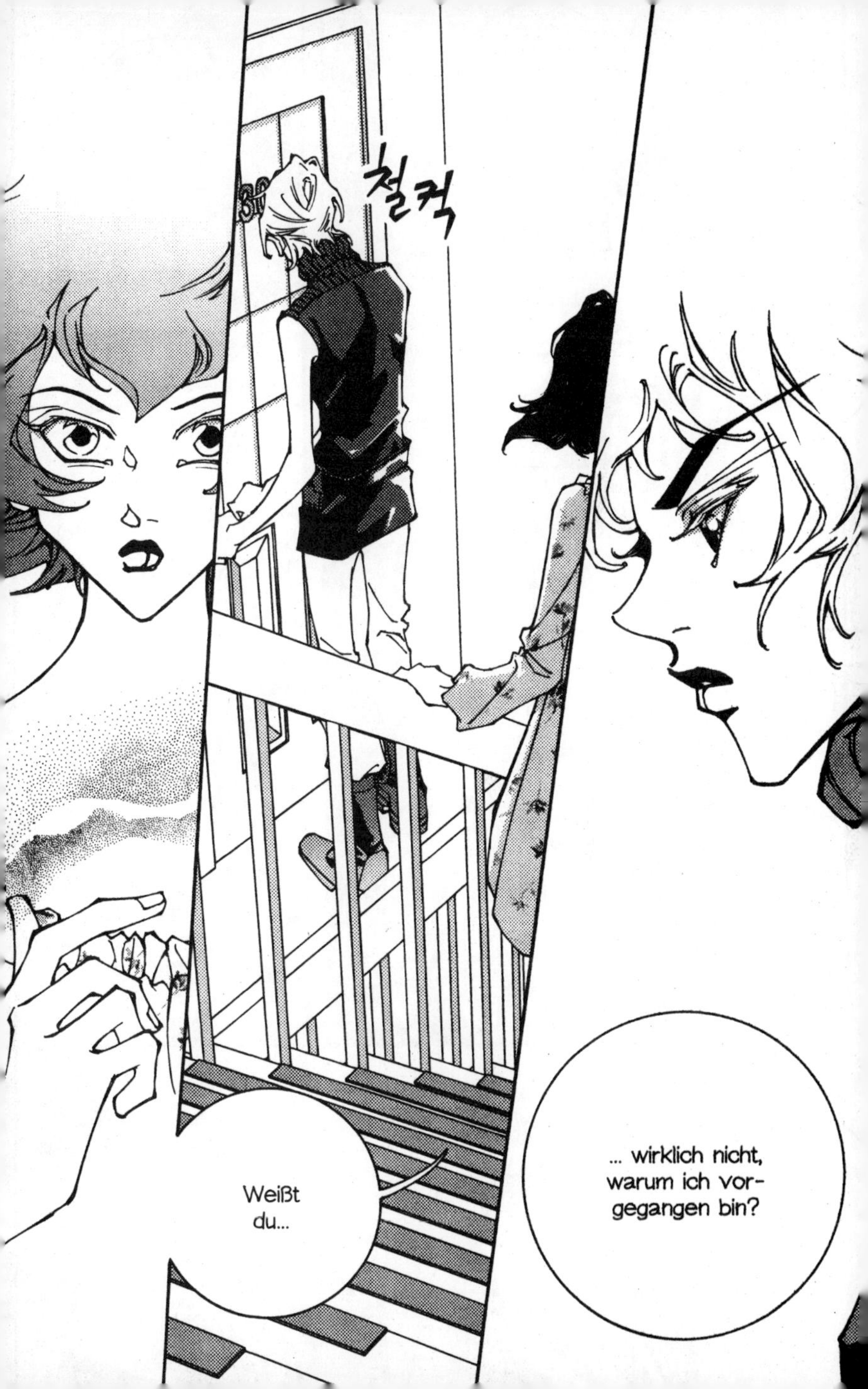
철컥
Weißt du...
... wirklich nicht, warum ich vor-gegangen bin?

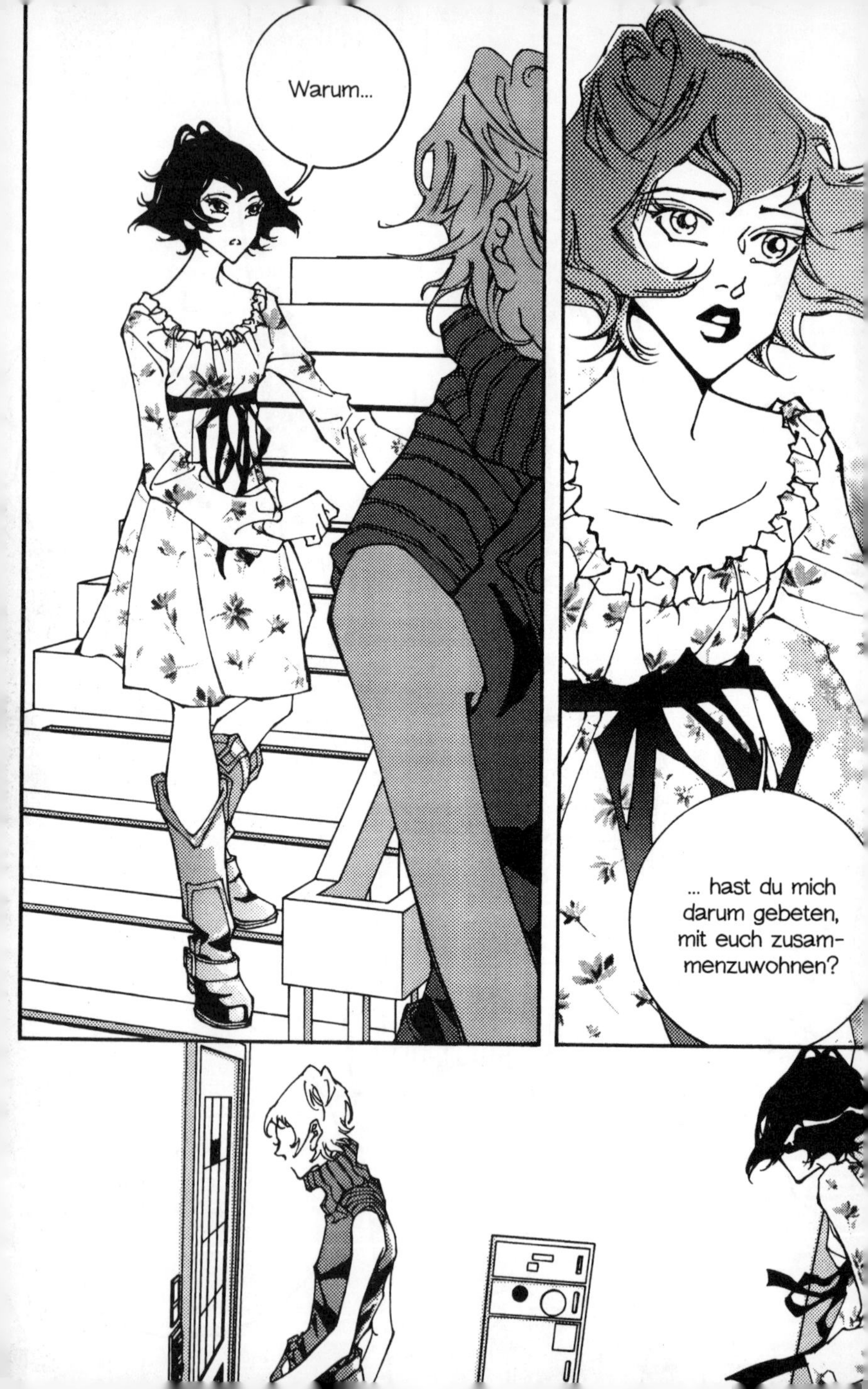
Warum...
... hast du mich darum gebeten, mit euch zusammenzuwohnen?

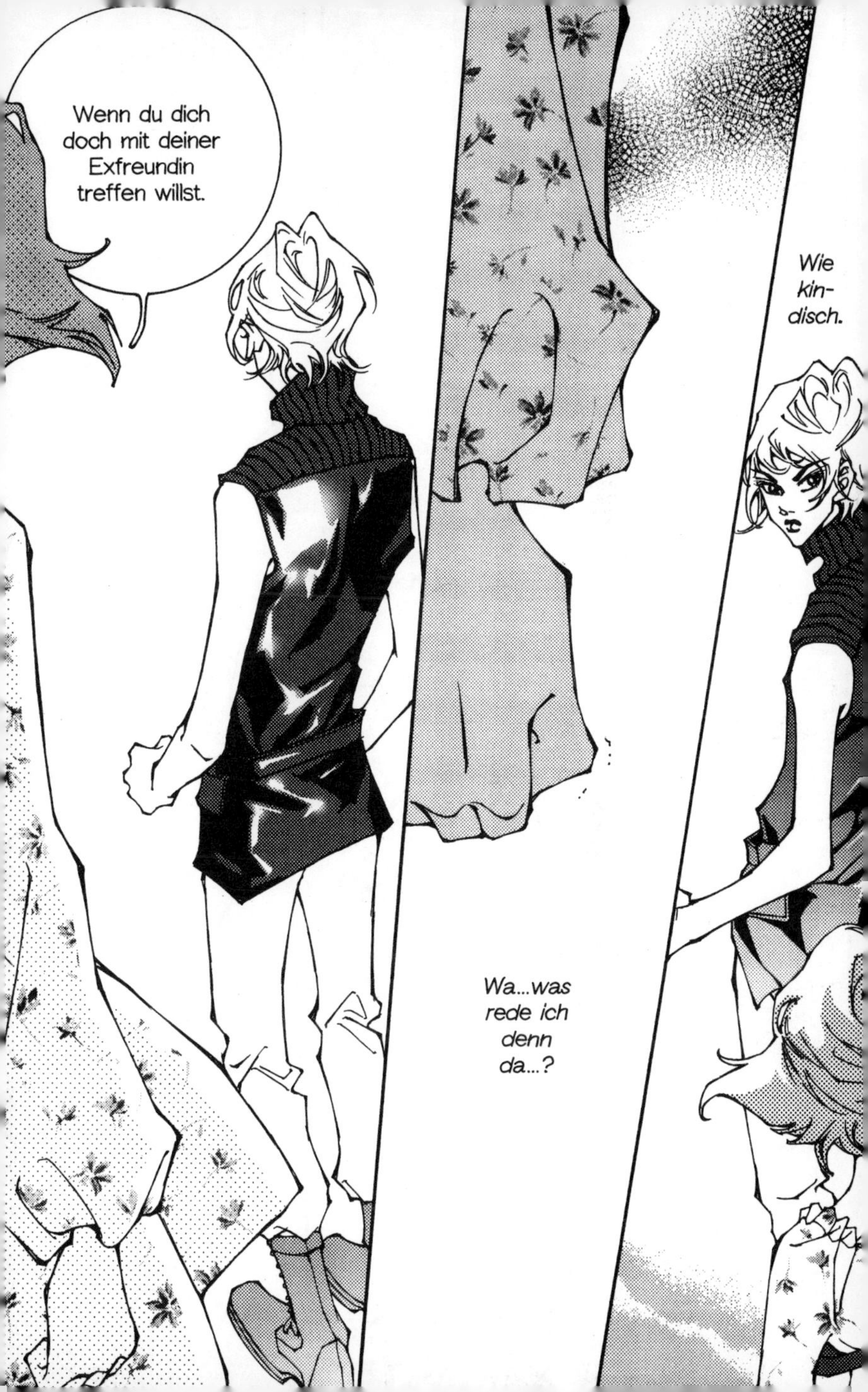
Wenn du dich doch mit deiner Exfreundin treffen willst.
Wa...was rede ich denn da...?
Wie kin-disch.

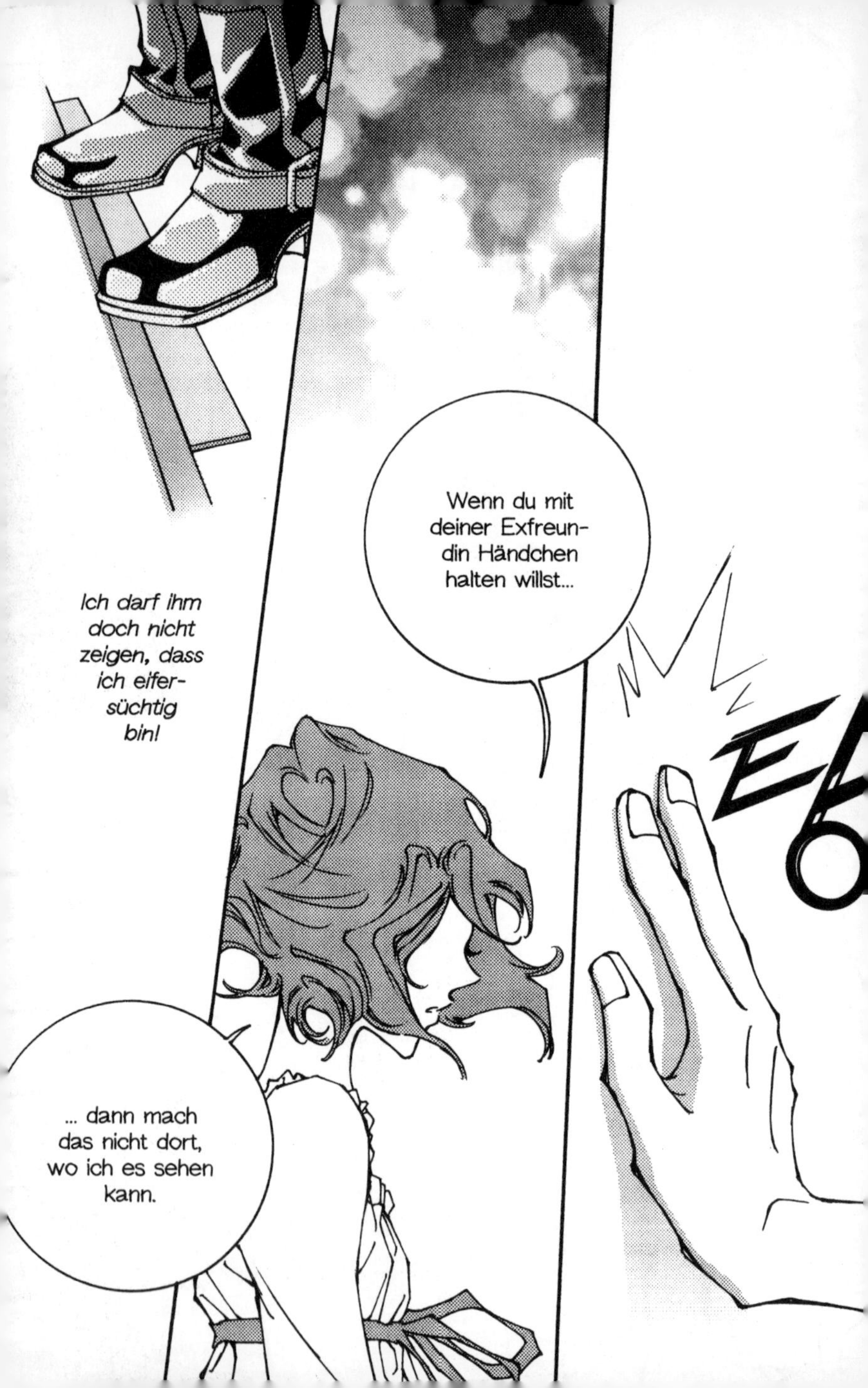
Wenn du mit deiner Exfreun-din Händchen halten willst...
... dann mach das nicht dort, wo ich es sehen kann.
Ich darf ihm doch nicht zeigen, dass ich eifer-süchtig bin!

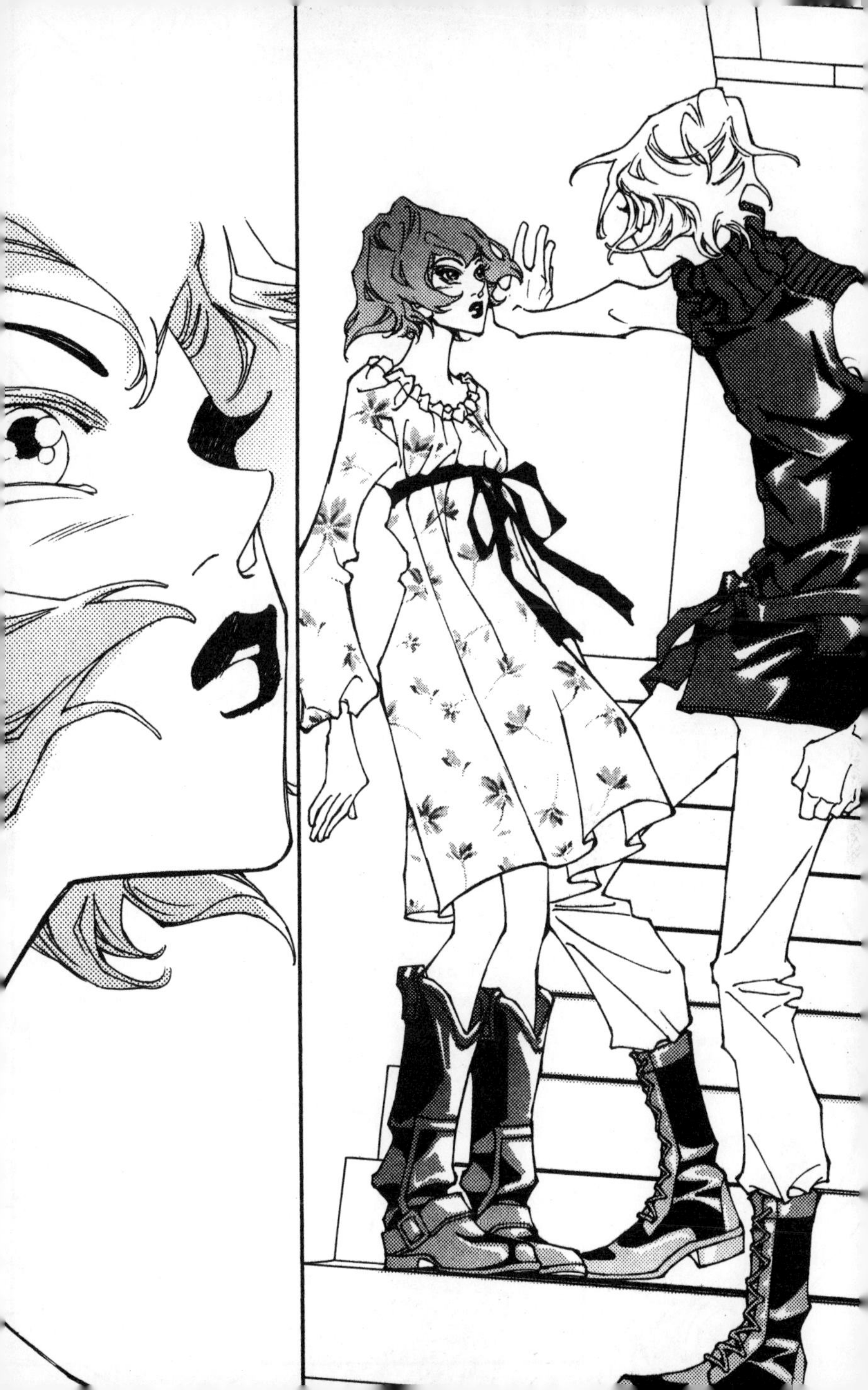

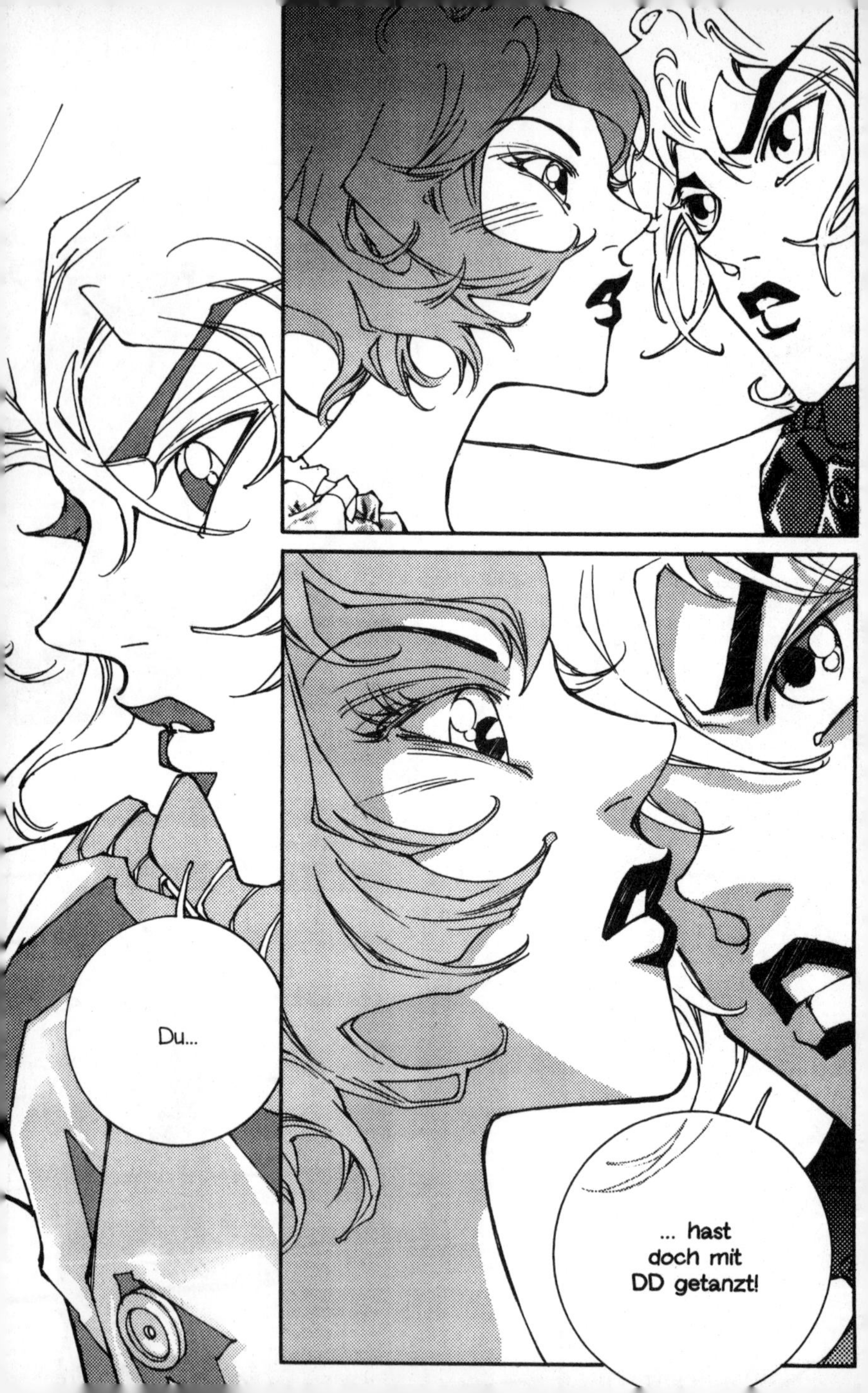
Du...
... hast doch mit DD getanzt!

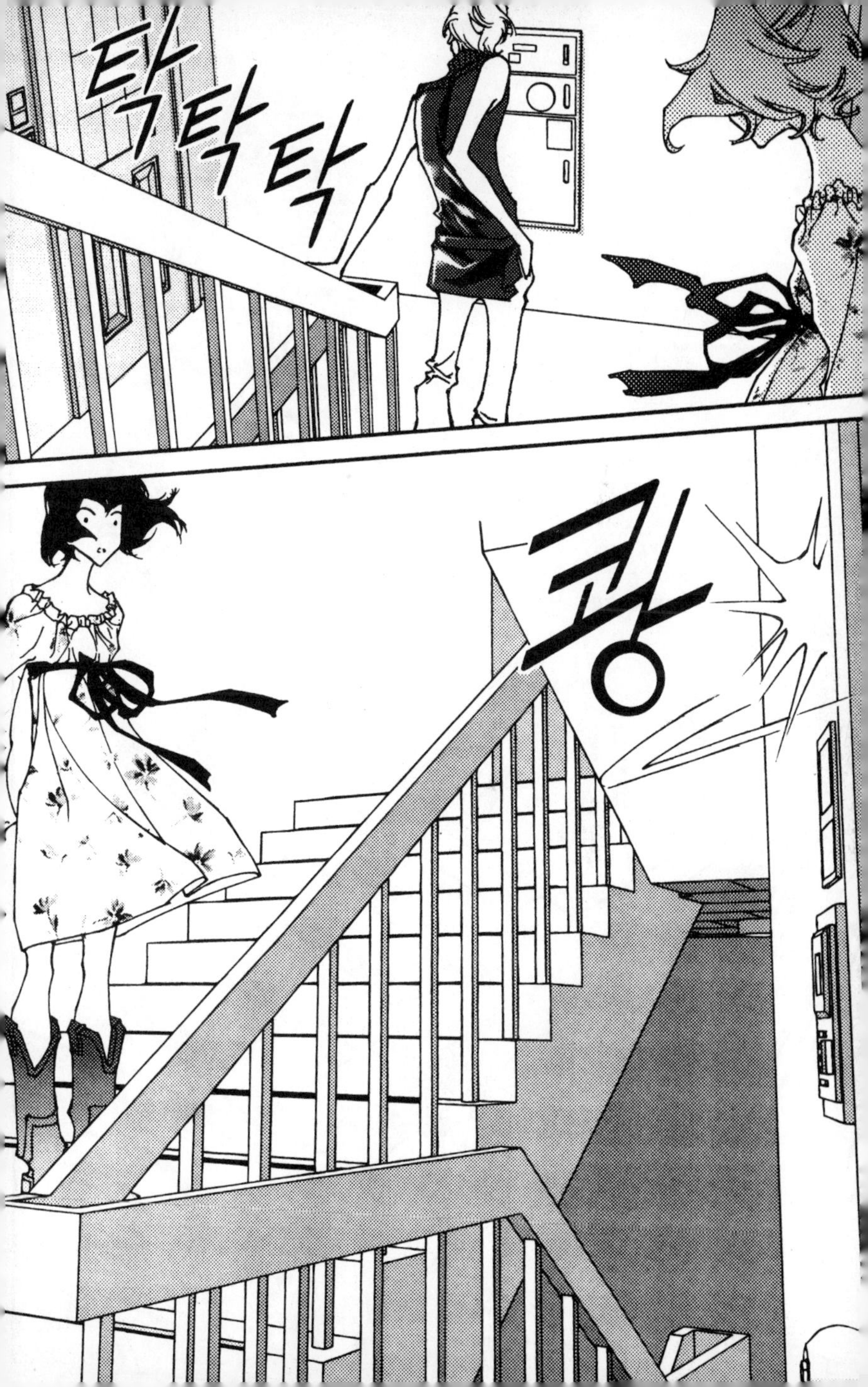
탁탁탁
쾅

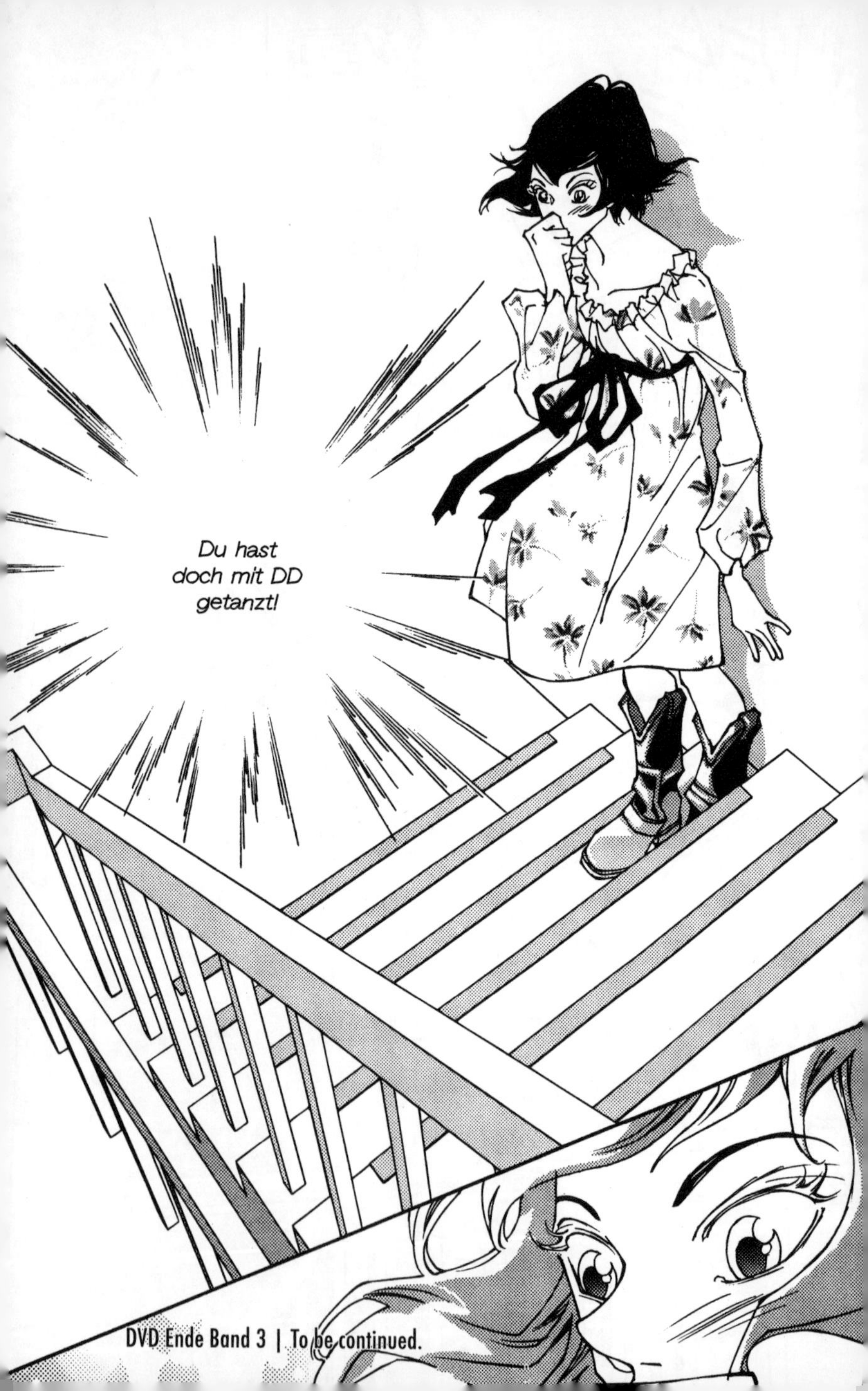
Du hast doch mit DD getanzt!
DVD Ende Band 3 | To be continued.

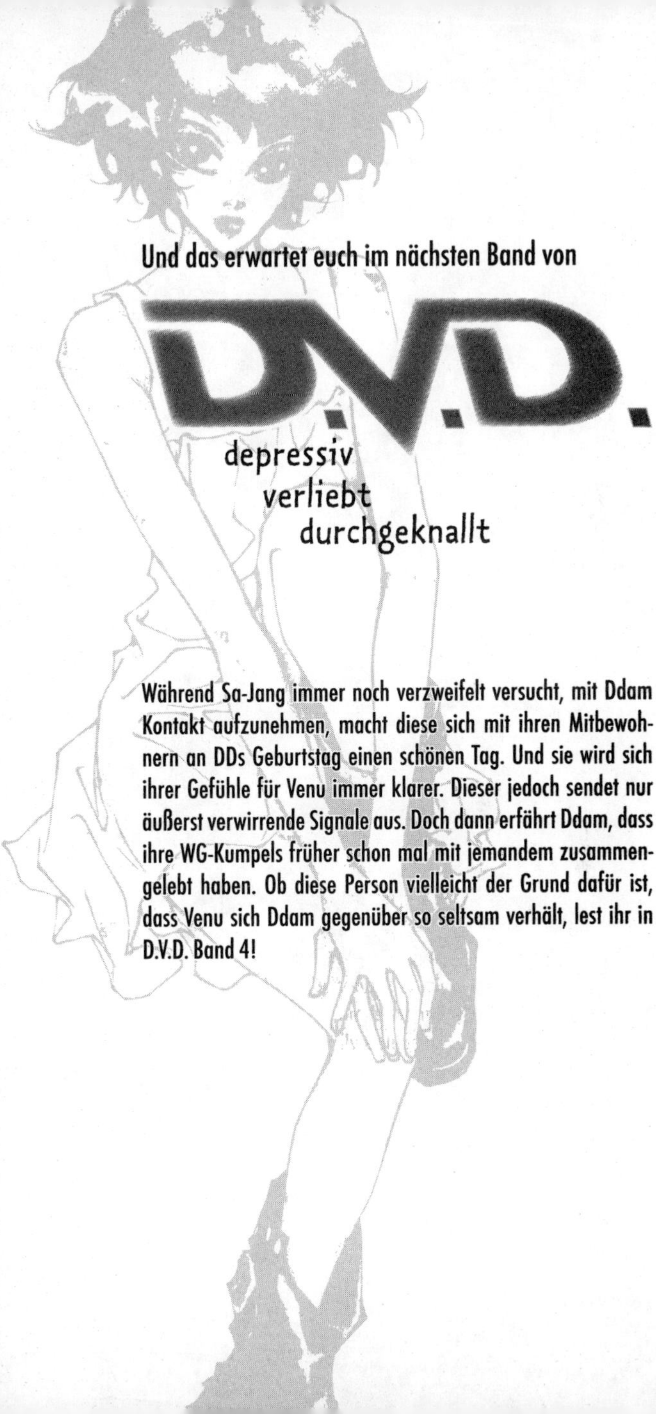

Und das erwartet euch im nächsten Band von

D.V.D.

depressiv
verliebt
durchgeknallt

Während Sa-Jang immer noch verzweifelt versucht, mit Ddam Kontakt aufzunehmen, macht diese sich mit ihren Mitbewohnern an DDs Geburtstag einen schönen Tag. Und sie wird sich ihrer Gefühle für Venu immer klarer. Dieser jedoch sendet nur äußerst verwirrende Signale aus. Doch dann erfährt Ddam, dass ihre WG-Kumpels früher schon mal mit jemandem zusammengelebt haben. Ob diese Person vielleicht der Grund dafür ist, dass Venu sich Ddam gegenüber so seltsam verhält, lest ihr in D.V.D. Band 4!

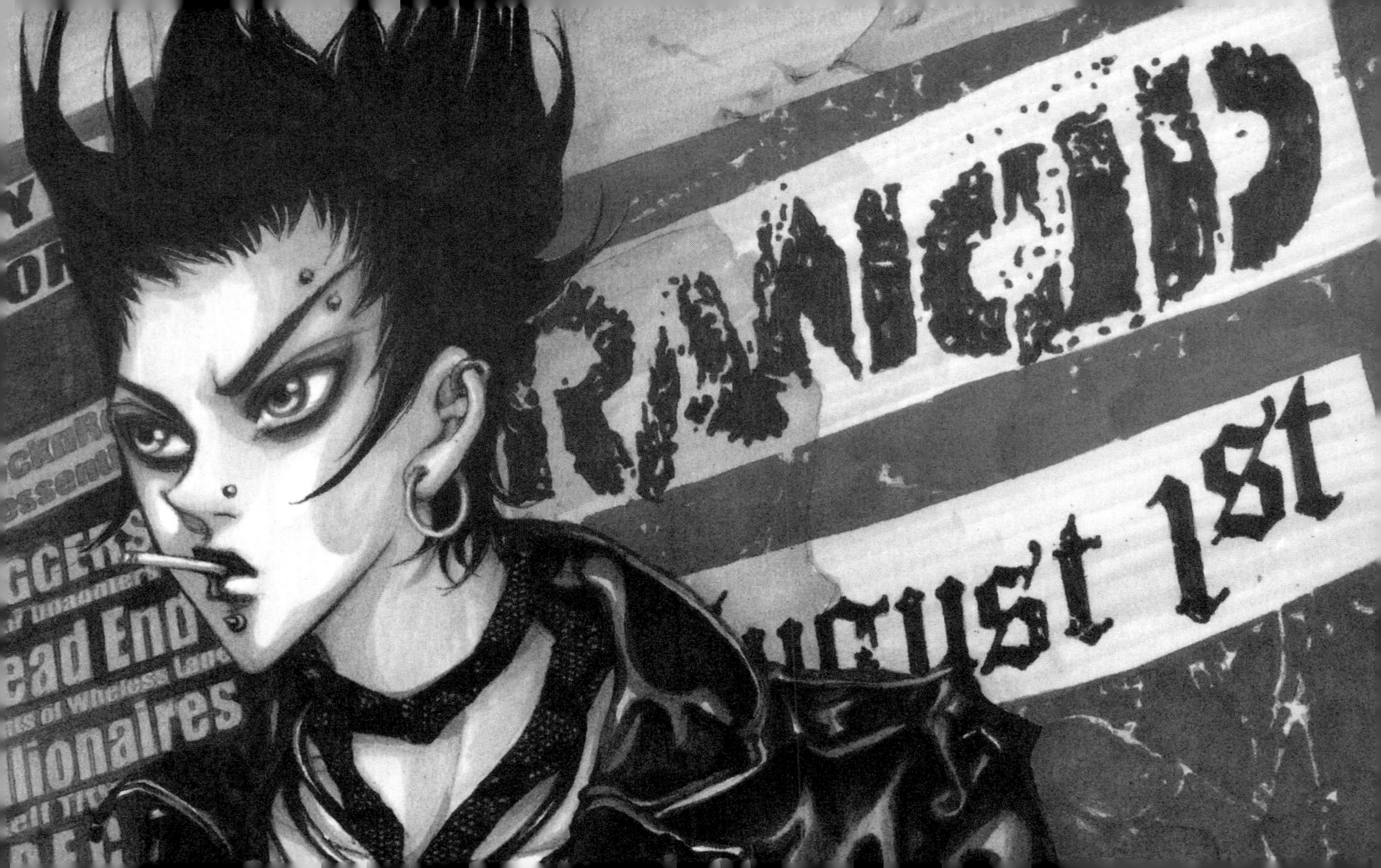
RANCID
ugust 1st
ead End
lionaires

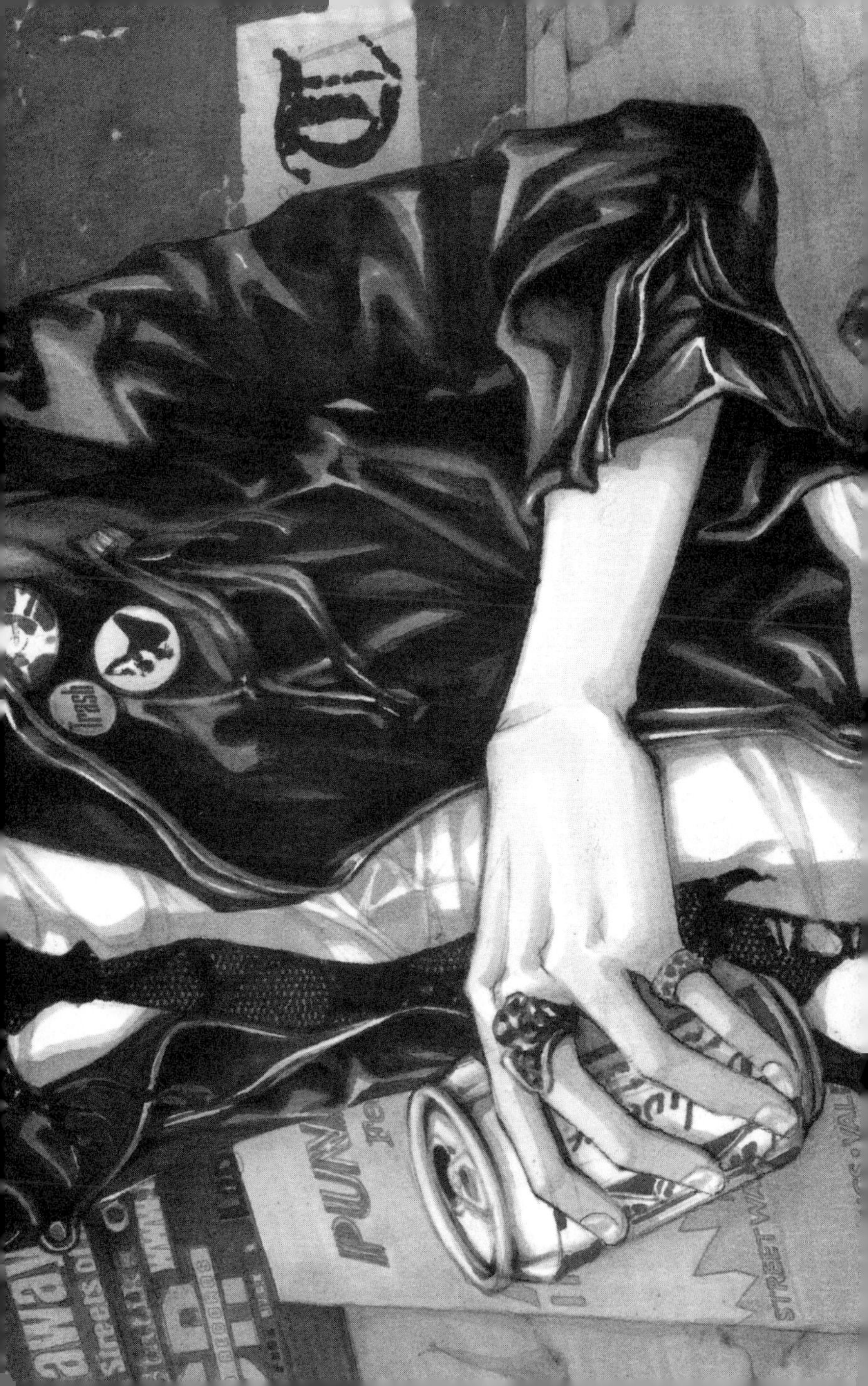

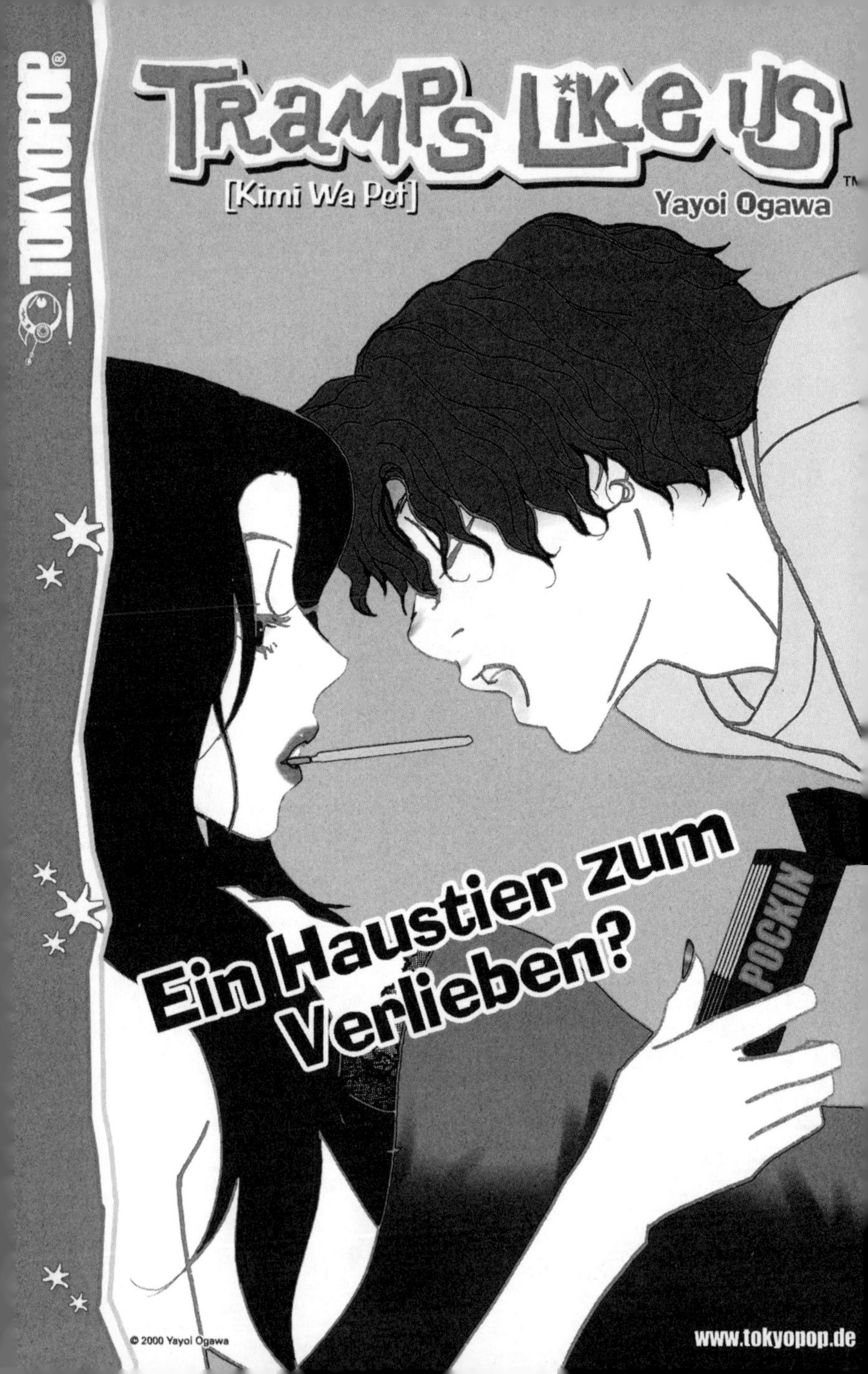
TOKYOPOP
Tramps Like Us
[Kimi Wa Pet]
Yayoi Ogawa
Ein Haustier zum Verlieben?
POCKIN
© 2000 Yayoi Ogawa
www.tokyopop.de